Jann E. Schlimme, Thelke Scholz, Renate Seroka

Medikamentenreduktion und Genesung von Psychosen

mit Beiträgen von Amanda, Birgit Barz,
Sabine Diesing, Uwe Gonther,
Ulrike Olschewski, Joachim Schnackenberg,
Caroline von Taysen, Dion Van Werde

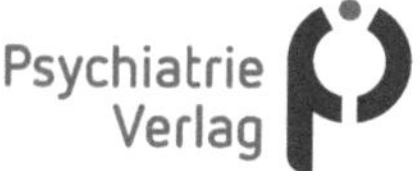

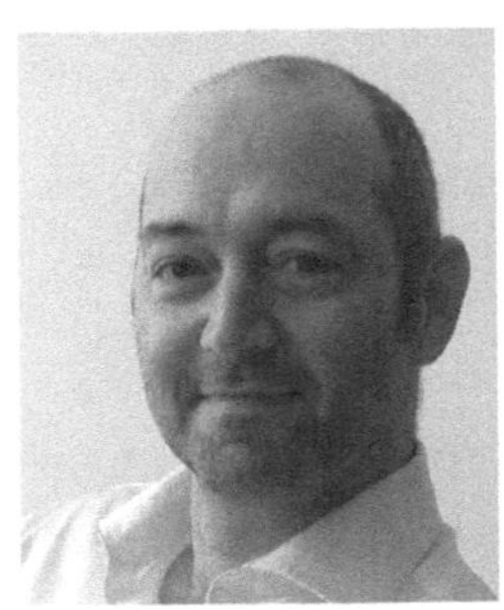

Priv.-Doz. Dr. med. Dr. phil. Jann E. Schlimme M.A. ist Facharzt für Psychiatrie und Psychotherapie. Er führt eine eigene Praxis für Psychosebegleitung und Psychosenpsychotherapie in Berlin, ist Privatdozent für Psychiatrie und Psychotherapie an der Medizinischen Hochschule Hannover und hat verschiedene Lehraufträge für Sozialpsychiatrie.

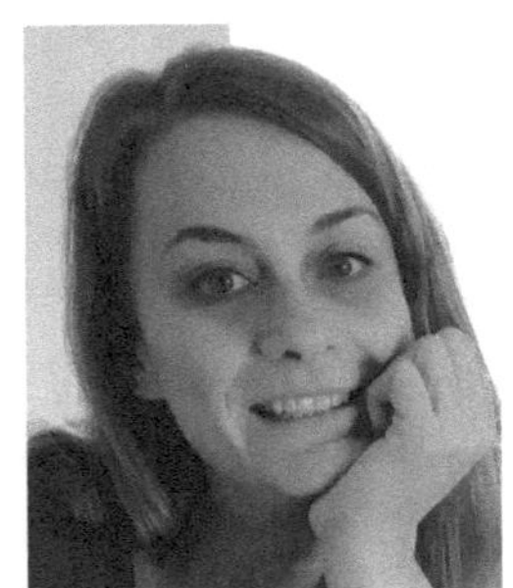

Thelke Scholz, ist Expertin durch Erfahrung (EX-IN) in der Gesundheitsversorgung und Empowerment College Trainerin. Sie arbeitet als freiberufliche Dozentin im sozialpsychiatrischen Bereich u.a. zu den Themen Kooperation in der Genesungsbegleitung, Recovery und Medikamentenreduktion.

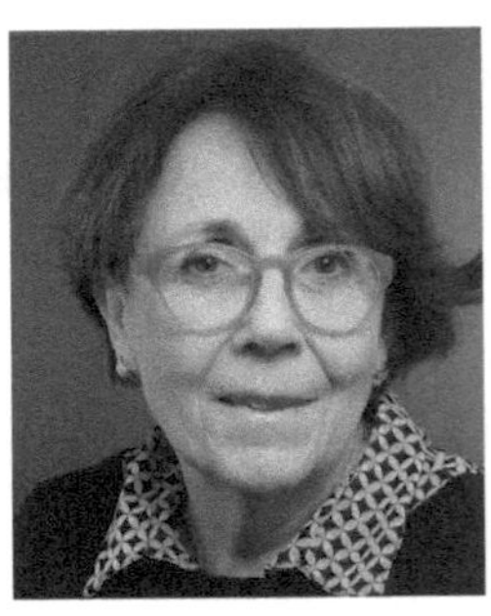

Renate Seroka ist Angehörige und Sprecherin des Fachausschusses Psychopharmaka in der Deutschen Gesellschaft für Soziale Psychiatrie.

Jann E. Schlimme, Thelke Scholz, Renate Seroka

Medikamentenreduktion und Genesung von Psychosen

mit Beiträgen von Amanda,
Birgit Barz, Sabine Diesing, Uwe Gonther,
Ulrike Olschewski, Joachim Schnackenberg,
Caroline von Taysen, Dion Van Werde

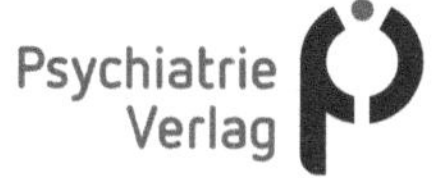

Jann E. Schlimme, Thelke Scholz, Renate Seroka
Medikamentenreduktion und Genesung von Psychosen
mit Beiträgen von Amanda, Birgit Barz, Sabine Diesing, Uwe Gonther, Ulrike Olschewski, Joachim Schnackenberg, Caroline von Taysen, Dion Van Werde
1. Auflage 2019
ISBN-Print: 978-3-88414-694-1
ISBN-PDF: 978-3-88414-926-3

Bibliografische Information der Deutschen Nationalbibliothek
Die Deutsche Nationalbibliothek verzeichnet diese Publikation in der Deutschen Nationalbibliografie; detaillierte bibliografische Daten sind im Internet über https://portal.dnb.de abrufbar.

Weitere Informationen zu psychischen Störungen im Internet unter: www.psychiatrie-verlag.de

Psychiatrie Verlag GmbH
Ursulaplatz 1
50668 Köln
info@psychiatrie-verlag.de

Umschlaggestaltung: GRAFIKSCHMITZ, Köln, unter Verwendung eines Fotos von Flügelwesen / photocase.de.
Typografiekonzeption: Iga Bielejec, Nierstein
Druck und Bindung: CPI Druckdienstleistungen GmbH, Erfurt

Einleitung

Die Behandlung mit psychoaktiven Substanzen (= Psychopharmakotherapie) scheint der gemeinsame Nenner all jener Menschen zu sein, die persönlich oder beruflich mit psychischen Krisen zu tun haben. Sprechen wir über die Psyche und ihre Störungen, so kommen wir um die Psychopharmaka offenbar nicht herum. Dass dem so ist, daran haben wir uns im Laufe der Jahre und Jahrzehnte gewöhnt. Gewöhnung sollten wir dabei nicht als Zustimmung missverstehen, jedoch: Wir sind es gewohnt, Psychopharmaka zu vertrauen, um uns mental zu verwandeln. Und irgendwie ist dies ja auch ganz verständlich. Schließlich sind wir Menschen seit Anbeginn der Kultur damit vertraut, uns psychisch durch die Einnahme von Substanzen zu verändern. Heutzutage sind wir als Patienten und Betroffene gewohnt, solche psychoaktiven Substanzen als verschriebene Medikamente einzunehmen, und als Angehörige wollen wir die Betroffenen darin bestärken und sie bei der Regelmäßigkeit dieser Einnahme unterstützen. Wir Ärztinnen und Ärzte sind es gewohnt, diese psychoaktiven Substanzen als Medikamente zu verschreiben oder als Drogen zu meiden. Wir haben alle die Erfahrung gemacht, dass abruptes Absetzen oder vergessenes Einnehmen der allermeisten psychoaktiven Substanzen (gerade auch der Medikamente) zumeist erschreckende Folgen haben. Und wir haben gelernt, dies als einen Hinweis auf die Unverzichtbarkeit der Psychopharmaka zu verstehen. Gleichzeitig beobachten wir deren oftmals beträchtlichen und behindernden Nebenwirkungen. Diese zu tolerieren, sie auszuhalten und zu ertragen wird im Allgemeinen als unumgänglich betrachtet.

Viele psychoseerfahrene Neuroleptika-Nutzer haben den nachvollziehbaren Wunsch, ihre Neuroleptika zu reduzieren, nicht zuletzt aufgrund deren Wirkung (erwünscht wie unerwünscht). Und selbstverständlich können alle, die Medikamente nutzen, entscheiden, ob und in welcher Höhe sie diese weiter einnehmen möchten. Als Freunde, Angehörige und Sozialprofis sind wir dabei verpflichtet, die betreffende Person in ihrem Wunsch zu unterstützen. Als Sozialprofis sind wir überdies verpflichtet, sie fachlich kompetent zu beraten und nach den Regeln unserer jeweiligen Kunst zu begleiten. Da es gute fachliche Argumente dafür gibt, Neuroleptika nicht langfristig einzunehmen (bzw. wenn, dann nur in sehr geringer Dosis), sind wir als Ärztinnen und Ärzte sogar in der

Pflicht, Reduktionsprozesse anzuregen und die Betreffenden dazu zu ermutigen.
Wir stehen alle gemeinsam vor der Frage: Wie können wir den Reduktionsprozess erfolgreich gestalten? Und dies bedeutet weitergehend auch: Wie kann Genesung gelingen? Schließlich ist die Reduktion der Medikamente immer nur ein kleiner, wenn auch jeweils eminent wichtiger Schritt auf dem Genesungsweg.
Generell gilt, dass das Reduzieren und gegebenenfalls Absetzen von Neuroleptika eine gemeinsame Suchbewegung aller Beteiligten ist. Es gibt nicht den einen Königsweg der Reduktion, auch wenn man einige Dinge vielleicht vermeiden sollte, da sie die Reduktion extrem anstrengend und herausfordernd für alle Beteiligten machen. Dazu gehört insbesondere ein zu rasches und zu großschrittiges Vorgehen. Aus unserer Erfahrung sind es diese zwei Kardinalfehler, die insbesondere auch von (ärztlichen) Sozialprofis häufig gemacht werden, die Reduktionsprozesse scheitern lassen. Wenn dann eine erneute Psychose erfahren wird, verfestigt sich bei vielen Betroffenen und Betreffenden der Eindruck, dass Reduktionen generell gefährlich seien oder dass der oder die Betroffene ohne Medikamente nicht leben könne. Dies ist aus unserer Sicht eine Katastrophe.
Schließlich sind Reduktionen relativ gefahrlos möglich, wenn man bestimmte Regeln beachtet. Sich dann einstellende Krisen sind üblicherweise gut aufzufangen, bevor sie sich in eine Psychose auswachsen.
Das hierfür erforderliche Wissen haben wir im Verlauf der letzten Jahre und Jahrzehnte mühsam und geduldig aufgrund eigener Erfahrungen erarbeitet. Eigene Erfahrung bedeutet sowohl eigene Reduktions- und Genesungserfahrungen als auch Begleitung von Reduktionen und Genesungen aus Angehörigen-, Peer- und fachärztlicher Perspektive. Wir haben dabei viel Lehrgeld zahlen müssen und sind demütig geworden auch gegenüber den kleinsten Dosen dieser Medikamente. Für uns gibt es keine sogenannten homöopathischen Dosierungen mehr. Wir nehmen jedes Milligramm und jedes Zehntel eines Milligramms ernst. Wir rechnen stattdessen in Prozent der aktuellen Dosis und bewegen uns oft im Bereich zwischen 1 und 10, wenn wir Reduktionsdosen vorschlagen. Manchmal geht es natürlich auch schneller, aber das Risiko einer erneuten Krise steigt mit jedem Prozent.
Zeit ist ein wesentlicher Faktor. Er sollte während des gesamten Reduktionsprozesses niemals außer Acht gelassen werden. Dies ist eine der wenigen nahezu unumstößlichen Regeln der Medikamentenreduktion, die uns im Laufe der letzten Jahre begegnet sind. Es scheint einleuchtend,

dass die Reduktion von Medikamenten, welche oft über Jahre Einfluss auf den Organismus genommen haben (allem voran auf das Gehirn), nicht in wenigen Monaten, geschweige denn Wochen geschehen kann. Die Entzugs- und Rebound-Symptome sind oft schwer und erfordern immer wieder Phasen der Erholung und des Krafttankens. Die Rückanpassungsleistung des Körpers ist allerdings nur ein Aspekt. Oftmals ist die viel schwierigere Aufgabe, mit den Veränderungen im Erleben zurechtzukommen, im Alltag und im Miteinander. Dies ist eine echte Herausforderung für die Betreffenden und ihr gesamtes privates und professionelles soziales Netz. Sich an die wiedererwachenden Wünsche, Gefühle und Bedürfnisse zu gewöhnen (entstehend durch den Verlust der künstlichen, medikamenteninduzierten Entfremdung und Distanz) braucht Geduld, gute Ideen, viel Übung und gelassene Unterstützung. Es benötigt also eine ganze Menge Zeit. Unserer Erfahrung nach ist der Erfolg der Reduktion insbesondere an die Zeit gekoppelt, die man sich bzw. den Betreffenden dabei lässt. Ganz nach dem Motto »When you get involved, go slow«. Oder in unseren Worten: Nur wer langsam ist, kommt ans Ziel. Dass diese Erkenntnis nicht neu ist, sondern uraltes Wissen von Veränderungsprozessen aufgreift, wird anhand vieler Sprichwörter deutlich, wie »In der Ruhe liegt die Kraft« oder auch »Gut Ding will Weile haben«. Gönnen wir uns also ein gesundes Maß an Langeweile, wenn wir uns auf die Reise machen.

Uns ist klar, dass dies alle Hoffnungen auf einen schnellen Erfolg und eine schnelle Besserung des Befindens zerstreut. Aber wir sind sicher, dass auch Sie nach der Lektüre dieses Buches verstehen werden, warum es sich um einen langwierigen Prozess handelt. Er verlangt von allen Beteiligten viel Geduld und Gelassenheit, eine gehörige Portion Demut und ganz viel Beharrlichkeit. Ja, er verlangt auch Disziplin. Dennoch hat er Sinn. Schließlich handelt es sich um nichts weniger als um Genesung.

Wir haben dieses Buch in drei große, wenn auch unterschiedlich umfangreiche Bereiche unterteilt. Im ersten Teil geht es vor allem um Informationen. Informationen zum Genesungsprozess, zu den verschiedenen Medikamenten und den Herausforderungen, die einem bei der Reduktion begegnen. An vielen Stellen handelt es sich um Darstellungen wissenschaftlicher Erkenntnisse. Wir haben uns bemüht, diese Darstellungen sowohl gut verständlich als auch ausreichend detailliert abzufassen. Es ist uns wichtig, dass der Text allen Beteiligten dienlich sein kann: sowohl Sozialprofis als auch Betroffenen, Angehörigen, Freunden und Wegbegleiterinnen. Schließlich brauchen alle Beteiligten das gleiche Wissen, um

sich gemeinsam in der Genesung und bei der Reduktion zu orientieren. Dabei haben wir bewusst in Kauf genommen, dass dem einen oder der anderen der Text ein wenig zu schwer oder zu leicht sein wird. Zur Verdeutlichung greifen wir auf eine Fülle an Beispielen aus eigener Erfahrung und Praxis zurück. Leitfragen in diesem Informationsabschnitt sind: Wie funktioniert eigentlich Genesung von Psychosen? Was sind die Vor- und Nachteile von Neuroleptika in diesem Prozess? Was sind Neuroleptika? Warum sollten sie abgesetzt oder zumindest auf die individuelle Minimaldosis reduziert werden? Wieso ist das eigentlich so schwierig?
Wir wiederholen diese Fragen auch zu anderen Medikamenten, die bei psychoseerfahrenen Personen oftmals zum Einsatz kommen, also Antidepressiva und Beruhigungsmitteln. Auch wenn Antidepressiva nur in wenigen Fällen eine wissenschaftlich schlüssige Indikation für einen Einsatz bei Psychosen aufweisen, beispielsweise bei schweren postpsychotischen Depressionen oder ausgeprägten Negativsymptomen nach angemessener Dosisreduktion der Neuroleptika, werden manche psychoseerfahrene Personen über Jahre damit behandelt. Auch diese Medikamente sind keineswegs so einfach loszuwerden, wie es wünschenswert wäre. Bei den Beruhigungsmitteln gehen wir außer auf die Klassiker (Benzodiazepine) auch auf Substanzen ein, von denen wir annehmen, dass sie sich künftig zu Klassikern entwickeln könnten. Sie sind häufig – aber nicht alle – pflanzlichen Ursprungs (z. B. Cannabidiol, Passionsblume). Sie sind jedoch nicht deshalb besser (oder schlechter), weil sie pflanzlichen Ursprungs sind, sondern weil sie bei bereits wirksamen Dosierungen weniger Nebenwirkungen haben. Sie sind gleichzeitig oftmals auch weniger intensiv wirksam. Dies mag in der Krise ein Nachteil sein, ist aber auf mittelfristige Sicht ein Vorteil, da sie weniger problematisch abzusetzen sind. Denn auch für diese Substanzen gilt meistens, dass sich das Gehirn auf deren ständige Zufuhr einstellt und daran gewöhnt. Da diese Medikamente nicht die ganze Arbeit des Beruhigens und Bewältigens abnehmen, entwickeln Betroffene andere Alternativen im Umgang mit ihren Krisen. Dies ist langfristig von unschätzbarem Vorteil.
Im zweiten Bereich gehen wir auf den Reduktionsprozess und seine Herausforderungen im Detail ein. Wir erläutern die Grundregeln des Prozesses vor dem Hintergrund der bereits gelieferten Informationen. Zugleich verdeutlichen wir diese Grundregeln anhand einer Fülle von Beispielen, die wir in unserer Erfahrung und Praxis gesammelt haben. Wir zeigen, wie im Genesungs- und Reduktionsprozess mit den verschiedenen Herausforderungen umgegangen werden kann. Für Betroffene selbst und

in der Begleitung als Partnerin, Freund, Angehöriger und Profi. Dabei ersetzt dies nicht das Fachwissen der verschiedenen sozialprofessionellen Künste, sei es als Peerberater oder als Psychosenpsychotherapeutin. Aber es ordnet das Fachwissen dem Genesungsprozess zu.

Im dritten Bereich stellen wir unsere Überlegungen noch mal in den Gesamtrahmen unserer gemeinsamen Lebenswirklichkeit. Die gesellschaftlichen Rahmenbedingungen jedes einzelnen Genesungsprozesses sind nicht zu verachten. Wir sind nicht nur davon überzeugt, dass eine veränderte Genesungsbegleitung auch Auswirkungen auf die gesamte Gesellschaft hat. Wir sind darüber hinaus davon überzeugt, dass die sich hierbei ergebenden Herausforderungen an die gesamte Gesellschaft mit ein Grund dafür sind, warum wir derzeit nicht diejenige Praxis haben, die nach dem heutigen Kenntnisstand sinnvoll und notwendig wäre. Ob die Gesellschaft dazu bereit ist, sich dem Phänomen und den Erfahrungen der Psychosen anders zu stellen, ist unklar. Jedenfalls geht es aus unserer Sicht um eine Humanisierung. Auch hier gibt es keinen Königsweg, wenn man davon absieht, dass die Beteiligung aller entscheidend ist. Wie jedoch die Mehrheit mit ihren Minderheiten umgeht, ist damit noch nicht gleich gesagt. Da psychoseerfahrene Menschen letztlich in der Minderheit sind und bleiben werden, ist Partizipation an sich noch nicht die ganze Antwort. Aber es ist ein entscheidender Aspekt bei der ganzen Geschichte.

Ein anderer Aspekt ist das Mitwirken der Profis, namentlich der ärztlichen Profis. Wir Profis sind alle zu einer gehörigen Portion Selbstkritik aufgerufen, wenn wir das Thema der Medikamentenreduktion bei Menschen mit Psychosen ernst nehmen. Schließlich müssen wir oftmals zugeben, dass wir vollkommen kenntnislos hinsichtlich der Schwierigkeiten und Herausforderungen des Reduktionsprozesses sind. Zudem geht es nicht primär darum, die Gefahr von Krisen zu bannen. Vielmehr geht es darum, Wege der Genesung zu entwickeln. Und diese Wege können unter den üblichen hohen Dosen von Neuroleptika, wie sie viele pychoseerfahrene Menschen heutzutage erhalten, nicht gefunden und gegangen werden. Zum anderen gibt es bisher keine Reduktionsregeln in Lehrbüchern. Das ist auch schlichtweg gar nicht möglich, da sich der psychiatrische Diskurs dieser Thematik bislang nur unzureichend gestellt hat. Wir betreten mit unserem Buch und den von uns entwickelten Reduktionsregeln also Neuland. Dies ist im doppelten Sinne zu verstehen. Denn auch Reduktionswege sind Neuland. Zu solchen Wegen gehören Rückschläge und kleine sowie manchmal auch große Krisen. Wir sollten darauf vorbereitet sein. Auch um der verständlichen Unsicherheit entgegenzuwirken, die diese Wege und deren Schwierigkeiten mit sich bringen, haben wir dieses Buch geschrieben.

Der Inhalt des Buches folgt einer aufeinander aufbauenden Reihung, jedoch lassen sich die drei großen Abschnitte und die jeweiligen Kapitel auch unabhängig voneinander lesen. Im Text finden sich Verweise auf Zusammenhänge mit anderen Textstellen. Wichtig ist uns, dass Leserinnen und Leser während der Lektüre stets im Sinn behalten, dass wir hier eine Sammlung von Wissen und Erfahrungen anbieten, gewissermaßen eine Landkarte erprobter Trampelpfade. Wir verstehen diese Landkarte weder als Gesetz noch als endgültig oder vollständig. Denn obwohl gewisse Gesetzmäßigkeiten gelten, obwohl es regelmäßig zu beobachtende Phänomene gibt, so sind die Wege der Reduktion, die Wege der Genesung vielfältig und unterschiedlich. Wie eben auch jeder Mensch mit seinem Wesen und seiner Geschichte besonders und einzigartig ist. Unsere Landkarte hat also viel weniger eingezeichnete Wege, als es Trampelpfade gibt. Schließlich muss jeder seinen eigenen Weg über die Berge und durch die Täler finden. Er sollte dabei jedoch begleitet werden, privat und professionell. Wir freuen uns, wenn dabei die von uns beschriebenen Trampelpfade nützlich sind. Und in der Tat machen sie den Weg oftmals leichter und bieten trittsicheren Raum für Begleitung. Die Regeln, die bei der Medikamentenreduktion und Genesung des Betreffenden gelten, müssen aber letztlich ganz individuell als Suchbewegung aus dessen Erfahrung geschöpft werden – und diese Erfahrung kann wiederum nur gemacht werden, wenn man Reduktionen begleitet und anderen, hierin Erfahrenen zuhört. Solche neuen Pfade erfordern Mut und Bereitschaft zur Unsicherheit! Wir sind viele dieser Pfade in den letzten Jahren gegangen. Wir haben viel Unverständnis und Kritik, aber auch viel Ermutigung und Dankbarkeit erfahren. Wir möchten uns für all diese Rückmeldungen bedanken.

Dieses Buch wäre ohne die Erfahrung vieler Menschen und ihre Bereitschaft, dies auch weiterzugeben, ja ihre Geschichte zu erzählen oder sogar gemeinsame Praxisbeispiele für das Buch zu entwickeln, nicht entstanden. Ihnen allen gilt unser besonderer Dank. Ein besonderer Dank geht auch an Peter Lehmann, Margret Osterfeld und Volkmar Aderhold und an alle Mitglieder des Fachausschusses Psychopharmaka der Deutschen Gesellschaft für Soziale Psychiatrie, die ihre Expertise und Zeit zur Verfügung stellen, um den Umgang mit Medikamenten zu verändern. Weiterhin danken wir Amanda, Birgit Barz, Sabine Diesing, Uwe Gonther, Ulrike

Olschewski, Joachim Schnackenberg, Caroline von Taysen und Dion Van Werde, die unser Buch mit ihrer jeweiligen Expertise durch einen eigenen Beitrag bereichert haben. Und wir danken Sandra Kieser vom Psychiatrie Verlag für ihre Geduld.

Außerdem gibt es viel Anlass für ganz persönliche Danksagungen. Schließlich entsteht so ein Buch in der Nische des privaten sozialen Netzes, fordert Freiraum von Familie und Freunden. Hierfür danke ich, Jann Schlimme, meinen Kindern Lucie, Ida und Moritz sowie insbesondere Catharina Bonnemann. Dir, Catharina, und den freundschaftlich verbundenen, kritischen fachärztlichen Kollegen Roger Breyer, Uwe Gonther, Thomas Hummelsheim, Thomas Peschel und Sebastian von Peter danke ich zudem für viele Diskussionen zum Thema Medikamentennutzung und -reduktion.

Ehrlicherweise lässt die Stigmatisierung einer psychischen Erkrankung eine Namensnennung aber in vielen Fällen nicht zu. So bedanke ich, Renate Seroka, mich bei H.M. und E.M., die stellvertretend für die vielen Betroffenen und Angehörigen stehen mögen, bei Regina Bellion, die mich durch ihre Schilderung des Überstehens von psychotischen Episoden wieder hoffen ließ, und bei Margret Osterfeld und Volkmar Aderhold für die tiefe Mitmenschlichkeit, die sie mir schenkten und die mich oft durch schwierige Situationen trug. Und ich bedanke mich bei denen, die das Beste in meinem Leben darstellen, bei meinen Kindern. Ich danke Euch für Euer Vertrauen, Eure Geduld und für Eure vielfältigen Sichtweisen auf das Leben und ganz besonders danke ich für Eure Liebe.

Ich, Thelke Scholz, danke Genovefa Schedel und Karima Stadlinger für ihre persönliche und berufliche Anteilnahme. Meinen Eltern Renate und Joseph Riehl danke ich für das Rückgrat, die Unterstützung und Liebe und für mein fröhliches Herz. Meiner Schwester Anneke danke ich für den Gegen- und Rückenwind und ihre Beharrlichkeit, meinem Bruder Lennart für die Gelassenheit, mich jederzeit so zu nehmen, wie ich gerade bin. Mein besonderer Dank gilt Mathias Scholz. Du hast immer gesehen, was in mir steckt, und nie den Glauben daran verloren. Und Ilvi, Dir widme ich meinen Anteil an diesem Buch. Danke.

Berlin, Bremen und Bochum im Frühjahr 2018

Jann E. Schlimme, Thelke Scholz, Renate Seroka

Wie funktioniert eigentlich Genesung von Psychosen?

Die Genesung von Psychosen ist ein langfristiger Prozess. Er kalkuliert sich eher in Jahren als in Monaten. Auch wenn die Hochphasen von Psychosen oftmals in wenigen Wochen abgeklungen sind, erstreckt sich die weitere Genesung über Jahre. Sie kann sich auch für den Rest des Lebens als Aufgabe stellen. Schließlich geht es nicht selten um die ganz grundlegende Umwandlung der eigenen Fähigkeiten, Beziehungen zu gestalten. Dies erfordert nicht nur Zeit, sondern auch entsprechende Erfahrungen in Beziehungen und das Versprachlichen dieser Erfahrungen. Es handelt sich um ein tänzerisches Hin und Her, welches zugleich ein knallhartes Arbeiten wie in einem Steinbruch ist. Es zielt neben dem Neugewinn von Beziehungsgestaltungen ein Entziffern der Botschaft der eigenen Psychose an, die zunächst wie eine Flaschenpost in fremder Sprache von jemand anderem geschrieben scheint.

Wie die Begleitung der Genesung von Psychosen sinnvoll gestaltet werden kann, hat die Psychiatrie in wechselnder Intensität durch ihre mittlerweile zweihundertjährige Geschichte beschäftigt. Aber auch vorher gab es wertvolle Ideen, wie psychotische Personen genesen und dabei begleitet werden können. Dabei stammen viele Ideen auch von Erfahrenen (Brückner 1995). Allerdings hat die landschaftsprägende Psychiatrie immer wieder für längere Zeit ein Fruchtbarmachen dieser Ideen und Erfahrungen vermieden. Oftmals ging es stattdessen um paternalistische Antworten und technisch herstellbare Behandlungsprozeduren. Dies hat sich seit Mitte des letzten Jahrhunderts ganz überwiegend auf den Einsatz von Neuroleptika konzentriert. Psychosoziale, auf die Ermächtigung der betroffenen Person zielende Behandlungs- und Begleitangebote haben sich davon aber unbenommen im Verlaufe der letzten einhundert Jahre enorm weiterentwickelt. Die Recoverybewegung hat diese Entwicklungen in Theorie und Praxis zusammengeführt (vgl. Amering, Schmolke 2012). Neben einem Verständnis des Genesungsprozesses selbst gibt es ein tiefes Verständnis relevanter Strukturprinzipien der Genesungsbegleitung (Kisker 1960; Laing 1960; Podvoll 1990; Wulff 1995; Seikkula, Alakare 2007; Schlimme, Brückner 2017). In vielen Bereichen der therapeutischen Kunst gibt es ein detailliertes Handlungswissen, welches

vom Erfahrungswissen aus eigener Genesung, aus der Angehörigenschaft und der therapeutischen Praxis gesättigt ist. Fast unbemerkt vom Mainstream der Psychiatrie hat sich hier ein trialogisch organisiertes, methodenkritisches Wissen entwickelt, welches das neurobiologische Wissen der Mainstreampsychiatrie problemlos integriert.
Im Folgenden stellen wir den Genesungsprozess entlang eines gewissermaßen idealtypischen Verlaufs aus einer erstpersonalen Perspektive dar. Die theoretischen Grundlagen dieses Verständnisses und eine noch ausführlichere Beschreibung des Prozesses finden sich an anderer Stelle (Schlimme, Brückner 2017).

Wie funktioniert Psychose?

Eine Psychoseerfahrung ist zunächst Ausdruck und Folge des Verlusts der gewohnheitsmäßig präsentierten Lebenswelt. Unsere Lebenswelt lässt sich als ein uns weitgehend vertrauter, selbstverständlich erscheinender sozialer Handlungs- und Erzählraum verstehen. Wir nehmen im Alltag wie selbstverständlich an, dass sich uns der Raum bzw. die Situation, in die wir soeben geraten sind, die Gegenstände und Umstände in ihren Bedeutungen sowie die sozialen Rollen und Erzählmuster in genau denjenigen Bedeutungen »anbieten«, die es gerade benötigt, um dem (warum auch immer) anliegenden Vorhaben nachzugehen (vgl. Schlimme, Brückner 2017). Dies reicht von einfachen Situationen, wie der Handlungsabfolge des automatisierten Kaffeekochens oder den Erzählweisen bei einem Small Talk bis hin zu komplizierten Situationen, wie der Orientierung in einem unbekannten Großflughafen oder der gemeinsamen Lösung einer größeren Aufgabe im Team.
In der Psychose kommen diese Selbstverständlichkeiten abhanden. Der Verlust betrifft zunächst nonverbale automatisierte (gewohnheitsmäßige) Muster des Wahrnehmens, Bewertens, Bedeutens und Handelns. So ergibt sich in der Psychoseerfahrung typischerweise eine ungeahnte Fülle an Bedeutungen, die den Gegenständen und Umständen anhaften. Diese Bedeutungsfülle enthält nicht nur die im jeweiligen Moment wichtigen Bedeutungen, die zum Bewältigen des Anstehenden benötigt werden, sondern auch fernliegende, ungewöhnliche oder sogar neue, hintergründige Bedeutungen (Apophänie = neue Bedeutungen offenbarend). Das macht es für den Betreffenden schwer, sich zurechtzufinden (Ratlosigkeit),

und verlangt ein ständiges Nachdenken, Ordnen und Sortieren. Der Aufwand und das Übermaß an Reflexion sind anstrengend, erschöpfend und oftmals nicht verlässlich abschließbar (Hyperreflexivität). Dies betrifft auch den sonst haltgebenden Boden der Erfahrung, also basale Selbstverständlichkeiten wie die eigene Leiblichkeit und Identität sowie das Zentriertsein in der gegebenen Situation. Als Folge dieser basalen Verunsicherung kommt es häufig zu einem »Eigenbeziehungserleben« oder »Zentralerleben« (Zerchin 1990), also dem sicheren Eindruck, dass sich alles und jedes auf einen selbst beziehe (Anastrophe = hin zu mir gewendet; Conrad 1958).

» Man schnappt über, da man die ganzen tollen Bedeutungen nicht mehr verarbeiten kann. « (Gustav Seidel*)

* Gustav Seidel ist ein Pseudonym. Die in dieser Publikation zitierten Narrative sind Therapieberichte. Gustav Seidel erteilte eine informierte Einwilligung, dass die Texte veröffentlicht werden können.

Verständlich, dass eine solche Erfahrung der extremen Bedeutungsschwangerschaft der Lebenswelt eine massive Überforderung und Verängstigung mit sich bringt (Motto: Psychose als »Martyrium der Schlüsselreize«). Oftmals können dann auch fernliegende und ungewöhnliche Ideen das Erlebte leidlich gut ordnen, wie der Gedanke, dass die Nachbarn einen verfolgen oder beeinflussen. Zwar dämmen solche Überzeugungen die Angst ein, da sie nun nicht mehr diffus überall und nirgends aufbricht, sondern sich im Nachbarn verdichtet, den man dann eben möglichst meidet. Dennoch bringen solche Überzeugungen wieder neue Schwierigkeiten mit sich, da ja alle anderen sie nicht mit dem Betreffenden teilen und dieser trotz aller gewissen Zweifel (noch) nicht auf sie verzichten kann (= wahnhafte Überzeugung).

Es ist klar, dass die Inhalte der Psychoseerfahrung einen Zusammenhang mit der eigenen Lebensgeschichte, den gemachten Erfahrungen und kulturellen Prägungen haben. Wer beispielsweise niemals vom CIA gehört hat, kann sich auch nicht durch ihn verfolgt fühlen. Bedeutsam sind aber nicht die offenkundigen Inhalte (z. B. CIA), sondern vielmehr die Beziehungsstrukturen, die sich in ihnen ausdrücken. Bei einer Verfolgung durch den CIA ist es also relevanter, wofür der CIA steht (= übermächtige und undurchsichtige, im Geheimen operierende Organisation ohne persönliches Angesicht) und dass es sich um eine Verfolgung handelt (= Bedrohung der eigenen personalen Integrität), als dass es nun gerade der CIA ist. Obwohl Letzteres natürlich auch bedeutsam sein kann, aber eben meist austauschbar ist. Es könnte ebenso gut eine andere Organisation mit den benannten Qualitäten sein. Welche Botschaft aber nun genau in dieser spezifischen Verfolgungserfahrung angedeutet ist, ist damit natürlich nicht gesagt und erfordert die rückblickende Interpretation der psychoseerfahrenen Person selbst (siehe S. 33 f.).

Psychoseerfahrene sind geistig Suchende. Diese klassische Einsicht der verständigungsorientierten Psychiatrie formuliert Manfred Bleuler (1987, S. 18) so: »Nach unserem heutigen Wissen bedeutet Schizophrenie in den meisten Fällen die besondere Entwicklung, den besonderen Lebensweg eines Menschen unter besonders schwerwiegenden inneren und äußeren disharmonischen Bedingungen, welche Entwicklung einen Schwellenwert überschritten hat, nach welchem die Konfrontation der persönlichen inneren Welt mit der Realität und der Notwendigkeit zur Vereinheitlichung zu schwierig und zu schmerzhaft geworden ist und aufgegeben worden ist.«

Auch wir teilen die Ansicht, dass der Motor der Psychose in der besonderen Struktur des psychosozialen Miteinanders gesehen werden kann, welche psychosebefähigte und psychoseerfahrene Personen in besonderem Umfang in ihren Beziehungen aufbauen und entwickeln. Der Motor der Psychose (der sog. *trouble générateur*) findet sich im Dilemma von Dazugehören-Wollen und Eigenständig-sein-Wollen. Obwohl diese Grundspannung ja allen Beziehungen innewohnt, nimmt sie bei Psychoseerfahrenen aufgrund ihres quantitativen Ausmaßes »eine völlig andere Qualität« an (Fromm-Reichmann 1958, S. 234). Amelie Palmer* bringt die große soziale Empfindsamkeit auf den Punkt:

* Amelie Palmer ist ein Pseudonym. Die in dieser Publikation zitierten Narrative sind Therapieberichte. Teile dieser Narrative wurden genutzt für gemeinsam erstellte Texte (Schlimme, Brückner 2017, S. 116–131). Für alle anderen Narrative erteilte Amelie Palmer eine informierte Einwilligung, dass sie veröffentlicht werden können. Gemeinsam für diese Publikation erstellte Berichte sind gesondert ausgewiesen.

» Auch wenn ich mich mit meinen Freundinnen verabrede, ist das anstrengend. Ich komme mir so … ich denke da ganz viel nach … mache da viel mit dem Kopf … dieses ständige Kontrollieren, Interpretieren. Ich kann gar nicht normal reden, sondern bin dann immer am Fragen: War das jetzt okay? Was habe ich gesagt? « (Schlimme, Brückner 2017, S. 121)

» Man macht so viel mit dem Kopf. Dieses Selbstverständliche, was andere so ausstrahlen, das erstaunt mich immer wieder. Die wissen, wie man reagieren soll, wo ich gar nicht weiß, wie ich reagieren soll. « (S. 117)

» Immer nachdenken, was die anderen sagen: Mache ich das richtig? Dieser stete soziale Abgleich. «

Frieda Fromm-Reichmann beschrieb bereits 1948 diesen »zentralen Widerspruch (›mismatch‹), dass die Personen persönliche Beziehungen nicht in dem Ausmaß ertragen können, wie sie das Bedürfnis haben, mit anderen verbunden zu sein. Dieses Dilemma führe dazu, dass die Schwelle des Erträglichen im Miteinander zu schnell erreicht sei und in panische

Angst umschlage, deren Abwehr sich dann in psychotischen Symptomen ausdrücke.« (SCHLIMME, BRÜCKNER 2017, S. 141). Diese »Spannung zwischen dem Abhängigkeitsbedürfnis und der Sehnsucht nach Freiheit« (FROMM-REICHMANN 1958, S. 232) macht verständlich, warum besondere Anforderungen an das Miteinander mit psychoseerfahren(d)en Personen gestellt werden (siehe »Das Miteinander der Genesung«, ab S. 45).

Typisch für psychotisches Erleben sind aber auch »Verräumlichungen« der Erfahrung. So kann das intensive Nachdenken über eine Ecke eines Holzwerkstücks als ein »mit meinem Kopf um die Ecke gehen« erfahren werden (Olliver Hans, acht Wochen nach Aufnahme in die Tagesklinik). Diese Beschreibung erinnert zwar an das sprichwörtliche »Um-die-Ecke-Denken«. Sie meint aber tatsächlich eine real-räumliche Bewegungserfahrung. Ebenfalls sehr häufig ist, dass die Präsenz im Hier und Jetzt auf andere Art und Weise erfahren wird (basale Selbststörungen). Diese gewisse Distanz ist eben gerade wegen dieser sozialen Empfindsamkeit nötig und wird oft im Vorfeld von Psychosen, aber auch bei deren Abklingen erlebt. So berichtet Amelie Palmer vom Gefühl einer »Glaswand«, welches sich auch in ein »Abheben« steigern könne. Dies distanziere sie zwar vom Hier und Jetzt, jedoch ängstige es eben auch (SCHLIMME, BRÜCKNER 2017, S. 123 f.). Sie sagt:

» Manchmal ist das wie eine Glasscheibe, die mich abschirmt – bin ich gar nicht richtig körperlich da und präsent – eher wie ein *Geistwesen*. Da kann ich echt nichts gegen machen. Ich fühle mich dann fremd, gestern auch in der Schwimmhalle. Das war verbunden mit der Angst ... Die Abstufung, die Glaswand ist da oder nicht da, die ist nicht mehr so da. Manchmal merke ich das vielleicht auch gar nicht. Ich glaube, wenn ich merke, jetzt wird es zu viel, zu hektisch, dann fahre ich mich etwas zurück, bin etwas abgekapselt von der Welt. «

Andere psychoseerfahrene Personen berichten von fehlender Präsenz oder dem Gefühl, unbeteiligt zu sein. All diesen Beschreibungen ist gemeinsam, dass diese Erfahrung zwar eine als positiv erlebte Distanz zum sozial geteilten Hier und Jetzt herstellt, zugleich aber auch verstört und ängstigt. Diese Doppeldeutigkeit berichtet auch Birgit Hase*:

» Wenn mir was ganz zu viel wird. Ich habe Sachen machen müssen, wo mir wirklich innerlich die Haare zu Berge stehen. Ich wollte das nicht. Dann musste ich mich von mir trennen, dann musste ich mir sagen: Wir machen das jetzt für sie! Dann war ich, dann war ich ... Ich weiß auch

* Birgit Hase ist ein Pseudonym. Die in dieser Publikation zitierten Narrative sind Interviewausschnitte und Therapieberichte. Teile davon wurden genutzt für gemeinsam erstellte Texte (SCHLIMME, BRÜCKNER 2017, S 73–93). Für alle anderen Narrative erteilte Birgit Hase eine informierte Einwilligung zur Veröffentlichung. Gemeinsam für diese Publikation erstellte Berichte sind gesondert ausgewiesen.

nicht, wie ich das erklären soll? Ich bin ja Seele in einem Körper. Und dann musste ich praktisch als Seele meinen Körper befehligen. Irgendwie anders, nicht so wie man das so macht. So gucke ich aus meinen Augen und tue die Dinge, die gemacht werden, und merke mich da nicht, in dem Sinne, wie ich da so erzähle. Aber da musste ich sehr Seele werden, dass ich praktisch auf meinen Körper gucke, dass ich oberhalb bin. (Schlimme: Von außen, meinen Sie?) Ja, von außen. Dass ich mich von oben beobachte, dass ich irgendwie um mich herum bin, dass ich sage: Komm, wir machen das jetzt zusammen! Und wenn ich das dann so sehe, das ist so ganz merkwürdig. Das ist wunderschön, aber irgendwo auch tieftraurig. Weil es mir dann irgendwie so leidtut, dass dieses verrückte, abgenervte Huhn da etwas tun soll, was es gar nicht tun kann und will und dann doch muss. Dieses ewige Gezwungen, etwas tun zu müssen, was einen gänzlich überfordert, das kann man dann leisten. « (Schlimme, Brückner 2017, S. 80)

Zwar gilt, dass diese »Out of Body«-Erfahrungen gewährleisten, auch unter den widrigsten Bedingungen zu funktionieren, und zugleich vermeiden, den Kontakt mit der sozial geteilten Realität endgültig zu verlieren: »Ich bin noch drin, aber ich bin auch draußen.« (ebd., S. 80) Allerdings sind solche Erfahrungen eben auch »tieftraurig« und »echt irre«, wie Birgit Hase mal an anderer Stelle berichtete. Sie sind zudem anderen kaum mehr zu vermitteln, da in ihnen die Selbstvertrautheit als unbefragte Grundlage aller Erfahrungen fragwürdig geworden ist.
Es ist ein bekannter Umstand, dass es im Verlauf der Psychose zunehmend schwieriger wird, sich mitzuteilen und verständlich zu machen. Die Veränderungen betreffen schließlich mehr und mehr die Basis aller Erfahrung. Ist es womöglich zunächst nur schwierig, über ein schmerzhaftes Nichtdazugehören zu reden, da man sich das Dazugehören sehnlichst wünscht, so wird es mit der Psychose schwierig, überhaupt noch die eigene Erfahrung in Worte zu kleiden. Wie sagt man beispielsweise, dass alles, was andere tun, auf ablehnende Weise auf einen gemünzt ist? Klingt das nicht erst recht verrückt und bestätigt die Reaktion der anderen nicht das, was man erfährt und ihnen soeben mitteilte? Und wie soll man mitteilen, dass alles in eine Atmosphäre der sonnigen Leichtigkeit getaucht und zugleich fadenscheinig geworden ist und mit einem Gefühlskarussell von beglückt bis verzweifelt einhergeht, da alles eben einerseits ein Versprechen und eine Ablehnung zugleich bedeutet? Es bräuchte Orte des ruhigen Erzählens und vertrauenswürdige Zuhörende, um hier Worte zu

finden und zu erproben. Aber genau solches Vertrauen und solche Ruhe sind schwierig, wenn man solche Erfahrungen macht. Solche Erzählräume müssten durch andere Personen mit großer Gelassenheit und viel Zeit angeboten werden. Und so entwickelt sich die Psychoseerfahrung als eine exklusive, mit anderen Personen nicht teilbare und anderen eben auch nicht mehr mitteilbare Realität. Die Frage stellt sich, wie sich diese Erfahrung wieder normalisiert?

Die fünf Stadien der Genesung (Der Genesungsprozess)

▶ Herr J.E.* berichtet, dass er über Monate die Stimmen von zwei Frauen in seiner Wohnung gehört habe. Das habe ihn schließlich sehr irritiert, auch wenn es anfangs die Einsamkeit gemildert habe. Er habe dann seinen Bruder immer mehr zurate gezogen, der jeweils ganz unaufgeregt bestätigt habe, die Stimmen nicht zu hören. Sie hätten sogar eine Nacht einen Wohnungstausch gemacht. Er habe dann in der Wohnung des Bruders übernachtet und dort auch die Stimmen gehört, wohingegen sein Bruder bei ihm übernachtet und nichts gehört, sondern gut geschlafen habe. Solche Erfahrungen hätten ihn nachdenklich gemacht.

Er habe sich dann auch mal in einer Notaufnahme vorgestellt, da sein Vater meinte: »Vielleicht ist es ja doch so, dass was nicht stimmt.« Jedenfalls habe er sich die dortige Soteria-Station angeguckt und den Eindruck gehabt: Ja, das ist gut für die, die das brauchen. Er selbst habe damals aber nicht den Eindruck gehabt, das zu benötigen. Er sei dann wieder nach Hause gegangen. Sein Vater habe gesagt: »Ja, aber das wäre halt eine Möglichkeit, wenn du nicht mehr weiterweißt.« Und dann, ein paar Monate später, habe er wirklich nicht mehr weitergewusst. Er habe auch außer Haus Stimmen von mittlerweile drei Frauen gehört, habe sich kaum noch konzentrieren können, habe auch gedacht, dass seine Nachbarn dahinterstecken. Er habe sogar mal versucht, denen aufzulauern, um sie zur Rede zu stellen. Es sei wie im »Dauerkrieg« gewesen und er sei gar nicht mehr zur Ruhe gekommen. Er habe auch immer mal wieder an der Richtigkeit seiner Überzeugungen, Schlussfolgerungen und Erfahrungen gezweifelt, aber es seien eher so kurze Momente gewesen. Und dann sei er tatsächlich auf die Station gegangen.

* J.E. ist ein Pseudonym. Der Bericht entstand in Kooperation zwischen J.E. und Jann E. Schlimme auf der Basis von Therapietranskripten. Wir diskutierten und einigten uns auf die Interpretation der Anfänge dieses Genesungsprozesses, wie sie hier präsentiert wird. J.E. erteilte eine informierte Einwilligung zur Veröffentlichung (vgl. SCHLIMME 2017).

Auf der Soteria-Station habe sich zunächst wenig geändert. Auch habe er die ersten Nächte gedacht, dass die Mitpatientinnen und -patienten und die Beschäftigten alle unter einer Decke mit seinen Nachbarn steckten, dass alles so eine Art Kulisse oder Schauspiel für ihn gewesen sei und in den Rauchmeldern Kameras gewesen seien. Aber er habe schrittchenweise Vertrauen zu den Mitarbeiterinnen und Mitarbeitern aufgebaut, da die ihn ernst genommen und auf Augenhöhe behandelt hätten. Das Miteinander sei umgänglich und sehr gelassen gewesen. Auch hätten sie beispielsweise mit ihm nachgesehen, ob jemand da sei, wenn er die Stimmen gehört habe. Er habe schließlich den Eindruck gewonnen: Die wollen mir gar nichts Böses, die wollen mir Gutes. Dafür mitverantwortlich war aus seiner Sicht auch die Medikation, wodurch die Stimmen leiser gedreht wurden.
Es habe dann eine Szene gegeben, das sei wie ein Wendepunkt gewesen. Sie hätten einen Ausflug gemacht und er sei hinter der einen Sozialarbeiterin und einer Mitpatientin hergegangen. Die hätten miteinander geredet, er habe das nicht richtig gehört, aber sei sicher gewesen: Die reden über mich. Und dann habe er etwas später die Sozialarbeiterin angesprochen und die habe gesagt: »Ne, wir haben ja gar nicht über Sie geredet.« Und das habe er ihr auch geglaubt und sich gedacht: Dann habe ich mir das wohl eingebildet. So gab es immer mehr »Inseln der Klarheit«. Es sei wie eine bittere Arznei gewesen, die er immer mal wieder ausprobiert habe. Im Rückblick habe diese Zwischenphase ganz schön lange gedauert, wo er immer mal so irritiert gewesen sei, wie das jetzt zu verstehen sei. Aber mit der zunehmenden Sicherheit, dem vertrauensvollen Miteinander sowie Ausbleiben der Stimmen habe er sich dann schließlich eingestanden: Das war wohl tatsächlich alles Einbildung. Das habe ihn sehr erleichtert, dass er nicht wirklich überwacht wurde. Er war aber auch erst mal irritiert, da er begreifen musste, dass dies eine psychische Störung sei. ◄ (Schlimme 2017)

Dieser kurze Bericht benennt einige Aspekte der Anfänge des Genesungsprozesses: die Exklusivitätseinsicht, den Wendepunkt und die Übergangsphase des Lebens in doppelten Realitäten (Schlimme, Brückner 2017).

Wendepunkt

Der Genesungsprozess setzt mit einem Wendepunkt ein, in dem die Exklusivität der Psychoseerfahrung dem Betreffenden – sich an einem einzelnen Erfahrungsaspekt durch Intervention anderer Menschen vermittelnd – klar wird (Exklusivitätseinsicht). Dieser Wendepunkt erinnert an Podvolls Beschreibung sogenannter »Inseln der Klarheit« in der Psychose (1990, S. 207 f.). Es besteht aber u.E. der Unterschied, dass der Wendepunkt die Intervention einer glaubwürdigen anderen Person erfordert. Dabei scheint das Kriterium der Glaubwürdigkeit relevant, um die Exklusivität der eigenen Erfahrung zu akzeptieren. Nach unserer Erfahrung können all diejenigen Personen erfolgreich intervenieren, die die Psychoseerfahrung anzuhören bereit sind und deren Realität nicht von vornherein in Zweifel ziehen. Andere psychoseerfahrene Personen sind in besonderem Maße glaubwürdig. Der Wendepunkt erscheint dem Betreffenden dann im Rückblick als der Beginn der Genesung (low turning point; Rakfeldt, Strauss 1989).
Außerdem ist es u.E. wichtig, dass ein sozialer Ort mit genügend Vertrauensschutz vorhanden ist, in dem solche Zweifel ausgesprochen, akzeptiert und angeregt werden. Dieser Sozialraum ist im besten Fall ein atmosphärisch unaufdringlicher Raum mit gelassenen anderen, in dem auf die betreffende Person weder mit Anforderungen noch mit Bedeutungen eingestürmt wird (= *bedeutungsdosierter Sozialraum*). Erst dann können vertrauenswürdige Ansprechpartner, etwa Mitarbeitende einer Einrichtung oder Mitpatienten, eine verständigungsfähige Interpretation der Erfahrungen so aussprechen, dass sie die wahnhafte Eigenlogik bremsen. Dieser bedeutungsdosierte Sozialraum kann auch durch die *angemessene* Gabe von Medikamenten oder das gemeinsame Üben von *Abschalttechniken* (siehe S. 110 ff.) unterstützt werden.

Exklusivitätseinsicht

Die Exklusivitätseinsicht ist Bestandteil jedes Wendepunkts. Aber nicht jede Exklusivitätseinsicht führt eine Wende herbei. Sie kann eben auch als »Insel der Klarheit« schlicht einen besonderen Moment des Zweifels darstellen. Wichtig ist u.E., dass die Einsicht in die Exklusivität der eigenen Psychoseerfahrung typischerweise stufen- bzw. aspektweise erfolgt: So wird beispielsweise erst die Exklusivität der Stimmen erkannt, wohingegen die Überzeugung, dass alle gegen einen verschworen sind, erst später als private (= wahnhafte) Überzeugung aufgedeckt wird.

Leitidee: Reden

Jeweils geht es in der Exklusivitätseinsicht aber auch um einen »dritten Standpunkt« zu einem bestimmten Aspekt der Erfahrung. Denn erst dieser »dritte Standpunkt« vermittelt zwischen der sozial geteilten Realität und dem hochprivaten, als exklusiv erkannten Aspekt der Erfahrung. Dieser Zusammenhang trifft auch auf die sehr privaten und exklusiven Metaerzählungen der ungewöhnlichen Erfahrungen zu, die von außen betrachtet als Wahnfabeln erscheinen. Dabei gilt, dass die Exklusivität der Psychoseerfahrung nicht aufzulösen, sondern als solche anzuerkennen ist. Insofern bleibt letztlich nur die Erzählung, um diese Erfahrung zu teilen. Der Raum zur Genesung ist deshalb auch immer ein *Erzählraum.*

Die Exklusivitätseinsicht ist von dem Konzept der sogenannten Krankheitseinsicht abzugrenzen (vgl. SCHLIMME, BRÜCKNER 2017, S. 43). Für eine Krankheitseinsicht wäre nicht nur die Einsicht in die Exklusivität, sondern auch die Annahme einer Krankhaftigkeit dieser hochprivaten Erfahrung erforderlich. Die Bewertung der Psychoseerfahrung als »krankhaft« ist aber aus unserer Sicht nicht zwingend für eine Genesung erforderlich.

Stadium der doppelten Realitäten

In diesem Stadium schreitet die Auseinandersetzung mit der Psychoseerfahrung unter veränderten Vorzeichen voran. Die Psychoseerfahrung muss jedoch zunächst als parallele Realität *zur* und *von der* sozial geteilten Realität unterschieden und abgegrenzt werden. Hierzu bedarf es auch einer Kontrolle des Auftretens von psychosenaher Erfahrung bzw. bestimmten Aspekten der Psychoseerfahrung. Initial ist dafür eine Bedeutungsdosierung nötig, die vom Sozialraum ausgeht (bzw. von der Person, die diesen Sozialraum gestaltet; *bedeutungsdosierter Sozialraum*). Dies entspricht näherungsweise dem Grundgedanken der »Reizabschirmung« in der Psychose, besonders deutlich im intensiven »being with« (= Dabeisein) bzw. dem »weichen Zimmer« der Soteria (BOLA, MOSHER 2002; CIOMPI, HOFFMANN 2004). Typische bedeutungsdosierte Sozialräume sind ein Aufenthalt in der Natur sowie vorübergehende soziale Rückzüge beispielsweise ins eigene Zimmer oder auch ins Bett. Unterstützung kann auch durch eine bedürfnisangepasste Medikation erfolgen, seien dies nun Benzodiazepine oder Neuroleptika in einer so niedrigen

Dosierung, dass die Psychoseerfahrung noch zugänglich bleibt, aber z. B. die »Stimmen leiser gedreht« erscheinen.

Der oder die Betreffende befindet sich in dieser Phase eigentlich durchgängig in zwei Realitäten, welche die Person beständig aufeinander beziehen und zueinander abgleichen muss (»being in two places at once«, PODVOLL 1990, S. 235). Diese Leistung gilt es zu begleiten, wobei der Nachteil von Psychopharmaka darin besteht, dass sie die kognitive Leistungsfähigkeit einschränken und dadurch die Bewältigung behindern (können). In eigenen Untersuchungen bestätigte sich der klinische Eindruck, dass diese Phase Wochen bis Monate anhält (SCHLIMME, BRÜCKNER 2017). Das tatsächlich verbleibende Ausmaß an psychosenahen bzw. psychotischen Erfahrungen ist individuell unterschiedlich. Bei einigen Personen hält dieses Stadium auch Jahre oder zeitlebens an, sodass wir dann von einer lange anhaltenden Psychoseerfahrung sprechen (SCHLIMME 2009, 2013 a; SCHLIMME, BRÜCKNER 2017, S. 73 ff.; nach Jaspers auch »doppelte Orientierung zur Realität« oder. »doppelte Buchführung« im klinischen Jargon). In dieser Phase sollte weiterhin Raum für Gespräche über die Hintergründe der Psychose angeboten werden, um »dritte Standpunkte« zu ermöglichen. Ebenso wie bei Krisen im Genesungsverlauf, so gibt es offenbar auch bei vielen ersten Psychosen ein Zeitfenster von ca. 14 Tagen nach ersten Exklusivitätseinsichten, in dem diese psychosozialen Dilemmata besonders gut angesprochen werden können (SEIKKULA, ALAKARE 2007, S. 239 ff.). Idealerweise erfolgt dies unter Einbezug des sozialen Netzes. Solche Krisen werden oftmals auch durch minimale Reduktionen länger genutzter Neuroleptika ausgelöst. Dies muss nicht unbedingt ein Problem sein, sondern bietet eine Chance, sich mit den psychosozialen Motoren der Psychose auseinanderzusetzen.

Leitidee: Auf Krisen einstellen, nicht schlagartig absetzen

▶ Im Verlauf der Reduktion kommt es bei Amelie Palmer* zu einer psychotischen Krise, die durch Rückkehr auf die vorherige Dosis und vorübergehende Benzodiazepin-Nutzung ambulant sehr gut bewältigt werden kann. Rückblickend sagt sie: »Das mit der Krise war gut, das hätte ich sonst gar nicht bemerkt. Dieses ›Mal-fünfe-gerade-sein-Lassen‹, das ist ja auch was Positives. Da brauche ich einen Raum für, in meinem Alltag – einen weniger gefährlichen. Vielleicht kann ich das beim Tanzen – früher konnte ich das jedenfalls. «

* Gemeinsam von Amelie Palmer und Jann E. Schlimme erstellter Bericht zu einer Krise im Genesungsprozess. Amelie Palmer erteilte eine informierte Einwilligung, dass der Bericht in seiner jetzigen Form genutzt werden kann.

* Frau J. ist ein Pseudonym. Der Bericht entstand in Kooperation zwischen der betreffenden Person und Jann E. Schlimme auf der Basis von Therapietranskripten. Außerdem diskutierten und einigten wir uns auf die Interpretation der Krise im Genesungsprozess, wie sie hier präsentiert wird. Frau J. erteilte eine informierte Einwilligung, dass der Bericht in seiner jetzigen Form genutzt werden kann.

Bei Frau J.* bringt die minimale Reduktion des Neuroleptikums (Perphenazin von 7,0 auf 6,5 mg, was einer Reduktion um ca. 7 Prozent der aktuellen Dosis bzw. ca. 6 Prozent der Ausgangsdosis von 8 mg entspricht) ca. drei Monate nach Entlassung das monatelang während des klinischen Aufenthalts lediglich plombierte Thema der intensivsten Sehnsucht nach Nähe und Geborgenheit bei einem anderen Menschen wieder hoch. Es geht hier explizit um Nähe und Geborgenheit. Frau J. verabredet sich über verschiedene Chat- und Kontaktbörsen, trifft Personen und bemerkt schließlich, dass es ihr schwerfällt, sich den anderen nicht förmlich aufzudrängen und sich nicht sofort »verschossen« zu fühlen: »Ich bin dann ganz schnell verliebt in ihn, habe alles überstürzt.« Sie bemerkt ihre Ambivalenz und innere Anspannung, die ihr den Schlaf erschwert. Sie nutzt vorübergehend ein Schlafmittel, geht mit dem Neuroleptikum wieder auf die Dosis von 7,0 mg zurück. Sie kann ihre Abschalttechniken wieder aufgreifen, formuliert mit Freundinnen und in der Psychotherapie das Thema der Krise und beginnt an ihrer inneren Distanz und Widerstandsfähigkeit zu arbeiten. Sie habe sich früher dann auch schnell gegenüber den anderen verpflichtet. Das vermeidet sie und definiert die Treffen stattdessen als Flirts und Affären. So bewahrt sie sich Hintertüren. Sie lässt die Krise hinter sich. Schließlich lässt sie sich doch auf eine Beziehung mit einem eher ruhigen und distanzierten, aber sehr offenen Partner ein. Sie formuliert ihr Dilemma in der Beziehung auf den Punkt: »Ich will mehr von ihm ... und dann brauche ich wieder die Distanz.« Sie formuliert dies als Aufgabe für sich. Nun ist der erneute Reduktionsschritt um 0,5 mg auf 6,5 mg unkompliziert. ◄

So beschrieben wird sofort klar, dass Neuroleptika primär in Situationen akuter, massiver Überforderung durch die extreme Bedeutungsschwangerschaft der Lebenswelt aufgrund ihrer dämpfenden, d. h. emotional wattierenden Wirkung hilfreich sein können (Welche spürbaren positiven Wirkungen haben Neuroleptika während der Psychose? Siehe S. 48 ff.). Aber der Kontakt zur Psychoseerfahrung muss bestehen bleiben, um am Motor der Psychose, am psychosozialen Dilemma arbeiten zu können. Die individuelle Spannbreite des Einsatzes von Neuroleptika ist somit üblicherweise eher klein, auch wenn in Akutsituationen traditionell vielfach zu eher hohen Dosen gegriffen wird (Welche spürbaren negativen Wirkungen haben Neuroleptika? Siehe S. 52 ff.).

Bereits in den Akutsituationen zeigen sich die Nebenwirkungen von Neuroleptika insbesondere bei zu hohen Dosierungen als echte

Genesungsbremse (Wieso sollten Neuroleptika nicht zu hochdosiert und nicht einfach lebenslang genommen werden? Siehe S. 60 ff.). Oft geht es zunächst um die körperliche Behinderung durch motorische Nebenwirkungen, wie Brigit Hase berichtet: »Die Gedanken rasen weiter, aber der Körper kann nichts tun – und die Gedanken: Wie soll das gehen, wenn ich auf Toilette muss.« Insbesondere kognitive Einschränkungen sind behindernd, welche dosisabhängig neben Aufmerksamkeit und visuell-auditorischen Kognitionsleistungen auch exekutive Funktionen betreffen (de Visser u. a. 2001; Knowles u. a. 2010). Jedoch ist zu beachten, dass kognitive Einschränkungen (v. a. Aufmerksamkeit, Wortgedächtnis und exekutive Funktionen) auch ohne Neuroleptika bei psychotischen bzw. nicht vollständig genesenen psychoseanfälligen Personen nachgewiesen wurden (Fatouros-Bergman u. a. 2014). Da die genesende Person aber ihren ganzen »Grips« braucht, um die vielen Eindrücke und wichtig erscheinenden Bedeutungen des Gegebenen zu sortieren und zu ordnen, bzw. die bereits gegebenen Einschränkungen der exekutiven Funktionen durch andere, aufwendigere und oft reflexive kognitive Leistungen zu ersetzen, sind kognitive Einschränkungen durch zu hochdosierte Neuroleptika einer der ungünstigsten Effekte, den man sich für die weitere Genesung vorstellen kann (vgl. Knowles u. a. 2010; Knowles u. a. 2015). Überhaupt gelten Einschränkungen der Kognition als entscheidender Faktor für eine schlechter gelingende Genesung (Galderisi u. a. 2014). Diese kognitiven Einschränkungen nehmen nachweislich ab, wenn die Dosis verringert oder das Neuroleptikum ganz abgesetzt wird (Knowles u. a. 2010; Faber u. a. 2012; Takeuchi u. a. 2013). Langfristig plombieren die Neuroleptika die betreffende Person oftmals derart, dass sie von ihren eigenen Bedürfnissen, Gefühlen und Wünschen abgeschnitten ist und eigene Belastungsgrenzen, Ängste und Sehnsüchte nicht adäquat wahrnehmen kann (sog. »toxische Anosognosie«, Breggin 2012). Thelke Scholz berichtet dazu die folgenden Erfahrungen und Herausforderungen:

- Die durchaus erwünschte Funktion der Medikamente als schützende Wand zwischen mir und der Welt reduzierte sich natürlich ebenfalls. Ich musste ganz neu lernen, mich zu öffnen, darauf zu bauen, dass meine Lieben mir helfen wollen, dass sie besorgt sind und mir wohlwollend begegnen.

  Ich musste eine eigene Schutzschicht entwickeln. Viele Gefühle waren mir komplett neu, oder zumindest in ihrer Heftigkeit noch fremd. Sie machten mich unsicher und ängstlich, denn so intensiv waren sie seit

immerhin 15 Jahren nicht mehr zu mir durchgedrungen. Ich musste lernen, sie auszuhalten, oder besser noch, sie zu kompensieren. Ich musste lernen, zu fokussieren. Herausfinden, was wichtig ist. Im Kleinen, wie z. B. beim Inhalt meiner Handtasche. Besonders aber im Großen. Also die Informationen und Eindrücke um mich herum nicht *alle* auf mich zu beziehen, sondern nur die tatsächlich an mich gerichteten. (Nicht jeder Mensch, den ich lachen höre, lacht über mich!)
Wenn man kaum jemals wach ist und sich noch viel weniger konzentrieren kann, ist es schier unmöglich, einen Gedanken, eine Idee oder ein Problem hinreichend zu durchdenken. Es ist unbefriedigend und ermüdend, niemals an ein Ende zu kommen und jeden Tag um dieselben Fragen zu kreisen. (Für mich vermutlich ebenso wie für mein Umfeld.) ◂

Stadium des »Parkens« der Psychose

Klingt die Psychoseerfahrung vollständig ab, d. h., werden aktuell keine Psychoseerfahrungen mehr erlebt, so scheinen zwei langfristige Verlaufsformen unterscheidbar: die geparkte Psychoseerfahrung und die integrierte Psychoseerfahrung (vgl. Schlimme, Brückner 2017). Die »geparkte Psychoseerfahrung« ist u. E. die häufigste Form der längerfristigen Genesung. Hier ist die Psychoseerfahrung nicht primär kritisch gewendet, sondern bleibt vielmehr phasenhaft real und gegeben (Schlimme, Brückner 2015). Kisker (1960, S. 57 ff.) spricht in diesem Zusammenhang von einer »Abblassung«, was begrifflich freilich die Kontrolle des aktiven »Parkens« der Psychoseerfahrung nur unzureichend wiedergibt. Aus unserer Erfahrung handelt es sich nämlich um einen aktiven Prozess und weniger um ein »Verblassen«, wie es im Rahmen des Erinnerns von Ereignissen vorkommt. Dies gilt auch, wenn das »Parken« durch den Einsatz von Neuroleptika unterstützt wird.
Üblicherweise stellt die damit zuweilen aufkommende Psychoseerfahrung etwas Sinnvolles oder Notwendiges dar. Es gibt eine ganze Vielzahl an typischen Bedeutungen, welche eine derart »geparkte«, aber eben zuweilen auch wieder »genutzte« Psychoseerfahrung aufweisen kann. Besonders augenfällig ist die konkrete Botschaft als Warnsignal für ein »Zuviel« der aktuellen Situation und als Hinweis auf einen notwendigen (sozialen) Rückzug (Corin, Lauzon 1992). Aber die Psychoseerfahrung kann auch ein unverdeckter Hinweis auf einen eigenen Wunschtraum sein (vgl. die Übersicht zur Symbolbildung; Benedetti 1998, S. 102 ff.).

Insbesondere derart augenfällige Bedeutungen können für die betreffende Person extrem schmerzhaft sein, da das psychotische Erleben oftmals nur für kürzere Zeit (Tage) in den Hintergrund rücken kann, ohne dass die betreffende Person ihre Unterscheidungsfähigkeit zwischen der sozial geteilten und der psychotischen Realität verliert. Selbstverständlich kann sich die psychotische Realität aber auch so abwandeln, dass sie als ständige doppelte Realität gelebt wird (vgl. Bock 1999; Schlimme 2009, 2013 a; Schlimme, Brückner 2017, S. 73 ff.). Jedoch geht dies häufiger mit größeren Beschwerden einher (u. a. kognitive Einschränkungen, ständige Anstrengung und rasche Erschöpfung aufgrund der dauernden Beschäftigung damit) und so auch seltener mit einer guten Genesung. Das zeitweise »Immer-wieder-Parken« der Psychoseerfahrung bietet in diesem Sinne Vorteile, auch wenn es ganz eigene Herausforderungen stellt.

▶ Yvonne Geh* gerät seit einer erheblichen Reduktion ihrer Neurolepsie durch die ambulante Psychiaterin (von 35 mg auf 20 mg Olanzapin-Dosisäquivalent) täglich für Stunden in psychotisches Erleben. Typischerweise gehe es darum, dass sie den Eindruck habe, andere sprächen über sie, wenn sie sich über bestimmte Themen oder Personen unterhalten. Sie kann das psychotische Bezogenheitserleben in den betreffenden Situationen jedoch immer noch managen und von der sozial geteilten Realität unterscheiden. Allerdings ist dies anstrengend und mit viel gedanklichem Ordnen und sozialem Rückzug verbunden. Etwa ein Dreivierteljahr nach der Reduktion gelingt Yvonne Geh im psychotherapeutischen Miteinander eine sozial teilbare Auflösung ihrer Bezogenheitserlebnisse. »Vielleicht bin ich der Person ähnlich und so bin ich dann indirekt auch betroffen. Also, vielleicht ist das gar nicht so verrückt, sondern einfach nur der Hinweis darauf, dass die Person erst mal positiv für mich besetzt ist – wenn auch nicht für die anderen. So wie damals in der Gruppe, das Suizidthema. Das hat mich echt berührt. Vielleicht hatte ich deshalb den Eindruck, dass es um mich ging. Es ging ja auch um mich, aber eben anders, gar nicht psychotisch.« Yvonne Geh kann im psychotherapeutischen Miteinander festhalten, dass sie das Offenlegen und Zugeben des Berührtwerdens oder der positiven Wertschätzung der betreffenden Person gegenüber Dritten eigentlich immer als bloßstellend und unangenehm empfinde. Die Erfahrung im Miteinander, dies ohne Beschämung ansprechen und benennen zu können, »parkt« das psychotische Bezogenheitserleben nachhaltiger. ◀

* Yvonne Geh ist ein Pseudonym. Die in dieser Publikation zitierten Narrative sind Therapieberichte. Yvonne Geh erteilte eine informierte Einwilligung, dass die Texte veröffentlicht werden können.

Wir nehmen an, dass diese stete Arbeit zugleich auch den Hinweis auf eine besondere Psychoseanfälligkeit und damit auch einen erhöhten Schutzbedarf gegenüber anderen Personen darstellt. Für uns macht dies den Zusammenhang zwischen den von Eugen Bleuler im Zusammenhang mit einer erhöhten Psychoseanfälligkeit beschriebenen »Grundsymptomen« (Antriebsmangel, Neigung zum sozialen Rückzug und zu einer geringeren affektiven Schwingungsfähigkeit = Negativsymptome) und dem mühsameren sowie weniger erfolgreichen Genesungsverlauf verständlich. Dieser Zusammenhang wird offenbar stark über kognitive Einschränkungen vermittelt (vgl. Álvarez-Jiménez u. a. 2012). Dies bestätigte sich auch in einer aufwendigen Patientenaktenanalyse im Raum Oxfordshire (England) in der Zeit zwischen 1980 und 1991, in der Kate Rosen und Philippa Garety (2005) vier verschiedene Verlaufstypen in einem Sechs-Jahres-Zeitraum bei 436 Personen unterscheiden konnten (einmalige psychotische Episode mit guter Genesung 15,5 Prozent; mehrere psychotische Episoden mit guter Genesung 35,1 Prozent; mehrere psychotische Episoden mit schlechter Genesung 31,2 Prozent; eine psychotische Episode mit schlechter Genesung 6,9 Prozent). Neben den Negativsymptomen zeigte sich, dass die Genesung bei einem höheren sozialen Funktionsniveau vor der ersten psychotischen Episode besser war, wobei insbesondere die Frage der Tätigkeit entscheidend war. Und erneut bestätigte sich, dass das weibliche Geschlecht – warum auch immer – einen besseren Genesungsverlauf vorhersagt.

Das Leben mit einer »geparkten« und immer mal wieder »ausgeparkten« Psychoseerfahrung ist auf der einen Seite anstrengend, da stets die Kontrolle über das Ausmaß der Psychoseerfahrung behalten werden muss. Andernfalls droht eine Eigendynamik der Psychose, die die Grenze zwischen exklusiver (= psychotischer) und sozial geteilter Realität zu verwischen droht (= schwere psychotische Krise). Andererseits kann eine medikamenten- und drogengestützte Induktion und Reduktion dieser Erfahrung auch positiv sein, z. B. wenn die Auseinandersetzung mit den Themen als viel zu schmerzhaft empfunden wird oder unter den gegebenen sozialen Bedingungen eben zu schmerzhaft wäre. Dies gilt es zu respektieren und anzuerkennen. Ein Genesungsprozess kann sich allerdings auch in Richtung Integration dieser Erfahrung entwickeln. Dies deutet sich im Beispiel von Herrn John an (siehe S. 31 f.). Die kontinuierliche Begleitung in psychotherapeutischer Haltung und im Wissen um das soziale Dilemma auch im gemeinsamen Miteinander bietet einen weniger dilemmatischen Sozial- und Erzählraum an.

Integration erfordert eine Abwandlung des Motors (trouble générateur) der Psychoseerfahrung, das wir als Dilemma von Dazugehören-Wollen und Eigenständig-sein-Wollen formulierten (siehe S. 18). Typischerweise können psychoseerfahrene Personen die Unsicherheiten im Miteinander bzw. noch fehlenden Miteinander besser aushalten, wenn sie diese Erfahrungen noch mal anders bedenken und erzählen können. Hier sind oft viel Geduld und Gelassenheit von den Beteiligten des jeweiligen sozialen Netzes gefordert. Dies ist auch eine Aufforderung an sie, sich ihrerseits weiterzuentwickeln. Sie müssen sich gleichsam an die neuen Fähigkeiten (und Fertigkeiten) des Betroffenen anpassen. Sie müssen sich und ihren Umgang mit der betreffenden Person mit entwickeln, den Weg, den der Betreffende geht, mitgehen und die neuen Umstände, die sich daraus ergeben, mit einbeziehen in das Miteinander. Damit wird ein anderes Miteinander möglich. Das wiederum erlaubt ein verändertes Bemerken eigener Wünsche, Bedürfnisse und Sehnsüchte sowie vertiefte Sinnentzifferung der »geparkten« Psychose durch die betreffende Person, was wiederum ein verändertes Miteinander ermöglichen kann. Dieser Prozess vollzieht sich wie ein Tanz im steten Hin und Her. Im besten Fall führt er in einen positiv sich selbst verstärkenden Genesungszirkel *(circulus probatus)* und ermutigt zu weiterer Auseinandersetzung, die das soziale Dilemma abzuwandeln erlaubt. Auf diese Weise wird bisweilen Selbstverständlichkeit im Miteinander (wieder-)gefunden. Im Falle eines guten Miteinanders mit dem Profi ist dies dennoch nur der erste Schritt, denn der Profi ist und bleibt Profi. Viel bedeutsamer ist ein solches Miteinander im Privaten, mit Angehörigen, Partnerinnen, Freunden.

▶ Helmut John* berichtet ca. 25 Monate nach Beginn der Psychotherapie und der begleitenden Neuroleptikareduktion Folgendes: »Die Freiräume, die Balance, ich habe da früher nie drüber nachgedacht. Aber jetzt – ich erkenne das an. Mit 15 mg (Olanzapin), da war das eher zwanghafte Aussitzen. Der Schutz ... na ja, vor dem, was ich jetzt erlebe, da hätte ich damals Angst davor gehabt. Jetzt nehme ich 1,4 mg und ich bin im Leistungsspektrum fast wie ohne.« Dabei geht es vor allem um das Miteinander mit seiner Frau und die Balance von Nähe und Gemeinsam-Sein sowie Distanz und Für-sich-Sein: »Ich kann mir jetzt endlich wieder empathische Gedanken um meine Frau machen.« Das Thema »Gestaltung des Miteinanders« war zu Beginn der Therapie durch die hohe Dosis der Medikamente geradezu verschüttet.

* Helmut John ist ein Pseudonym. Der Bericht entstand in Kooperation zwischen der betreffenden Person und Jann E. Schlimme auf der Basis von Therapietranskripten. Außerdem diskutierten und einigten wir uns auf die Interpretation des Genesungsprozesses, wie sie hier präsentiert wird. Helmut John erteilte eine informierte Einwilligung, dass der Bericht in seiner jetzigen Form genutzt werden kann.

Herr John erlebte sich damals schnell erschöpft, alles war anstrengend, er hatte ein Gefühl im Kopf wie »Schädelwasserdrücken«. Er berichtete: »Ich bin ständig in der Reflexion, in der Beobachterrolle. Mir fehlt die emotionale Beteiligung. [...] Ich fühle mich wie im Roboteranzug.« Etwa fünf Monate später und mit 5 mg Olanzapin weniger erinnerte er sich wieder daran, dass er in der Psychose den Eindruck gehabt hatte, dass kein Mensch was von ihm wolle, dass er als gebürtiger Berliner nicht dazugehöre. Es gab »den ganz großen Wunsch, dazuzugehören – hier, in Berlin, zu allen anderen.« Er erinnerte sich zudem daran, in den Wochen vor dem Ausbruch der letzten Psychose große Einsamkeit und ein stetes Gefühl des Ausgegrenztseins verspürt zu haben: »Ich bin die einsamste Sau der Welt.« Egal, in welche Situation er kam, das Gefühl war: »Ich bin schon wieder fremd.«

Mit diesem erinnernden Zugriff auf seine Psychoseerfahrung »parkte« er die Psychose förmlich »aus«. Er konnte dieses Thema wieder angehen, aber auch seine Überforderung in der Beziehung mit seiner Frau spüren und im Gespräch mit Freunden und in der Psychotherapie seine Ängste formulieren, dass seine Frau ihn verlasse, wenn er ihr dies sage. Schließlich fand er Wege, seine Gefühle und Wünsche gegenüber seiner Frau einzubringen, ihr dies mitzuteilen. Begleitend zur Reduktion fand er zunehmend die gedankliche Freiheit und Freizeit, um darüber nachzudenken: »Ich konnte endlich wieder über die Dinge nachdenken, habe wieder gecheckt, was mir eigentlich wichtig ist« (neun Monate nach Reduktionsbeginn; bei 5 mg). Das wurde nicht nur dadurch erleichtert, dass er wieder fitter und belastbarer war, sondern, wie er bei 3 mg nach 15 Monaten mitteilte, auch dadurch: »Ich nehme wieder am Leben teil.« Gemeinsam entwickelten sie ihre Beziehung weiter. Seine Frau setzte sich ihrerseits in Bewegung und stellte sich immer wieder neu ihrem Partner, der für sie in ständiger Veränderung begriffen war. So konnte Herr John seine Psychoseerfahrung schrittweise doch noch integrieren, ihre Botschaften für sich entschlüsseln. Dazu gehörte unter anderem auch die Einsicht, dass er sich sein Dilemma selbst geschaffen hatte: »Ich habe immer den Druck, gut zu sein, gutmütig, selbstlos, bis zur Selbstverleugnung. Aber ich habe doch auch Wünsche, und manchmal auch ne Wut« (nach 19 Monaten; bei 2,25 mg). Und er beschloss: »Ich will mich nicht mehr so unterbuttern lassen« (nach 22 Monaten; bei 1,75 mg). Er ging seine Themen nun offensiver, aber dennoch dosiert an. Und stellte schließlich fest: »Ich kann mir jetzt endlich empathische Gedanken um meine Frau machen« (nach 25 Monaten; bei 1,4 mg). ◂

Die Integration der Psychoseerfahrung ist streng genommen ein unabschließbarer Prozess, sie hört eigentlich nie auf. Die Psychose bleibt letztlich immer eine etwas fremd erscheinende Erfahrung und ein wichtiger Abschnitt der eigenen Lebensgeschichte. Die Integration bleibt Aufgabe und Thema – auch nach Jahren, wie beispielsweise der Bericht von Menno Lübben zeigt (siehe S. 124). Insofern ist die Bezeichnung »Stadium« der integrierten Psychoseerfahrung nicht ganz korrekt. Sie ist dennoch sinnvoll, um sie von anderen Verläufen zu unterscheiden (vgl. SCHLIMME, BRÜCKNER 2017, S. 56 ff., S. 93 ff.).

Stadium der integrierten Psychoseerfahrung

Bei der integrierten Psychoseerfahrung vollzieht sich ein tiefgreifendes Umdeuten der Psychoseerfahrung und ein Neuentwickeln von weniger dilemmatischen bzw. emotional weniger anstrengenden Beziehungen. Eigene (Abgrenzungs-)Bedürfnisse können verbalisiert und eingebracht werden, ohne das eigene Dazugehören zu gefährden oder ohne mit extremem emotionalem Stress »bezahlen« zu müssen (weniger high expressed emotions; vgl. bereits BROWN u. a. 1962; ähnlich: NOISEUX u. a. 2010 und die psychodynamischen Psychosetheorien, BURNHAM 1969; LEMPA u. a. 2017; dezidiert bereits KISKER 1960: »Einsicht in die psychische Funktion der Psychose«). Außerdem gilt es, eine eigene Genesungsgeschichte zu entwickeln bzw. die Botschaft der eigenen Psychose zu entschlüsseln (WULFF 1995; BOCK u. a. 2014; SCHLIMME, BRÜCKNER 2017). Dieser Prozess wurde verschiedentlich eindrucksvoll beschrieben, so beispielsweise von Hannah GREEN (1964), Dorothea BUCK (BUCK-ZERCHIN 2005), Arnhild LAUVENG (2010) oder Amelie Palmer (gemeinsam mit Jann E. Schlimme im Kapitel »Von der geparkten zur integrierten Psychoseerfahrung«, SCHLIMME, BRÜCKNER, 2017, S. 116 ff.).

▸ »Amelie Palmer betonte im Rückblick auf ihre Genesung, dass diese ohne ihren Partner, seine ruhige, gelassene und besonnene Art, niemals gelungen wäre. Er ging ihre Genesung kreativ mit und nutzte ihre Impulse zur Weiterentwicklung für sich selbst, auch wenn dies manchmal für ihn anstrengend war: ›Er sagt manchmal: Du bist nach den Therapiestunden oft wie angeknipst.‹ Auf dem tragenden Boden dieses Miteinanders konnte sie den tief in ihr verankerten, lange Zeit geleugneten Wunsch akzeptieren, ab und an auch mal ›fünfe gerade sein zu lassen‹ bzw. sich bis ins Ekstatische gehen zu lassen, anstatt immer ›130 Prozent

Leistung‹ und eine ›Vermittlerrolle zwischen allen Beteiligten‹ von sich zu erwarten. Diesen Wunsch hatte sie sich über viele Jahre versagt und, wie ihr rückblickend klar wurde, nur in ihren Psychosen gelebt. Die letzte Krise brachte das Thema wieder hoch. Der Wunsch hatte auch mit einer massiv beschämenden Ursprungsszene ihrer Psychosen in ihrer frühen Jugend zu tun. Damals brachte sie dieser Wunsch in Teufels Küche. Sie wäre monatelang im Angesicht ihrer Jugendclique am liebsten im Boden versunken, konnte mit keinem drüber reden. Nach Jahren harter Arbeit konnte sie diese Ursprungsszene auch in der Psychosenpsychotherapie erzählend aufgreifen und sich den Schmerz, die Scham und die Trauer, aber auch die damalige Triebfeder eingestehen. Dieses Nacherleben in einem anderen Rahmen, das damit verbundene Neuordnen und Anders-Verknüpfen erlaubte ihr, die Szene in einem neuen, normalisierenden Licht zu deuten (›Jugendsünde‹). Im weiteren Verlauf formulierte sie für sich Zusammenhänge mit ihrer Entwicklung als Kind und entwickelte Ideen, warum diese Situation damals nicht ohne Psychose für sie lösbar war. Sie konnte all dies aushalten, da sie in den Jahren zuvor nicht nur hart gearbeitet hatte, sondern tragende Beziehungen (ihre Partnerschaft, neue Freundschaften, Arbeitskolleginnen) für sich weiterentwickelt und umgestaltet hatte. Und sie konnte es, da sie weitere Weisen gefunden hatte, in denen sie dem nur allzu menschlichen Wunsch nach ›fünfe gerade sein lassen‹ gefahrlos nachgehen konnte (Yoga, moderner Tanz). All dies erlaubte ihr nach Jahren harter Genesungsarbeit zu sagen: ›Ich fühle mich ein bisschen in mir zu Hause.‹« (Schlimme, Brückner 2017, S. 206 f.) ◂

Die drei Bausteine der Genesung (Trialektik der Genesung)

Genesung ist ein ineinander verwobenes, mehrgliederiges und individuell zu komponierendes Geschehen. Dabei sind drei Bausteine in diesem Prozess relevant. Sie beziehen sich aufeinander und unterstützen sich gegenseitig. Insofern kann man von einer *Trialektik des Genesungsprozesses* sprechen (Schlimme, Brückner 2017; siehe Abb. 1, S. 35).
Der bedeutungsdosierte Sozialraum meint letztlich eine mit einer gelassen reagierenden Person geteilte, örtlich abgegrenzte Situation, in der alles Vorhandene gefahrlos ausprobiert, untersucht und genutzt werden kann.

Der Anschluss an alltägliches nonverbales Tun – wie trinken, essen, Nahrung zubereiten, bewegen, liegen oder sitzen – ist günstig, eine Reduktion der vorhandenen Gegenstände und Handlungsoptionen ebenfalls.
Mit Abschalttechniken sind alle nonverbalen, körpernahen und konzentrativen Techniken gemeint. Diese sind in bedeutungsdosierten Räumen leichter zu üben. Allerdings ist dies gerade während der Hochphasen von Psychosen, in denen sie besonders wichtig wären, besonders schwer. Schließlich benötigt die Person nicht umsonst die realitätsdistanzierende Funktion der Psychoseerfahrung, da eben die sozial geteilte Realität zu schmerzhaft, die in ihr gespürte Spannung zu groß geworden ist.

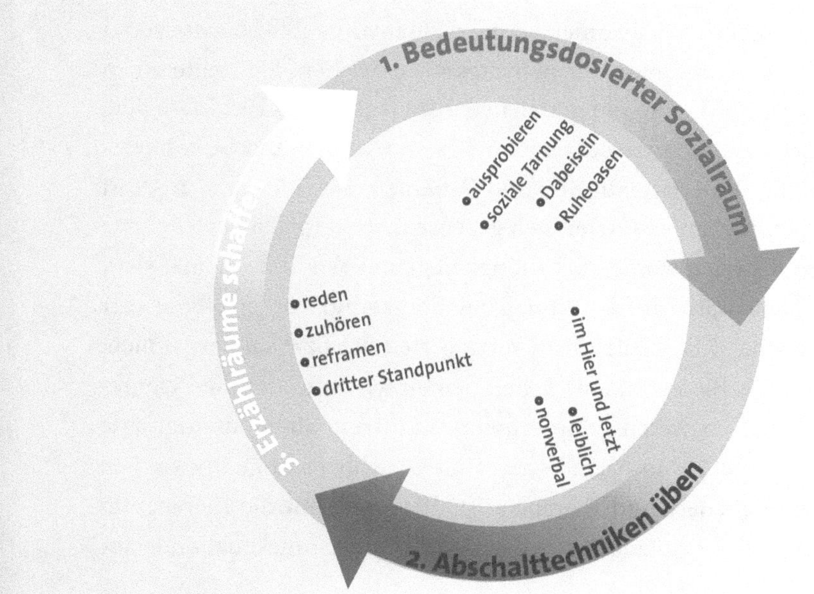

ABBILDUNG 1
Trialektik des Genesungsprozesses (Schlimme, Brückner 2017)

Insofern ist es wichtig, gerade solche bedeutungsdosierten Sozialräume zur Behandlung von akuten Psychosen anzubieten (Stichworte: weiches Zimmer, Soteria), in der Genesung zunehmend für sich selbst zu schaffen sowie die oftmals schmerzhafte Einsicht und Fähigkeit zu entwickeln, anstrengende Räume und auch anstrengende Personen nur dosiert aufzusuchen. Typische Kombinationen dieser beiden Bausteine wären ein gemeinsamer Spaziergang durch die Natur, gemeinsames Teetrinken in ruhiger Atmosphäre, gemeinsame Meditation in einem ruhigen Raum oder eben das Liegen auf der Couch im gemeinsamen Wohnzimmer.
Zudem, und dies gilt vor allem im weiteren Genesungsverlauf, ist das Erzählen von den eigenen Erfahrungen wichtig (Erzählräume). Hierbei

geht es darum, sonst nicht Teilbares – sprich: die exklusive Psychoseerfahrung oder auch die eigene, spannungsreiche Innerlichkeit – anderen Personen mitzuteilen. Ob es sich bei den anderen um psychoseerfahrene Peers, Angehörige oder Sozialprofis handelt, ist sekundär. Entscheidend ist, wie sich diese anderen geben und verhalten.

▶ In ihrem Buch »Heilsame Erfahrungen. Biotop Mosbach: Eine Gruppe als Wegbegleiter durch psychotische Krisen« beschreibt Lilla SACHSE (1998), Psychiaterin und Psychotherapeutin, den Weg einer Selbsthilfegruppe und deren Möglichkeit, selbstbestimmt mit psychotischen Krisen umzugehen. Das Projekt entstand aus einer gruppentherapeutischen Arbeit und ist unter anderem auch deshalb so bemerkenswert, weil bewusst mit wenig bzw. keinen Medikamenten gearbeitet wurde. Lilla Sachse setzte ganz auf die Ressourcen der betroffenen Menschen. Sie stellte einen Rahmen zur Verfügung, ein mitten in der Stadt gelegenes Haus. Das Bild, das tägliche Leben mit wechselnden Bewohnerinnen und Bewohnern, entwickelten ihre Patientinnen und Patienten. Sie führten sich selbst durch die Krise, unterstützten sich gegenseitig und in den begleitenden Gruppentherapien wurden Schwierigkeiten und Konflikte thematisiert. Medikamente waren auf den Notfall beschränkt und wurden oft nur sehr kurz verordnet. Klinikaufenthalte verringerten sich bzw. kamen gar nicht mehr vor. Ein Biotop ist eine Lebensgemeinschaft, in der die Eigenregulation von Lebewesen gefördert wird. In diesem Sinne funktionierte auch das Projekt in Mosbach. Es herrschte Gleichberechtigung zwischen Gruppenmitgliedern und Therapeutin. Allerdings hatte die Therapeutin ein Vetorecht, das Lilla Sachse jedoch nur in Ausnahmesituationen anwandte.
Die Betroffenen organisierten ihre Krisenbewältigung selbst, da sie am besten die Bedürfnisse in einer Krise kannten, erkannten und zielgenaue und situationsgerechte Hilfsmöglichkeiten anbieten konnten. Lilla Sachse beschreibt den erheblichen Zugewinn an Selbstwertgefühl und Kompetenz. Sie meint, dass man nicht sagen könne, wer letztendlich bei diesem System mehr profitiere, Betroffene in der Krise oder Mitarbeitende im Kriseninterventionsteam. »Das Erlebnis, über die eigene Krankheit besondere Erfahrungen, Begabungen, Fertigkeiten und Einsichten gewonnen zu haben, die man zugunsten anderer verwenden kann, ermöglicht eine gewisse Versöhnung mit dem eigenen Lebenslauf.« (S. 110) Vorab wurden zwischen Krisenteam und Mitgliedern der Gruppe in mehreren Gesprächen die Haltung und die Handlungsweise des

Krisenteams besprochen. Somit nahmen die potenziellen Empfänger der Krisenintervention Einfluss auf die Art ihrer Begleitung und Behandlung während einer Krise. Dabei wurden nicht nur die Aufenthaltsmöglichkeiten besprochen, sondern auch Nahrung und Getränke und welche »Zuwendungsform (Bemutterung, spürbare Präsens oder distanzierte Anwesenheit)« (S. 111) der oder die Betreffende für sich in Anspruch nehmen wollte. Das Kriseninterventionsteam wurde in Seminaren auf seine Aufgabe vorbereitet und es schlossen sich immer Nachbereitungen mit erneuten Fortbildungen an. ◂

Leider starb Lilla Sachse früh und damit auch ihr Projekt. Denn obwohl das Projekt ausgesprochen kostengünstig arbeitete und Krankenkassen, Gesundheitsamt und Ordnungsamt ihm wohlwollend gegenüberstanden, weigerten sie sich, eine angemessene finanzielle Unterstützung zu leisten. »Wir konnten beweisen, dass ein Quartal Intensivbetreuung eines psychotischen Patienten in unserer Einrichtung etwa so viel kostet wie drei Tage Aufenthalt in einem PLK« (S. 103; PLK = Psychiatrisches Landeskrankenhaus). Lilla Sachse finanzierte die Einrichtung aus ihren Arzthonoraren. Es ist nicht nachvollziehbar, dass erfolgreiche Projekte nicht die ihnen gebührende finanzielle und ideelle Unterstützung erhalten, die für ihren Fortbestand, ja sogar für ihre Ausdehnung erforderlich sind. Das Prinzip der Krisenintervention durch die Betroffenen selbst findet sich auch in der Peerberatung oder der EX-IN-Bewegung. Auch hier gilt der Grundsatz, dass Betroffene für Betroffene Unterstützungs- und Begleitungsangebote entwickeln, anbieten und durchführen. Dass sie hierbei oftmals Profis einbeziehen wollen, sollte den Profis Ansporn sein, noch mehr mit Betroffenen zu entwickeln und zu arbeiten. Schließlich muss es immer wieder darum gehen, dass diejenigen die psychosoziale Versorgung mitgestalten, die justament diese psychosozialen Versorgungsangebote nutzen. Nur so können die psychosozialen Unterstützungs-, Begleitungs- und Behandlungsangebote für den einzelnen Betroffenen individuell maßgeschneidert werden. Hier verstehen wir das Biotop Mosbach als Vorbild: Seine institutionelle Struktur bot einen Rahmen, in dem alle Beteiligten Raum zum Gestalten und Luft zum Atmen hatten. Dies zeigt, dass und wie Betroffene und Profis gemeinsam eine gute Unterstützung und Begleitung gestalten können. Genau dieses Potenzial bietet auch die Mitarbeit von EX-INlern in psychosozialen Versorgungsinstitutionen. Insofern sollten die sie beschäftigenden und ihnen begegnenden Institutionen diese Möglichkeiten aufgreifen und ins Spiel bringen. Dies erfordert aus unserer Sicht oftmals das Zurückstellen der institutionellen Betriebsablaufsanforderungen und das Herausstellen des bedürfnisorientierten, mitmenschlichen Begegnens und Begleitens der Betreffenden als zentrale Aufgabe der jeweiligen Institution.

Das Miteinander der Genesung

Die Normalisierung des Miteinanders ist der Knackpunkt der Genesung. Dies sollte durch die bisherigen Ausführungen bereits deutlich geworden sein. Dabei geht es nicht nur darum, das Miteinander mit anderen Menschen wieder als selbstverständlich zu erfahren. Sondern es geht auch darum, eine neue Selbstverständlichkeit mit anderen Menschen zu entwickeln. Wie meinen wir das?

Natürlich hat die aktuell psychotische Person vor der Psychose mit einer gewissen Selbstverständlichkeit das Miteinander mit anderen gelebt. Und natürlich kann es vollkommen okay sein, in diese Formen des Miteinanders mit dem Abklingen der Psychose wieder einzutauchen. Aber es geht aus unserer Sicht eben doch um mehr. Schließlich ist die betreffende Person nicht ohne psychosozialen Anlass und Hintergrund psychotisch geworden. Dies gilt sogar dann, wenn es »nur« eine drogeninduzierte Psychose war (z. B. durch einen zu intensiven Amphetaminkonsum). Jedenfalls scheint es empfehlenswert, die eigene psychische Struktur als eine verstärkende Empfangsbasis für die Wucht des Anlasses anzuerkennen und während der Genesung in den Blick zu nehmen. Dies bietet die Möglichkeit, neue Gewohnheiten und Muster des Miteinanders zu entwickeln, die weniger krisenanfällig und zugleich sinnausweisender sind. Hierbei zeigt sich im Verlauf der oftmals mehrjährigen biografischen Arbeit – sei es in der Selbstanalyse, der Selbsthilfegruppe, im privaten Gespräch oder in der Psychotherapie –, dass von der Kindheit her das Dilemma von Dazu-gehören- und Eigenständig-bleiben-Wollen in die jetzige Beziehungsgestaltung mitgenommen wurde (vgl. S. 64, S. 120 f.).

Selbstverständlich geht es im Miteinander mit anderen Menschen immer auch um die Spannung zwischen Dazugehören und Eigenständigsein. Jedoch spüren wir dies normalerweise nicht. Die Spannung wird uns normalerweise erst deutlich, wenn wir nicht dazugehören, wenn wir uns beispielsweise für längere Zeit an einem fremden Ort aufhalten (Migration, Umzug, Auslandsaufenthalt). Schließlich wachsen wir in unsere verschiedenen Miteinander seit der frühesten Kindheit hinein. Wir gehören zu unseren Eltern, zu unserer Familie, zu einer Gruppe oder einer Subkultur. Wir gehören dazu, da wir gewisse Gewohnheiten (Habitualitäten) übernehmen und selbst mit Leben füllen – ob kritisch oder zustimmend. Wird dieses Miteinander infrage gestellt, erleben wir uns ausgeschlossen, verloren, bloßgestellt oder auch gedemütigt. Es sind genau solche Erfahrungen, die bei entsprechender Intensität in Kindheit und Jugend ein höheres Risiko für spätere psychotische Episoden begründen (ADERHOLD, BORST 2009).

Nun sind es gerade solche Erfahrungen, die sich in der Jugend und im frühen Erwachsenenleben beim Hineinwachsen und Hineinwünschen in neue Formen des Miteinanders in besonderer Weise ergeben. Vor dem Hintergrund des psychosozialen trouble générateur der Psychose (»Wie funktioniert Psychose?«, siehe S. 16 ff.) wird verständlich, warum gerade in diesem Lebensalter der intensiven sozialen Neu- und Umorientierung die Wahrscheinlichkeit für psychotische Erfahrungen besonders hoch ist. Schließlich geht es in diesem Dilemma um einen steten »sozialen Abgleich« (Amelie Palmer), der mit ständigem Selbstbefragen verbunden ist: »Mache ich das richtig?« Vor dem Hintergrund entsprechender Erfahrungen in Kindheit und Jugend wird nachvollziehbar, dass eine Person einerseits ein derart großes Bedürfnis entwickelt hat, dazuzugehören, dass sie es andererseits aus Angst vor Verletzungen und Demütigungen nicht aushält. Die aus dieser sozialen Empfindsamkeit resultierende Spannung kann beim adoleszenten Hineinwünschen, aber nicht Hineinkommen in ein Miteinander dann ein unerträgliches Ausmaß annehmen. Dies scheint umso mehr möglich zu sein, wenn weder das Bedürfnis noch die Ausgrenzungen und Demütigungen angemessen verbalisiert werden können. Es geht also nicht nur um die »Spannung zwischen dem Abhängigkeitsbedürfnis und der Sehnsucht nach Freiheit« vor dem Hintergrund einer besonderen sozialen Empfindsamkeit (FROMM-REICHMANN 1958, S. 232) und die unerträglichen Gefühle des Verletzt- und Bloßgestelltwerdens, sondern zugleich um den Umstand der fehlenden Verbalisierung dieser Spannung. Mit Blick auf psychotische Krisen und die darin fehlende Verständigung sowie auf die Genesung von Psychosen sind wir geneigt anzunehmen, dass bereits ein einziger verständiger Mensch ausreichen könnte, um das »Sprechverbot« so aufzubrechen, dass die Spannung wieder erträglich wird.

Das hier Formulierte entspricht in vielerlei Hinsicht der Idee der Double-Bind-Theorie (BATESON u. a. 1987). Auch die Doppelbindungssituation

(= Double Bind) gewinnt seine dilemmatische Qualität aus dem Umstand, dass über die widerstreitenden Aufträge mit den Auftraggebern nicht gesprochen werden kann (z. B. die Aufforderung »Sei spontan!«). Jedoch wollen wir hier weder eine psychosoziale Entwicklungstheorie der Psychosebefähigung ausarbeiten noch eine Diskussion führen über das Ausmaß des Einflusses psychosozialer versus genetischer oder anderer somatischer Faktoren. Vielmehr geht es uns darum, das Miteinander im Genesungsprozess zu verstehen. Dazu gehört zunächst die Anerkennung, dass es für die psychoseerfahrene Person im Miteinander immer um alles geht. Jedes emotionale Berührtwerden durch einen anderen kann die Angst ins Unerträgliche steigern in dem Sinne, dass der andere einen lebensgefährlich verletzen kann.
»Sagen Sie, Herr Schlimme, werde ich sterben? Sie haben eben mit dem Finger nach unten gezeigt. Das heißt, dass ich sterben werde, stimmt's?«
Für die Betreffenden geht es um Leben und Tod und wir werden im wahrsten Sinne des Wortes zu Schicksalsgefährten. Das gilt es immer wieder anzuerkennen, im Tun und im Gespräch, damit auch die Betreffenden die Spannung irgendwann (noch) besser aushalten können. Verletzlichkeit und Bloßgestellt-werden-Können sind nun mal die schwer erträglichen Schwestern der Geborgenheit.

▶ **Das Windhorse Projekt:** Der Psychiater und Psychotherapeut Edward Podvoll beschreibt in seinen Büchern, wie Menschen genesen, ob mit oder ohne therapeutische Hilfe. Er geht von einem Kern an grundlegender psychischer Gesundheit aus, der durch Krisen verschüttet sein kann. Dieser Kern sei in jedem Menschen vorhanden und unzerstörbar. Einem psychisch Erkrankten gelänge es jedoch oft nicht, diesen Kern zu erreichen und ihn wahrzunehmen. Aufgabe der therapeutischen Begleitung sei, so Podvoll (1990), den Kontakt zu diesem gesunden Kern herzustellen.
Etwas anders formuliert können wir auch sagen, dass in allen Betroffenen Ressourcen schlummern, die es zu wecken und ins Spiel zu bringen gilt. Dass dieses Ins-Spiel- und Zum-Ausdruck-Bringen der eigenen, authentischen Interessen mitunter in einer Form geschieht, die andere Menschen irritiert oder zuweilen auch überfordert, ist klar. Für Podvoll kann auch das psychotische Erleben und Verhalten als ein Ausdruck eigener Interessen verstanden werden – auch wenn dies den Beteiligten eben typischerweise nicht klar ist. Im Verlauf des Genesungsprozesses

gibt es jedoch immer wieder Situationen, die ein Auftauchen aus diesem verwirrenden psychotischen Zustand ermöglichen. Das begleitende Team kann durch eine mitfühlende Haltung erreichen, dass diese »Inseln der Klarheit« möglichst oft und immer länger auftauchen und sich so langsam, aber beständig zu einem Boden verbinden, auf dem der weitere Genesungsprozess aufgebaut werden kann.
Vor dem Hintergrund eines notwendigen Miteinanders sowohl in psychotischen Krisen als auch im Genesungsverlauf hat Podvoll das sogenannte Windhorse-Projekt gegründet. Hier leben Menschen in einer Wohngemeinschaft mit ihrem individuell auf sie zugeschnittenen Team. Die Ausformung des Teams richtet sich nach den Bedürfnissen der Betroffenen und ist somit niemals starr. Auch die Anzahl der Teammitglieder kann schwanken. Das gesamte Konzept beruht auf drei Hauptmerkmalen:

- Die häusliche Umgebung ist das Zentrum der therapeutischen Maßnahmen. Alle Grundlagen eines selbstständigen Lebens, wie Kochen, Putzen, Waschen, Einkaufen etc., werden eingeübt. Dies erdet die Menschen, und ihre Präsenz im Hier und Jetzt wird gefördert. Die »Hausgenossen« sind als ständiges Team vor Ort. Sie leben mit den Betroffenen in einer Art Wohngemeinschaft und sind für die 24-Stunden-Betreuung zuständig.
- Die Basisbetreuung übernehmen für einige Stunden am Tag ausgebildete Therapeutinnen und Therapeuten. Sie bleiben mindestens ein Jahr in dieser Funktion und schaffen dadurch ein hohes Maß an Vertrauen. Sie sind in mitfühlender Weise für den Patienten da und achten auf sich ergebende Entwicklungen. Ihre Hauptaufgaben sind das Fördern von Ressourcen und das Erkennen von »Inseln der Klarheit«, die sie dann mit ihrem therapeutischen Wissen versuchen weiter auszubauen.
- In der Einzelpsychotherapie können die Patientinnen und Patienten eine therapeutische Beziehung eingehen, die sie weiter stützt und sie in schwierigen Situationen begleitet.

In dem Film »Someone Beside You« (Hagen 2006) werden diese therapeutischen Wohngemeinschaften und ihre Arbeit in beeindruckender Weise vorgestellt. Deutlich wird, dass tiefempfundenes Mitfühlen und menschliche Nähe wesentliche Elemente einer Heilung darstellen. ◂

Zur Gestaltung des Miteinanders gehört auch die Anerkennung, dass sozialer Druck für eine Genesung von Psychosen besonders ungünstig ist. Dies wird insbesondere durch die Forschung zu »low« versus »high expressed emotions« in Familien unterfüttert. Personen aus sogenannten Familien mit »low expressed emotions« – in denen verständnisvoll reagiert wird – machen weniger wiederholt Psychoseerfahrungen als Personen aus Familien mit »high expressed emotions«, in denen immer wieder intensive Gefühle, Feindseligkeit oder dominantes Verhalten gegenüber der psychoseerfahrenen Person zum Ausdruck kommen (Brown u. a. 1962; Leff 1976; neuerdings auch Hesse u. a. 2015). In sogenannten »high expressed emotions«-Familien führen soziale Dilemmata regelmäßig zu emotional hochkochenden Situationen. Hochemotionale Spannungen sollten während der Genesung von Psychosen aber nur in sehr kleinen Maßen ausgehalten werden müssen. Balance und Dosierung sind wichtig. Das Miteinander sollte also immer Rückzugsmöglichkeiten bereithalten, die weder ausführlich begründet noch kompliziert aufgesucht werden müssen.

Wenn durch eine Reduktion von Neuroleptika die emotionale Wattierung des Roboteranzugs bzw. die Wanddicke der »chemischen Zeitkapsel« (vgl. S. 212) verringert wird, geht es also immer auch um die Frage, ob die Person die Intensität eines wiedererwachenden Dilemmas in ihren aktuellen Beziehungen ertragen kann. Dies erfordert die Fähigkeit, das Aufkommen dieser Spannung zu steuern, zu dosieren – beispielsweise über bedeutungsdosierte Räume mit gelassenen anderen oder einen sozialen Rückzug. Solche Rückzüge müssen oftmals erst akzeptiert, entwickelt und gezielt geübt werden. Hierbei können artifizielle Therapieräume Übungsräume und Sozialprofis Vorbild für die Betreffenden und ihre Angehörigen sein. Auch in den ganz seltenen Ausnahmesituationen, in denen die anderen ihr eigenes Leib und Leben aktiv für den Moment verteidigen müssen, sind Rückzugsangebote der bessere Weg. Aber es gilt auch für »ganz normale« Situationen des gemeinsamen Tuns oder gemeinsamen Gesprächs. Erst Rückzugsangebote und die damit verbundene Akzeptanz der Rückzugsnotwendigkeiten durch die anderen (Sozialprofis, Angehörige) ermöglichen den Betreffenden, die Überlegungen, Sichtweisen oder Ratschläge des anderen als »dritten Standpunkt« anzuhören und anzusehen. Schließlich hat der oder die Betreffende nicht immer genügend Widerstandsfähigkeit gegenüber anderen, fürchtet Bloßstellung oder Verletzung oder auch das Zerstören des Miteinanders, wenn er oder sie die eigene Sicht deutlicher ins Miteinander einträgt.

Das offene Benennen dieser letztlich ja immer berechtigten Unsicherheit, beispielsweise ob jemand der richtige Profi oder ob eine professionelle Institution die richtige für den Betreffenden ist, kann ein entscheidender

Schritt auf dem Weg zu einem genesungsförderlichen Miteinander sein. Es geht also auch um die Frage, ob sich die Person diesen Rückzug selbst erlaubt und genehmigt. Viele psychoseerfahrene Personen haben eben nicht nur den enormen Wunsch, dabei zu sein (und zu bleiben), sondern auch einen mit extremen Gewissensbissen und Selbstentwertungen bewehrten Anspruch, anstrengende Situationen im Wunsch, andere nicht zu verletzen, auszuhalten (sog. 130-Prozent-Problem, rigides Über-Ich; vgl. Huppertz 2000; Lempa u. a. 2017; Schlimme, Brückner 2017). Sich den Rückzug zu nehmen, wenn er notwendig wird, ist eine im wahrsten Sinne des Wortes reife Leistung, die es meistens überhaupt erst zu entwickeln gilt. Dass der Betreffende hierdurch wirksam in seinem sozialen Miteinander wird, dieses durch das Einbringen seines (authentischen) Rückzugsbedürfnisses um- und mitgestaltet und so seine scheinbar widerstreitenden Bedürfnisse von Dabeisein und Eigenständigsein versöhnt, kann mit Sozialprofis als »Ersatzspielern« (Dörner, Plog 1984) geübt und zu gegebener Zeit verbalisiert werden. Jedoch gilt es, dies auch zunehmend in die normalen Sozialräume zu übertragen und so zugleich mehr und mehr aus den Therapieräumen herauszuwachsen. Da es also letztlich um Leben und Tod geht, um das Fortsetzen des Miteinanders oder dessen befürchtete Aufkündigung, sind Betroffene und Sozialprofis für einige Zeit ebenso Schicksalsgefährten, wie es Angehörige und Betroffene in einem existenziellen Sinne immer sind.

Genesung ist persönliche Entwicklung für alle Beteiligten. Sie erfordert von allen Beteiligten Zeit und Beharrlichkeit. Und es bedarf zuweilen für einige Zeit einer »chemischen Zeitkapsel« mit individueller Wandstärke, eines »Roboteranzugs« mit individueller Wattierungsdicke, um eine Minderung der spürbaren Sehnsüchte und Gefühle zu erreichen, die das Aushalten und szenisch-minutiöse Auseinandersetzen (moving along) mit den psychosozialen Zusammenhängen dieser Erfahrungen erlaubt. Schrittweise können dann Erfahrungen umgedeutet (reframed) und so wiederum neue Erfahrungen gemacht werden, die wiederum den Boden für weitere und zunehmend weniger dilemmatische und weniger sprachlose Handlungsräume bereiten. So werden Erfahrungen ungefragten Miteinanderseins möglich. Im günstigen Fall entwirkelt sich ein positiv sich selbst verstärkender Genesungszirkels *(circulus probatus)* – ähnlich wie ein Tanz. Für Angehörige und Profis empfiehlt sich ein Primat des ruhigen Zuhörens und gelassenen Dabeiseins, das die Nähe und Distanz des Miteinanders im Blick hat. Eine zurücknehmend-selbstkritische und ernsthaft-interessierte Haltung ist sicher hilfreich.

Dann wird unmittelbare Begegnung möglich: »Ich werde am Du; Ich werdend spreche ich Du. Alles wirkliche Leben ist Begegnung. Die Beziehung zum Du ist unmittelbar. [...] Nur wo alles Mittel zerfallen ist, geschieht die Begegnung.« (BUBER 1965, S. 15 f.) Solches Begegnen ist heilsam. Die Begegnungen ertragen, erleben und rückblickend davon erzählen zu können, ist Kraftquelle der Genesung. Ebenso wie ertragen, erlebt und formuliert werden muss, dass dieses unmittelbare Begegnen der Standard des Miteinanders im Alltag sein kann oder sein muss.

Neuroleptika

» Durch die Medikation waren die Stimmen leiser gedreht. « (J.E.; SCHLIMME 2017, S. 66)

» Die Arznei, die hat mich natürlich, äh, ziemlich schmerzfrei gemacht auch, ne. Unter schmerzfrei verstehe ich jetzt, [...] dass ich ein dickeres Fell bekommen habe. « (SCHLIMME, BRÜCKNER 2017, S. 194)

» Das Medikament [in der höheren Dosierung] ist wie eine dunkle Gardine – ich kämpfe mich da einfach durch den Tag: noch ein Tag, puh, und dann noch ein Tag und so weiter. Aber jetzt, mit der kleineren Dosis, ist es einfach anders: Ich nehme wieder am Leben teil. « (Helmut John nach der Reduktion von Olanzapin 15 mg auf 3 mg in 13 Monaten)

Neuroleptika sind Medikamente, die einen bestimmten Typ von Dopamin-Rezeptoren im menschlichen Gehirn blockieren. Es handelt sich dabei um die sogenannten Dopamin-2-Rezeptoren, einen von mindestens fünf verschiedenen Typen von Dopamin-Rezeptoren im menschlichen Gehirn. Dopamin-2-Rezeptoren kommen in verschiedenen Bereichen des Gehirns vor. Sie befinden sich auf der Zelloberfläche der empfangenden (= postsynaptischen) Zelle innerhalb einer Synapse, welche Dopamin als Botenstoff zur Reizübertragung nutzt (vgl. Abb. 2).

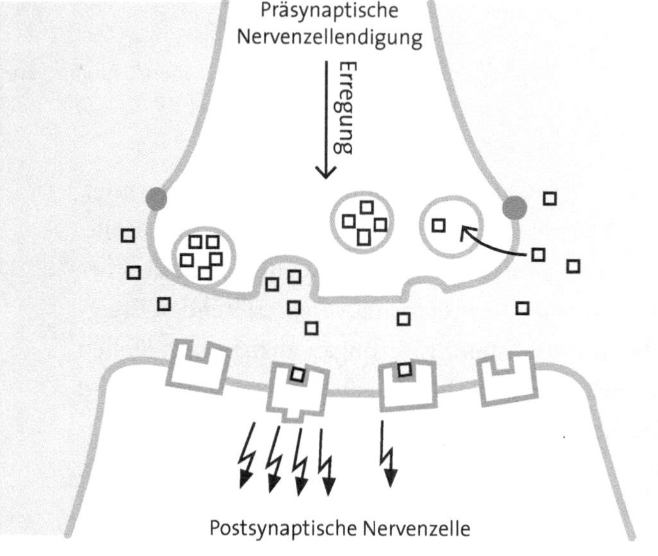

ABBILDUNG 2

Dopaminerge Synapse

 Dopamineffekt (über innerzelluläre Botenstoffe vermittelte Hemmung)

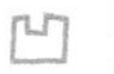 D2-Dopaminrezeptor (normalsensitiv)

 D2-Dopaminrezeptor (supersensitiv)

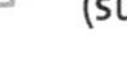 Dopamin-Wiederaufnahmepumpe

Dopaminmolekül

 Speichervesikel

Dabei blockieren Neuroleptika die Dopamin-2-Rezeptoren in allen Bereichen des Gehirns (vgl. Abb. 3 und Abb. 4, S. 47). Dies ist unabhängig davon, ob die Rezeptorblockade zu einem erwünschten oder unerwünschten Effekt führt. Sowohl die erwünschten als auch die unerwünschten Effekte stehen im Zusammenhang mit dem Bereich des Gehirns, in dem diese Rezeptorblockade erfolgt. Weiterhin ist die Wirkung von der Dosis abhängig.

Die erwünschte Wirkung entfalten Neuroleptika über die Blockade der postsynaptischen Dopamin-2-Rezeptoren im sogenannten mesolimbischen System, einem der vier dopaminergen Systeme im menschlichen zentralen Nervensystem (vgl. Abb. 3).

ABBILDUNG 3
Die vier dopaminergen Systeme im Gehirn

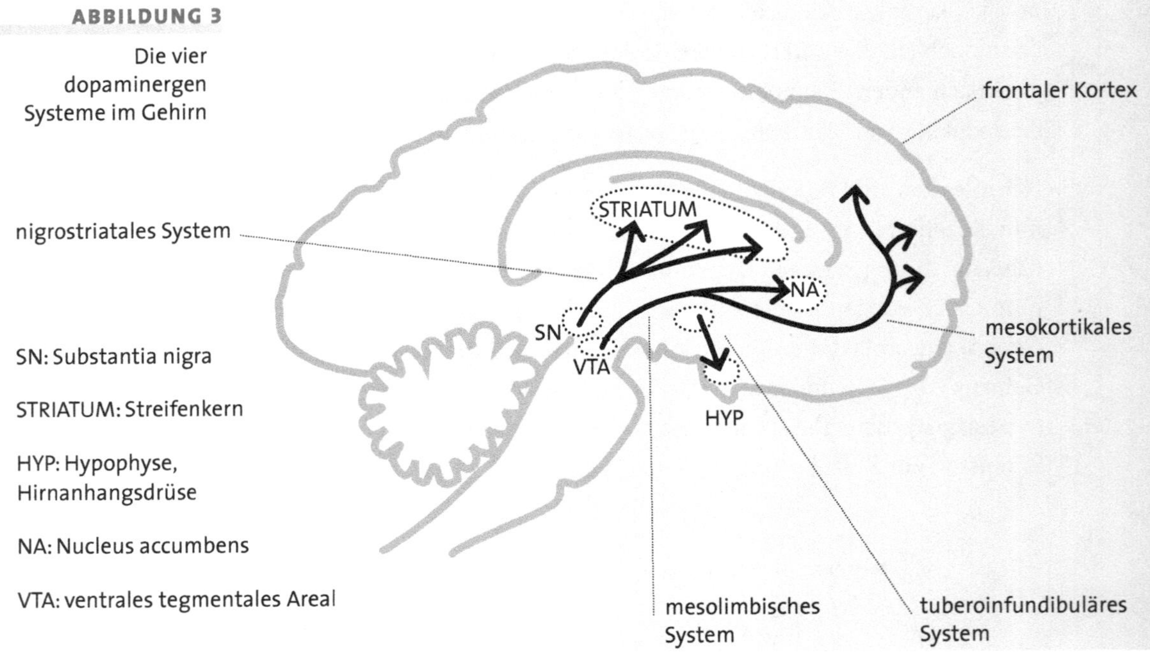

Das mesolimbische System wird auch als Belohnungssystem bezeichnet. In diesem System spielt der Botenstoff Dopamin eine wichtige Rolle, man nennt sie »Torwächter-Funktion«. Die Torwächter-Funktion besteht darin, die im Voraus erwartete Intensität von eintretenden Ereignissen an die tatsächlich gemachten Erfahrungen anzupassen. Stellen sich Ereignisse bzw. Erfahrungen als intensiver bzw. wichtiger und besser heraus als zunächst erwartet, so erfolgt durch eine erhöhte Dopaminübertragung auf synaptischer Ebene eine Anpassung der erwarteten Belohnungsintensität. Beim nächsten Mal sind die Erwartungen also bereits höher. Beispielsweise gewöhnen wir uns nach einiger Zeit sogar an das verführerischste Kaffeearoma, sodass es uns gar nicht mehr auffällt. Auf diese Weise können wir uns aber nicht nur an guten, sondern eben auch an schlechten Kaffee gewöhnen. Im Falle eines negativer als erwartet ausfallenden Ereignisses erfolgt eine Verringerung der Dopaminübertragung. Also schmeckt der schlechte Bürokaffee beim nächsten Mal tatsächlich schon weniger schrecklich, weil wir auch kein gutes Geschmackserlebnis mehr erwartet haben. Selbstverständlich können wir weiterhin guten von schlechtem Kaffee unterscheiden. Aber aufgrund unserer angepassten Erwartung hinsichtlich der Güte des Geschmackserlebnisses sind wir nicht enttäuscht, wenn der Bürokaffee genauso bitter und wenig aromatisch schmeckt wie erwartet, und wir sind nicht völlig aus dem Häuschen, wenn der Kaffee in der Espressobar genauso aromatisch und sanft schmeckt, wie wir es gewöhnt sind. Im Gegenteil: Wir fühlen uns bestätigt. Dies macht den jeweiligen Kaffee nicht wirklich leckerer, aber es gibt uns ein gutes Gefühl von Sicherheit und Verlässlichkeit unserer Lebenswelt.

Als neurophysiologisches Korrelat zum psychotischen Erleben findet sich im mesolimbischen System an den Empfängerzellen eine erhöhte Rate an supersensitiven Dopamin-2-Rezeptoren, die offenbar die Effekte der Dopaminübertragung massiv verstärken. Hierzu passend wird alles besonders bedeutsam, ja bedeutungsschwanger. Oder, wie Gustav Seidel es formulierte: »Man schnappt über, da man die ganzen tollen Bedeutungen nicht mehr verarbeiten kann.«

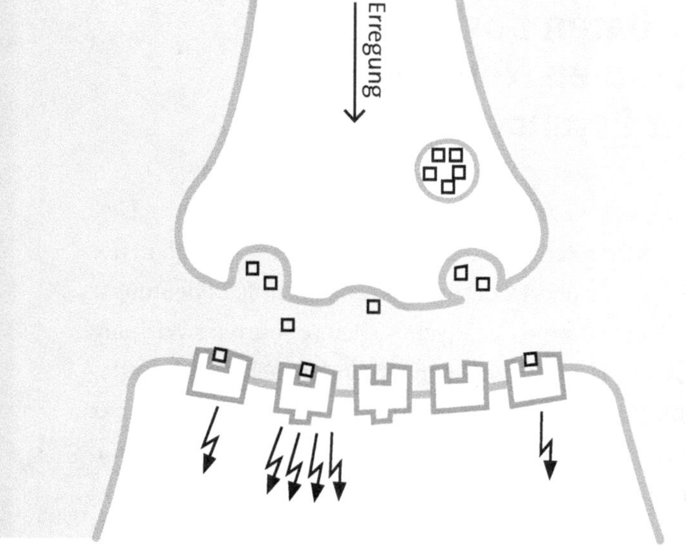

ABBILDUNG 4

Dopaminerge Synapse bei psychotischem Erleben

Dopamineffekt

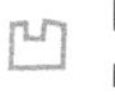
D2-Dopaminrezeptor (normalsensitiv)

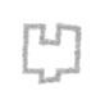
D2-Dopaminrezeptor (supersensitiv)

Dopaminmolekül

Speichervesikel

Es gibt eine ganze Reihe an Faktoren, die in den Tiermodellen die Rate der supersensitiven Dopamin-2-Rezeptoren beeinflussen können (vgl. SEEMAN 2011). Zum einen gibt es genetische Faktoren, die eine individuelle und von Anfang an bestehende Rate der supersensitiven Dopamin-2-Rezeptoren bei jedem Einzelnen definieren. Wie Philip Seeman argumentiert, kann aber auch bei eineiigen Zwillingen mit identischer genetisch bedingter Rate nicht davon ausgegangen werden, dass beide Tiere unter denselben Bedingungen psychotisch werden. Dies ist im Prinzip auch aus menschlichen Zwillingsstudien bekannt. Insofern spielen auch in den Tiermodellen Umweltfaktoren eine entscheidende Rolle. Umweltfaktoren sind zunächst Einflüsse während der Geburt (sog. Geburtstraumata), aber auch anlassbezogene Faktoren wie Konsum bestimmter psychoaktiver Substanzen (Amphetamine, THC, Kokain) und psychosoziale Faktoren (v. a. soziale Isolation). Einschränkend ist anzumerken, dass diese Änderungen an den dopaminergen Synapsen im mesolimbischen System nicht mit den sogenannten Negativsymptomen korrelieren.

Die Blockade der Dopamin-2-Rezeptoren im Belohnungssystem hat also einen klar beschreibbaren Effekt: Die Blockade simuliert eine massiv reduzierte Dopaminübertragung an der postsynaptischen Zelle (siehe Abb. 5, S. 49). Alles fällt irgendwie bedeutungsärmer und weniger intensiv aus und wird künftig auch zunehmend genau so erwartet. Dies ist genau der Effekt, der durch Neuroleptika in Hochphasen einer Psychose erreicht werden soll.

Welche spürbaren positiven Wirkungen haben Neuroleptika während der Psychose?

Erwünschte Wirkung des Neuroleptikums ist das Abblenden oder Distanzieren von dem aufdringlichen »Zuviel« der Bedeutungsvielfalt in der Psychose. Schließlich ist die überfordernde und ängstigende Bedeutungsfülle das Hauptproblem während der Psychose. Diese spürbare Wirkung wird erreicht, wenn ca. 50 bis 65 Prozent der vorhandenen Dopamin-2-Rezeptoren im Belohnungssystem des Gehirns blockiert sind (offenbar auch unterschiedlich bei verschiedenen Neuroleptika; KÜNSTLER u. a. 2000; ABI-DARGHAM u. a. 2002; GRÜNDER u. a. 2011). Diese Prozentzahl entspricht der sogenannten neuroleptischen Schwelle (siehe S. 53). Wird diese Schwelle unterschritten, kann die im Krisenfall erwünschte Wirkung nicht erwartet werden. Wird diese Schwelle überschritten, drohen hingegen mehr Nebenwirkungen durch die Blockadewirkung in anderen Bereichen des Gehirns (siehe S. 52 ff.). Streng genommen müsste also bei jeder Person, die zum ersten Mal mit einem Neuroleptikum behandelt wird, die Schwelle individuell bestimmt werden. Das würde bedeuten, dass mit sehr kleinen Tagesdosen der Substanz begonnen würde und im Verlauf von Tagen jeweils minimal höhere Tagesdosen bis zum Erreichen dieser Schwelle eingenommen würden. Die derart bestimmte Schwelle könnte dann mit vorhandenen Äquivalenztabellen entsprechend in andere Neuroleptika umgerechnet werden, falls ein anderes Medikament aus bestimmten Gründen zum Einsatz kommen soll (vgl. Tab. 8, S. 244). Zu beachten ist, dass sich die neuroleptische Schwelle im Laufe eines Lebens, insbesondere unter der Einnahme von Amphetaminen, Delta-9-THC und Neuroleptika, erhöhen kann (siehe auch S. 60 ff.).

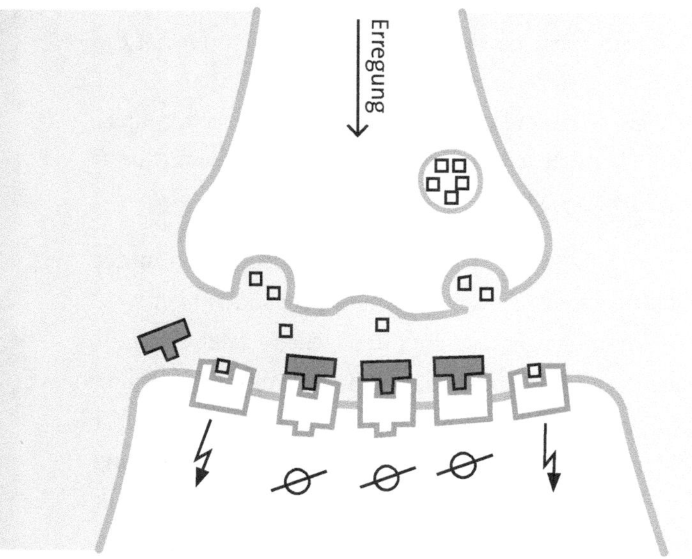

ABBILDUNG 5
Dopaminerge Synapse bei kurzzeitigem Neuroleptika-Einsatz (fehlende oder minimale Anpassung der Synapse an das Neuroleptikum)

 Dopamineffekt

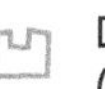 D2-Dopaminrezeptor (normalsensitiv)

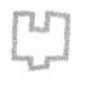 D2-Dopaminrezeptor (supersensitiv)

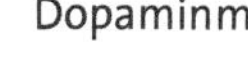

 Speichervesikel

 Neuroleptikum

Neuroleptika sind Medikamente, die primär den Personen zur Nutzung angeboten werden können, die sich in einer Hochphase einer Psychose befinden oder aus anderen Gründen eine intensive Abschirmung gegenüber ihren Gefühlen benötigen. Freilich können etwa 30 bis 40 Prozent der Betreffenden auch ohne Neuroleptika erfolgreich durch ihre Akutphase mit angepassten milieutherapeutischen Maßnahmen begleitet werden (vgl. Mosher u. a. 1994). Eine solche Behandlung kann auch mit aufsuchenden Akutteams im häuslichen Umfeld oder abseits einer Klinik in entsprechend kleinen »Behandlungseinheiten« (Krisenwohnungen, Recoveryhäusern, Pflegefamilien) erfolgen. Entscheidend ist dabei freilich die Vernetzung mit Angehörigen, Freunden und insbesondere auch bereits vorhandenen ambulanten Profis. Solche Behandlungsmöglichkeiten stehen nicht immer zur Verfügung. Aber auch in diesen, aus heutiger Sicht optimalen Behandlungssettings wird nicht bei allen Nutzerinnen und Nutzern in den Hochphasen von Psychosen gänzlich auf Neuroleptika verzichtet werden können. Es ist zu berücksichtigen, dass die Neuroleptika-Wirkung nicht bei allen Personen zu einer Verbesserung des Befindens bzw. einer Verringerung der psychotischen Symptome führt. Aktuelle Studien zeigen, dass nur etwa jede sechste Person tatsächlich von Neuroleptika in den ersten Nutzungsmonaten während einer akuten Psychose nennenswert profitiert (Marques u. a. 2011; Leucht u. a. 2012). Ein typischer Bericht von einer erwünschten Wirkung könnte so lauten:

» Die Arznei, die hat mich natürlich, äh, ziemlich schmerzfrei gemacht auch, ne. Unter schmerzfrei verstehe ich jetzt, (...) dass ich ein dickeres Fell bekommen habe und nicht da so drauf reagiert habe oder auf die Umgebung geachtet habe: ›Da könnte jemand sein, der irgendetwas Negatives über dich erzählt.‹ Oder die zerreißen sich die Mäuler über mich. Also das war, äh, schon deutlich gelindert nach der Medikamentengabe. «
(Schlimme, Brückner 2017, S. 194)

Diese positive Erfahrung mit einer neuroleptischen Medikation in der akuten Psychose illustriert den Umstand, dass entsprechend angepasste Dosierungen von Neuroleptika gemeinsam mit psychosozialen Behandlungsangeboten manche Psychoseerfahrene auf ihrem Weg der Genesung insbesondere in Akutphasen und Krisen unterstützen können. Dabei ist nach unserer Einschätzung entscheidend, dass eine Auseinandersetzung mit der eigenen Psychoseerfahrung noch möglich ist. Schließlich gilt es, einen Wendepunkt für sich zu finden (siehe S. 23). Unter sehr hohen Dosen eines Neuroleptikums ist das typischerweise nicht mehr möglich (Schlimme, Brückner 2017, S. 195 ff.).
Gleichzeitig erfordern bedürfnisangepasste, niedrigdosierte Behandlungen ein hohes Maß an Geduld und Gelassenheit, Zuwendung und Zeit durch die begleitenden Personen. Dem steht der verständliche Wunsch aller Beteiligten nach möglichst rascher Eindämmung der Krise entgegen, welcher oftmals auch von den Profis geteilt wird. Schnelle Veränderungen des Befindens können insbesondere durch die bedürfnisangepasste Medikation mit Benzodiazepinen erreicht werden, da hierdurch meist eine

rasche Verminderung der Angst erreicht werden kann (siehe S. 158 f.). Häufig werden jedoch hochdosiert Neuroleptika eingesetzt. Oftmals wird nur wenige Stunden oder Tage gewartet, bis eine Hochdosis-Behandlung mit Neuroleptika und Benzodiazepinen begonnen wird. Die erfolgt zuweilen sogar gegen den Willen der betreffenden Person, wenn akute Eigen- oder Fremdgefährdungen eine zwangsweise Notfallmedikation rechtlich begründen. Nicht selten führt dies zu sekundären Traumatisierungen, die durch geduldiges Zuwarten, Rückzugs- bzw. Ausweichmöglichkeiten und ein individuelles Eingehen auf die Bedürfnisse des Einzelnen oftmals vermeidbar wären. Solche Traumatisierungen erschweren nicht nur den Vertrauensaufbau zu den begleitenden Sozialprofis, sondern auch die weitere eigene Genesung. Die rechtlich abgesicherte Praxis einer sehr raschen, oftmals hochdosierten, medikamentösen Intervention ist also nicht nur ethisch, sondern auch therapeutisch hoch fragwürdig. Der Einsatz von hochdosierten Neuroleptika, insbesondere in Kombination mit Benzodiazepinen, führt oft zu Erfahrungen des Wegblockens der gesamten Psychoseerfahrung:

» Vielleicht könnte man es so beschreiben, dass über das, was vor der Spritze liegt, erst mal der Mantel des Vergessens ausgebreitet wird. « (Frau Schäfer; Schlimme, Brückner 2017, S. 47)

Eine eigenständige Auseinandersetzung mit der Psychose oder gar ein abgleichendes Ordnen von psychotischer und sozial geteilter Realität ist dann kaum möglich. Dies mag auch schon mal kurzfristig von der betreffenden Person erwünscht sein. Aus langfristiger Genesungspespektive erscheint der fehlende Zugriff auf die eigene Psychoseerfahrung jedoch ungünstig, weshalb wir für einen bedürfnisangepassten Einsatz von Medikamenten, gerade auch in Krisen, plädieren, wie ihn z. B. Herr J.E. erlebt hat (Schlimme 2017). Er spricht vom »Leiserdrehen« der Stimmen.

▶ Dieses »Leiserdrehen« der Stimmen durch das Neuroleptikum war für J.E. eine wichtige Entlastung, um mehr Kraft und Energie zum Ordnen und Bedenken der psychotisch veränderten Lebenswelt zu haben und die Veränderungen zunehmend vertrauensvoller mit anderen abzugleichen. Auch wenn dieses »Leiserdrehen« das soziale Dilemma nicht löste, so verschaffte ihm das Medikament den nötigen Spielraum, um sich ihm in kleineren, erträglichen Dosen zu stellen. Seine »soziale Empfindsamkeit« war abgepuffert, wie durch einen dick wattierten Schutzanzug. ◀

Die individuell dosierte Gabe von Medikamenten kann den Beginn der Genesung also durchaus unterstützen, wenn dieser Schutzanzug nicht zu dick ausfällt und anschließend nicht zu lange (in zu dicker Stärke) getragen wird.

Welche spürbaren negativen Wirkungen haben Neuroleptika?

Neuroleptika blockieren die Dopamin-2-Rezeptoren im Belohnungssystem und in anderen Bereichen des Gehirns (siehe Abb. 3, S. 46). Schließlich kommt Dopamin in vier verschiedenen Systemen als »Torwächter« zum Einsatz. Einige Nebenwirkungen (unerwünschte Anwendungswirkungen, UAW) von Neuroleptika können direkt mit diesen Systemen in Zusammenhang gebracht werden. Viele weitere Nebenwirkungen gehen auf Effekte zurück, die Neuroleptika an anderen Rezeptoren verursachen. In der Tat ist es so, dass die allermeisten Neuroleptika an einer ganzen Vielzahl von Rezeptoren Blockaden verursachen (vgl. Tab. 6, S. 239). Manche dieser Nebenwirkungen, wie beispielsweise Gewichtszunahme, Heißhungerattacken oder eine verschlechterte Zucker- oder Fettstoffwechsellage, sind von erheblicher Relevanz. Sie beeinträchtigen nicht nur das aktuelle Wohlbefinden, sondern tragen auch zu einer verkürzten Lebenserwartung bei (De Hert u. a. 2011).

Im Folgenden werden die Nebenwirkungen dargestellt, die über die Dopamin-Blockade vermittelt sind und einem bestimmten System des menschlichen Gehirns zugewiesen werden können. Sie sind allen neuroleptisch wirkenden Medikamenten gemeinsam. Lediglich bei Clozapin und Quetiapin gibt es bedeutende Ausnahmen hinsichtlich der motorischen Nebenwirkungen.

Eines der vier Systeme, in denen Dopamin ein wichtiger Botenstoff ist, ist das sogenannte **nigrostriatale System**. Dieses System »versorgt« die willkürlich steuerbaren Bewegungen mit dem richtig dosierten Bewegungsschwung. Es ist uns am ehesten im Zusammenhang mit der Parkinsonkrankheit vertraut. Bei dieser Krankheit büßt das nigrostriatale System seine Funktion zunehmend ein, da die Nervenzellen, die Dopamin als Überträgerstoff nutzen, mehr und mehr absterben. Die Übertragungsrate mit Dopamin nimmt immer mehr ab, was eine Verlangsamung der Bewegungen bis zum Einfrieren in der Bewegung und eine Verzögerung des Bewegungsstarts bis zum Stillstand bewirkt. Zugleich kommt es zu unwillkürlichen Zitterbewegungen, wie beispielsweise dem sogenannten Pillendrehen zwischen Daumen und Zeigefinger.

Die Blockade der Dopamin-2-Rezeptoren durch Neuroleptika imitiert die Effekte der Parkinsonerkrankung auf synaptischem Niveau. Das zeigt sich tatsächlich in ähnlichen Symptomen. Eine Verlangsamung der Bewegung sowie eine roboterhafte Abwandlung zuvor fließender Bewegungsabläufe sind typisch. Verkrampfungen von Augen-, Zungen- und Schlundmuskulatur sind insbesondere bei höheren Dosierungen häufig und werden als sehr bedrohlich und unangenehm erlebt. Besonders typisch ist zudem eine Verkleinerung der Handschrift, was sich in einem geringeren Bedarf an Schreibfläche zeigt. Hierüber definiert sich übrigens die sogenannte »neuroleptische Schwelle«, welche der Psychiater Hans-Joachim Haase schon im Jahr 1954 durch klinische Beobachtung bestimmen konnte (Haase 1954). Dabei gilt, dass eine Verkleinerung der Handschriftenfläche von 13 Prozent mit dem Beginn einer antipsychotischen Wirkung korreliert. Bildgebende Studien konnten tatsächlich zeigen, dass dieses klinische Maß einer Blockade von ca. 50 bis 65 Prozent der vorhandenen Dopamin-2-Rezeptoren entspricht (offenbar unterschiedlich bei verschiedenen Neuroleptika; Künstler u. a. 2000; Abi-Dargham u. a. 2002; Gründer u. a. 2011). Streng genommen müsste bei jeder Person, die mit der Einnahme eines Neuroleptikums beginnt, diese Schwelle individuell bestimmt werden. Dies erfolgt in der Praxis in der Regel schon deshalb nicht, weil die hierfür erforderlichen Handschriftproben äußerst aufwendig zu gewinnen wären. Näherungsweise kann zunächst mit einer Haloperidol-Dosis von 2 mg / Tag kalkuliert werden (McEvoy u. a. 1991). An die individuell benötigte Dosis gälte es sich in den Akutphasen – sei es ambulant oder stationär – von unten heranzutasten. Im Praxisalltag erfolgt die Dosisfindung jedoch üblicherweise über sehr hohe Einstiegsdosen, ohne dass höhere Dosen nennenswert wirksamer wären.

Die klinische Regel der »neuroleptischen Schwelle« ist nicht für alle Neuroleptika gültig. Bei Clozapin kann keine neuroleptische Schwelle bestimmt werden, obwohl dennoch eine neuroleptische Wirkung besteht. Dies erschien in den 1960er Jahren derart ungewöhnlich, dass der Handelsname Leponex® des Clozapins möglicherweise auf diesen Umstand zurückgeht (lat.; Lepus und exitus = Ha(a)se ist weg / tot). In geringerem Ausmaß gibt es bei Quetiapin und sogar bei Olanzapin ebenfalls keine individuell zu bestimmende neuroleptische Schwelle im benannten Sinne

(Tarsy u. a. 2002). Dennoch kann bei Personen mit Parkinsonerkrankung neben Clozapin allenfalls das weniger antipsychotisch wirksame Quetiapin zum Einsatz kommen, ohne die motorischen Beschwerden zu verstärken. Außerdem kann durchaus mit Äquivalenzdosen im neuroleptischen Sinne gerechnet werden (vgl. Tab. 8, S. 244). Gleichzeitig ist anzuerkennen, dass eine für den Betreffenden ausreichende Wirkung in der Hochphase der Psychose auch ohne das Entstehen eines Parkinsonoids möglich ist (z. B. Goldman 1961; McEvoy u. a. 1991).

Die Bewegungsstörungen, die unmittelbar durch die Einnahme von Neuroleptika ausgelöst werden (Muskelkrämpfe u. a. der Zungen-, Schlund- und Augenmuskulatur) nennt man *Frühdyskinesien.* Gegen die Frühdyskinesien können anticholinerge Mittel (Biperiden) im Akutfall helfen. Die Betonung liegt dabei auf dem akuten Notfall. Schließlich maskiert eine mittel- oder gar langfristige Einnahme die immer noch vorhandenen Nebenwirkungen nur. Auch solche maskierten Nebenwirkungen weisen auf eine zu hohe Neuroleptikadosierung hin. Außerdem verursacht die Biperiden-Medikation oftmals ihrerseits eine gewisse Unruhe und sie unterliegt einem eigenen Gewöhnungseffekt. Insofern sollte sie nur kurzfristig genutzt werden und auftretende Frühdyskinesien sollten Anlass zu einer Reduktion der Neuroleptika geben. Selbiges gilt im Prinzip auch für andere motorische Nebenwirkungen, welche zeitverzögert durch eine zu hohe Neuroleptikadosierung entstehen: *Tasikinesie* (= Standunruhe, z. B. innere Unruhe verbunden mit unwillkürlichem Auf-der-Stelle-Treten beim Stehen) bzw. *Akathisie* (= Sitzunruhe, z. B. innere Unruhe verbunden mit unwillkürlichen Beinbewegungen beim Sitzen). Auch hier kann manchmal eine anticholinerge Medikation (z. B. Bornaprin) oder ein Benziodiazepin hilfreich sein. Aber wegen der Abhängigkeit dieser Nebenwirkungen von der Höhe der Neuroleptikadosis und der eigenen Gewöhnungseffekte der eventuell hilfreichen, aber eben maskierenden Medikamente sind diese ebenfalls nur ein Notbehelf.

Leitidee: Manchmal hilft nur geduldiges Zuwarten.

Übrigens können auch bei der Reduktion von Neuroleptika solche motorischen Nebenwirkungen vorübergehend für ein bis drei Wochen auftreten. Der Einsatz von anticholinergen Mitteln zur Dämpfung von entzugsbedingten Beschwerden erscheint uns wegen der Steigerung der Unruhe allerdings nicht indiziert. Hier hilft tatsächlich nur geduldiges Zuwarten. Schon das Wissen um den Umstand, dass es sich um ein Entzugssymptom handelt, kann entlastend sein.

Besonders unangenehm sind *Spätdyskinesien.* Hierbei handelt es sich um unwillkürliche Bewegungen im Bereich des Mundes, aber auch der

Beine, Füße, Arme oder Hände, wie beispielsweise Kau- oder Schmatzbewegungen, Wippen des Unterschenkels oder Verdrehungen in Gelenken. Diese Nebenwirkungen stehen in einem engen Zusammenhang mit der sogenannten Supersensitivierung der Dopamin-2-Rezeptoren durch die Neuroleptika (zur Supersensitivierung siehe S. 71 f.). Spätdyskinesien nehmen, wie auch alle anderen motorischen Nebenwirkungen, bei innerer Anspannung und Aufregung vorübergehend zu. Sie können über sehr lange Zeit bestehen bleiben und benötigen manchmal viele Jahre, um sich durch eine Reduktion oder ein Absetzen der Neuroleptika nachhaltig zu bessern. Behandlungsversuche mit Anticholinergika bringen wohl in Einzelfällen Verbesserungen, haben dies aber in größeren Studien nicht verlässlich nachweisen können (Bergmann, Soares-Weiser 2018). Im Tierversuch haben sich Polyphenole aus grünem Tee (sog. Epigallocatechingallat, EGCG) und aus Quercetin (insbesondere in Gemüse, Kapern enthalten) als hilfreich erwiesen (Trebatická, Ďuračková 2015).

So gesehen sind das Trinken von grünem Tee und eine gesunde Ernährung als erster Ansatz zur Linderung der Beschwerden empfehlenswerter, als ein weiteres Medikament einzunehmen, zumal grüner Tee und eine gesunde Ernährung auch einen guten Einfluss auf den Zucker- und Fettstoffwechsel haben. Eine gute Selbstfürsorge in Form von einer guten Ernährung ist ohnehin häufig ein wichtiger Baustein auf dem Weg der Genesung.

Leitidee: Sich gut ernähren

Ob solche höchst belastenden Nebenwirkungen auftreten oder nicht, ist individuell unterschiedlich. Jedoch gibt es Hinweise, dass – abgesehen von der Frage der Dauer und Dosishöhe der Neuroleptika-Nutzung – insbesondere eine häufig wiederkehrende und immer wieder (schlagartig bzw. rasch) unterbrochene Behandlung mit Neuroleptika das Risiko für das Auftreten von Spätdyskinesien erhöht (van Harten u. a. 1998; siehe auch S. 71 ff.). All dies sind wichtige Argumente für einen sparsamen Einsatz von Neuroleptika, gerade bei einer mittel- oder langfristigen Nutzung. Es gibt zudem glaubwürdige Berichte von Personen, die bereits nach einmaliger Neuroleptika-Nutzung lebenslange Beschwerden davontrugen (aktuelle Übersicht bei Gupta, Cahil 2016). Ein kritischer Umgang mit Neuroleptika sollte deshalb selbstverständlich sein und eine Einnahme sorgfältig erwogen werden.

Auch im sogenannten **tuberoinfundibulären System** ist Dopamin ein wichtiger Botenstoff. Dieses System reguliert die Ausschüttung der sexualhormonsteuernden Hormone in der Hirnanhangsdrüse. Es reguliert das Ausmaß der sexuellen Lust und Erregbarkeit. Außerdem vermittelt es das Wachstum der Brustdrüse und die Milchproduktion über ein spezifisches Hormon, das sogenannte Prolactin (pro lacto = für Milch). Das tuberoinfundibuläre System arbeitet keineswegs im Verborgenen, aber es gibt – vielleicht abgesehen von Stress im Allgemeinen – keine spezifische Erkrankung des Systems, die in unserem Kulturkreis landläufig bekannt ist. Sexuelle Funktionsstörungen, weniger Lust und Erregbarkeit kommen hingegen unter Neuroleptika sehr häufig vor. Besonders auffällig wird diese Dopamin-Blockade, wenn über einen erhöhten Prolactin-Spiegel ein Wachstum der Brustdrüse wie vor einer Stillzeit und schließlich sogar ein Milchfluss einsetzt. In Einzelfällen traten diese Nebenwirkungen auch ohne eine Erhöhung des Prolactin-Spiegels auf (Mushtaq u. a. 2012) und sie können auch bei männlichen Neuroleptika-Nutzern vorkommen. Manchmal gehen diese Wirkungen bei fortgesetzter Neuroleptika-Nutzung nach einigen Wochen wieder zurück. Vor allem bei bestimmten Neuroleptika der zweiten Generation (Quetiapin, Ziprasidon, Olanzapin) scheint das möglich zu sein. Dies könnte auf die Anpassungsleistungen der Nervenzellverbände und ihrer Synapsen zurückgehen, die mit einer gewissen Hochregulierung der vorhandenen Dopamin-2-Rezeptoren auf deren stete und übermäßige Blockade reagieren. Die höhere Anzahl der Dopamin-2-Rezeptoren würde dann die relative Dosis des zugeführten Neuroleptikums verringern. Schließlich ist auch bei den genannten Neuroleptika diese Nebenwirkung dosisabhängig (Sethi u. a. 2010). Freilich sollten auch diese Nebenwirkungen Anlass geben, die Dosis zu reduzieren. Die Normalisierung des Prolactin-Spiegels und das Verschwinden der damit einhergehenden Nebenwirkungen können nach erfolgreichem Absetzen des Neuroleptikums in Einzelfällen mehr als zwei Jahre dauern. Zuweilen werden Patientinnen und Patienten sogar Geschlechtshormone gegen die Libidostörungen verschrieben oder gewachsene Brustdrüsen operativ entfernt. Der Leidensdruck der Betreffenden ist beträchtlich und insofern sind diese Maßnahmen verständlich. Es sollte die behandelnden Ärzte und Profis aber primär dazu auffordern, eine begleitete Reduktion der Neuroleptika anzuregen und anzubieten.

Die langfristige und hochdosierte Medikation mit Neuroleptika führt oftmals zu einer dramatischen Verfassung, in der eine Vielzahl körperlicher Einschränkungen zusammenkommt. Besonders eindrücklich, aber durchaus typisch ist Thelke Scholz' Erfahrung mit einer langjährigen Medikamenteneinnahme.

▶ Wie mein Leben mit den Medikamenten war, ist nur schwer davon zu trennen, wie es war, sehr, sehr krank zu sein. Ich versuche es dennoch und beschreibe zunächst die Wirkung, die die Medikamente körperlich auf mich hatten.

Meine »Nacht« dauerte rund 15 Stunden. Zwei, um einzuschlafen, d. h. von dem Moment an, in dem ich ins Bett stieg, bis zu dem Moment, in dem ich (in etwa) eingeschlafen bin. Zwölf Stunden tatsächlichen Schlafes, oft unterbrochen von Toilettengängen (Durst) und schlimmsten Albträumen, die mich panisch schreiend erwachen ließen. Und dann, vom ersten Öffnen der Augen an, noch einmal eine weitere Stunde, um den Entschluss zu fassen, tatsächlich aufzustehen. Um die Geister der Nacht, psychischer und physischer Natur, abzuschütteln.

Denn einmal aufgestanden zu sein bedeutete, mich den Herausforderungen des Badezimmers stellen zu müssen. Zum Zähneputzen setzte ich mich bereits wieder hin, auf den Badewannenrand. Dann etwas Wasser ins Gesicht, Haare kämmen, Zopf.

Vielleicht Frühstück, aus Kraftmangel gern Schokolade, auf dem Sofa. Mit etwas Glück reichte die Kraft danach zum Duschen. Oder Haarewaschen. Beides zusammen wäre undenkbar, weil viel zu anstrengend. Dann anziehen.

Zum Glück habe ich mir in den schlaflosen Stunden am Vorabend genau überlegt, was ich anziehen werde, das ist also kein Problem. Normalerweise ist es dann irgendwas gegen 13 oder 14 Uhr.

Rein rechnerisch ist bereits klar, dass bei Wachzeiten von neun Stunden täglich nicht viel Programm möglich ist. Also werden Ernährung, Körperpflege, Freunde und Haushalt in ebendieser Reihenfolge bedacht. Denn die Kraft in diesen Stunden ist nicht berechenbar, sie ist keine verlässliche Größe.

An Tagen mit verpflichtenden Terminen musste ich zwangsläufig duschen und korrekt gekleidet sein. Ich musste aus dem Haus. Oft entstand dabei so eine Dynamik, dass ich versuchte, direkt im Anschluss an meinen Termin Freunde zu treffen oder einkaufen zu gehen. Allerdings fiel ich dann nicht selten ganz plötzlich in ein tiefes Loch, verließ Orte und Personen fluchtartig, abrupt und ohne Rücksicht. Rettete mich mit den letzten Reserven nach Hause, um dann in der darauffolgenden Nacht nicht oder kaum schlafen zu können. Mit bösen Auswirkungen für den nächsten Tag.

Ich litt unter Schweißausbrüchen, an den Beinen, Armen, am schlimmsten aber im Gesicht und an den Händen. Und zwar bereits ohne jegliche

körperliche Anstrengung. Das ist sehr unangenehm für alle Beteiligten. Ich hatte schlimme Pickel. Hässlich, vor allem, nachdem ich sie aufgekratzt hatte. Was ich natürlich tat. Tun musste. Ich konnte nicht aufhören, immer wieder kratzte ich an mir herum. Dieses Kratzen konnte ich nicht unterdrücken.
Ich hatte Durst. Jeden Tag brauchte ich etwa drei bis vier Liter Flüssigkeit. (Es dauerte übrigens eine ganze Weile, bis mir aufging, wie viele Kalorien sogar Apfelschorle hat!) Darüber hinaus musste diese Menge auch geschleppt werden, nach Hause, aber auch wenn ich unterwegs war. Der ständige Harndrang beeinträchtigte meine Motivation, aus dem Haus zu gehen, und stellte mich auch nachts vor große Probleme. Meine Muskeln zuckten. Besonders in den Beinen, einer der Gründe, warum es abends so lange dauerte einzuschlafen: Ich musste mich erst »auszappeln«. Mein Gesicht zuckte. Nicht allzu bedrohlich, von Freunden und Familie wurde ich aber doch immer wieder darauf hingewiesen. Ich hatte Haarausfall. Brüchige Nägel. Trockene Augen. Verdauungsstörungen.
Und dann die Schlafmittel. Das war, als würde ich hingerichtet. Ich lag da und spürte, wie ich die Kontrolle verlor, wie ich buchstäblich ohnmächtig wurde. Ich musste im Laufe jeder Nacht auf die Toilette! Ich habe mich also an der Wand entlang ins Bad geschoben, die Augen kaum einen Spaltbreit geöffnet. Einen Spaltbreit aufgerissen, muss man wohl sagen. Auf der Toilette selbst bin ich dann wieder eingeschlafen.
Diese Nebenwirkungen sind schrecklich und demütigend. Sie verändern einen Menschen und seine Persönlichkeit. Sie nahmen mir Würde, als ich ohnehin keinen Wert in mir spüren konnte. ◂

Von kaum zu unterschätzender Bedeutung ist das vierte System, in dem Dopamin als Botenstoff eingesetzt wird. Hierbei handelt es sich um das sogenannte **mesokortikale System**. Es könnte vielleicht am ehesten als »Denkschwung-System« bezeichnet und mit dem für Bewegungsschwung sorgenden nigrostriatalen System im Bereich des Denkens und Nachdenkens verglichen werden. Dieser Kunstbegriff (»Denkschwung-System«) wird verständlicher, wenn wir die Wirkung der Neuroleptika auf das Denken der Betreffenden in den Blick nehmen. Sie berichten typischerweise davon, dass ihr Denken wie gehemmt sei, sie schnell überfordert seien und weniger Übersicht und Plan hätten als früher. Diese Wirkung zeigt sich sowohl bei gesunden Freiwilligen (de Visser u. a. 2001) als auch bei psychotischen Personen (Knowles u. a. 2010). Diese Verringerung der »processing speed« – wie es im testpsychologischen Sprachgebrauch genannt wird – scheint jedoch insbesondere durch Einschränkungen des Arbeitsgedächtnisses (= exekutive Funktionen) begründet (KNOWLES u. a. 2015), welche im Übrigen auch ganz ohne Neuroleptika bei psychoseanfälligen Personen vorkommen können (FATOUROS-BERGMAN u. a. 2014) Sie sind dosisabhängig (KNOWLES u. a. 2010) bzw. abhängig von der Dauer einer Hochdosisbehandlung (HULKKO u. a. 2017). Dies zeigt sich auch dann, wenn die Medikamente schrittchenweise reduziert werden (KNOWLES u. a. 2010; TAKEUCHI u. a. 2013; SCHLIMME 2016; SCHLIMME, BRÜCKNER 2017). Ein typischer Bericht einer solchen Reduktionserfahrung könnte aussehen wie der von Herrn A.B. (Zupentixol i.m. von 200 auf 170 mg alle 14 Tage im Verlauf von neun Monaten):

A.B.: »Ich merke, dass ich bei höherer Dosierung – da war es so, dass ich nicht ... dem Text nicht so folgen konnte, wie ich wollte. Ich wurde abgelenkt ... durch die Medikation.«

Schlimme: »Was meinen Sie mit Ablenkung? Wie hat sich das dargestellt?«

A.B.: [*Pause ca. 10 Sek.*] »Na, es ging langsamer und ich hatte das Gefühl, es drängt mich weg vom Text. Ich weiß nicht, wie ich das besser beschreiben soll.«

Ich [*Schlimme*] schlage verschiedene Vergleiche vor: das Aufdrängen anderer Gedanken, Wegrutschen der Aufmerksamkeit wie in der Müdigkeit etc.

A.B.: »Es ist so, als würde Ihre Aufmerksamkeit abgedrängt und Sie wären blockiert. So dass man immer wieder einen neuen Anlauf nehmen muss.«

Schlimme: »Behindert Sie das auch bei Gesprächen mit anderen Betroffenen, denen Sie zuhören, denen Sie zur Seite stehen und helfen wollen?«

A.B.: »Nein, da behindert mich meine Vergesslichkeit.«

Schlimme: »Und hat sich da etwas durch die Reduktion gebessert?«

A.B.: »Das kann ich nicht sagen. Vielleicht.«

Schlimme: »Haben diese Blockade und die Vergesslichkeit etwas miteinander zu tun?«

A.B.: [*Pause ca. 7 Sek.*] »Ich denke schon.«

Helmut John berichtet nach der Reduktion von 15 mg Olanzapin auf 5 mg (im Zeitraum von ca. neun Monaten) rückblickend:

John: »Endlich wieder Ich werden. [...] Ich konnte endlich wieder über die Dinge nachdenken, habe wieder gecheckt, was mir eigentlich wichtig ist.«
Schlimme: »Und was ist Ihnen wichtig?«
John: »Für meinen Sohn da sein, Zeit mit ihm zu verbringen – meine Frau zu unterstützen, dass sie mal Luft holen kann ... Ja, und arbeiten – aber das ging vorher auch, nur dass ich danach so platt war, dass ich zu Hause nichts mehr geschafft habe.«

Beachtenswert ist außerdem, dass die kognitiven Fähigkeiten als der entscheidende Faktor angesehen werden, der vorhersagen kann, ob eine Genesung gut oder weniger gut verläuft (Galderisi u.a. 2014). Dies ist nicht verwunderlich, wenn wir uns erinnern, dass die Fähigkeit zum Ordnen und Sortieren der Psychoseerfahrungen und der psychosozialen sowie lebensgeschichtlichen Hintergründe von herausragender Bedeutung für den Genesungsverlauf ist (»Wie funktioniert eigentlich Genesung von Psychosen?«, siehe S. 15 ff.; Schlimme, Brückner 2017). In der Tat zeigen Verlaufsstudien, dass die Genesung von Psychosen mit stark reduzierten Tagesdosen oder sogar abgesetzten Neuroleptika meistens besser gelingt (Harrow u.a. 2012; 2014). Unterschiedliche Genesungsverläufe haben auch mit dem Ausmaß an sogenannten Negativsymptomen zu tun (v.a. fehlender Schwung und Antrieb; Álvarez-Jiménez u.a. 2012). Es ist jedoch unklar, ob die neuroleptikabedingte Blockade der Dopamin-2-Rezeptoren im mesokortikalen bzw. mesolimbischen System damit direkt im Zusammenhang steht (vgl. Fervaha u.a. 2016). Dies führt uns zur nächsten Frage.

Wieso sollten Neuroleptika nicht zu hochdosiert und nicht automatisch lebenslang genommen werden?

In den akuten Phasen von Psychosen sind Neuroleptika für einige Betroffene eine Möglichkeit, um rascher in die Genesung einzusteigen. Entscheidend ist die an die individuellen Bedürfnisse des Betreffenden angepasste Dosierung. Die Dosierung ist nicht nur abhängig von der individuellen neuroleptischen Schwelle, sondern auch von dem Distanzbedarf gegenüber der psychotischen Bedeutungsfülle und von der Angst und Unsicherheit, die in bestimmten Situationen besteht.

Für manche psychoseerfahrene Personen können die Neuroleptika das Risiko des Wiederauftretens einer Psychose in den ersten ein bis zwei Jahren vermindern (Stadium des »Parkens« der Psychose, siehe S. 28 ff.). Sie scheinen sogar für einige in niedrigster Dosis mittelfristig von Vorteil. Und es gibt Personen, die langfristig eine individuell zu bestimmende Dosis nutzen, um einen gewissen »Schutzeffekt« gegen ihre »soziale Empfindsamkeit« für sich zu haben (z. B. die Sicherheit, mit 25 mg Clozapin schlafen zu können) (vgl. Tiihonen u. a. 2018). Diese Dosierungen sind nach unserer Erfahrung sehr niedrig und bewegen sich im Bereich von 1 bis 2 mg Haloperidol-Äquivalent oder weniger (siehe Tab. 8, S. 244). Sie scheinen in solch niedrigen Dosierungen bei manchen Personen auch einen günstigen Einfluss auf die sogenannten Negativsymptome zu haben (Leucht u. a. 2017). Ob diese beschriebenen günstigen Effekte nun gerade bei denjenigen Neurolepotika-Nutzern gegeben sind, die eine kleine Dosis als »Schutzeffekt« nutzen, ist unklar. Wir halten dies aber für denkbar, zumal ja bestimmte kognitive Einschränkungen auch bei manchen unbehandelten psychoseerfahrenen und vermutlich besonders psychoseanfälligen Personen bekannt sind (Wortgedächtnis, kognitive Geschwindigkeit und Arbeitsgedächtnis; vgl. Fatouros-Bergman u. a. 2014). Es ist also nicht für jeden möglich, diese kleine Dosis auszuschleichen. Und es ist auch gar nicht unbedingt nötig, da es ja darum geht, das eigene Leben angemessen zu führen, und nicht darum, ein »Keine-Neuroleptika-Dogma« zu erfüllen. In der Tat ist das Reduzieren dieses »letzten Krümels« eine eigene Herausforderung (siehe »Der letzte Krümel« ab S. 206).

Reduzieren hat Sinn, auch wenn es in den ersten beiden Jahren nach der Psychose während einer Neuroleptikareduktion mehr wiederkehrende Krisen bis hin zu Psychoseerfahrungen gibt. Denn: Verschiedenen Studien zufolge ist der Langzeitverlauf im Sinne einer besseren sozialen Funktion bzw. Genesung nach drei bis vier Jahren erheblich besser (Harrow, Jobe 2007; Harrow u. a. 2014; Wunderink u. a. 2013). Überhaupt sind die Genesungsraten in der Ära seit Einführung der neuroleptischen Behandlung nicht besser als zuvor (Hegarty u. a. 1994; Jobe, Harrow 2005; Jääskeläinen u. a. 2013). So errechneten Jääskeläinen und Kollegen (2013) für eine Gruppe von Verlaufsstudien von 1921 bis 2011 sich verschlechternde Genesungsraten seit den 1970er Jahren: »Die mittlere Genesungsrate war 13,0 Prozent in den Studien vor 1941, 17,7 Prozent in den Studien zwischen 1941 und 1955, 16,9 Prozent von 1956 bis 1975, 9,9 Prozent von 1976 bis 1995 und 6,0 Prozent in den Studien nach 1996« (S. 1302, eig. Übers.).

Aufschlussreich ist auch der Umstand, dass die mittlere Genesungsrate in Ländern mit hohem Einkommen schlechter ist (13,0 Prozent) als in den Ländern mit niedrigem Einkommen (36,4 Prozent). Dies korreliert mit einem geringeren Einsatz von Neuroleptika in den »weniger entwickelten« Ländern. Selbstverständlich ist es schwierig, berichtete Genesungsraten miteinander zu vergleichen, trotz aller Sorgfalt bei der Auswahl der Studien. Dennoch geben diese Unterschiede vor dem Hintergrund der flächendeckenden Einführung der Hochdosis-Neuroleptika-Behandlung in den Ländern mit hohen Einkommen in den 1970er Jahren zu denken. So bemerkte der Psychiater Asmus FINZEN (1998), dass »heute in manchen Kliniken 30 mg Haloperidol pro Tag gegeben werden, während in den frühen sechziger Jahren 3 mg noch ausreichend erschienen« (S. 195). Die Änderung der Medikationsstrategie betraf damals auch die Aufrechterhaltung der Hochdosis-Medikation im ambulanten Langzeitverlauf. Die Reduktion auf eine geringstmögliche Dosis galt in den 1960er und frühen 1970er Jahren noch als Standard der ambulanten Behandlung. Die Genesungsrate ist also mit der Ausweitung bzw. Höherdosierung der neuroleptischen Behandlung entgegen allen Versprechungen nicht nur nicht besser geworden, sondern tatsächlich sogar schlechter. Dies bestätigen auch alle Studien, die die Genesungsraten von Psychosen unter dem Gesichtspunkt der Neuroleptikadosierung betrachten. Sie zeigen, dass die Wahrscheinlichkeit der Genesung von Psychosen im Langzeitverlauf von drei bis fünf Jahren wahrscheinlicher ist, wenn die Medikation nach der Akutphase auf eine niedrige Neuroleptikadosis (kleiner als 1 bis 2 mg Haloperidol-Äquivalent) reduziert und beibehalten wird (TIIHONEN u. a. 2018) oder die Neuroleptika ganz ausgeschlichen werden (HARROW u. a. 2014; WUNDERINK u. a. 2013).

Das Argument, dass Personen mit günstigen Prognosefaktoren (akuter Beginn der Psychose, identifizierbarer sozialer Stress, gute soziale Einbindung, Partnerschaft, bei Remission depressive Beschwerden) häufiger auf Neuroleptika verzichten, spricht auch nicht für den langfristigen Einsatz von Neuroleptika bei Personen mit ungünstigen Prognosefaktoren. In der schon mehrfach erwähnten naturalistischen Verlaufsstudie verglich die Arbeitsgruppe um Martin Harrow aus den USA Personen, die Neuroleptika nahmen, mit solchen, die vergleichbar schlechte Prognosefaktoren hatten und keine Neuroleptika nahmen. Es zeigte sich, dass die Personen, die auf Neuroleptika verzichteten, nach ungefähr zweieinhalb bis drei Jahren im Durchschnitt ein geringeres psychotisches Erleben aufwiesen (HARROW u. a. 2014). Auch die sogenannte Vermont-Studie aus den USA ist aufschlussreich: Sie zeigte, dass auch die »hoffnungslosesten Kranken« über einen langen Zeitraum von dreißig Jahren eine erstaunliche gute Genesung erreichen können (HARDING u. a. 1987). Eine erwähnenswerte Erkenntnis dieser Studie ist dabei, dass über 75 Prozent der Betroffenen keine Neuroleptika mehr einnahmen und die anderen nur noch geringe bis moderate Dosen.

Der Reduktionswunsch von Neuroleptika-Nutzern wird also durch glaubwürdige wissenschaftliche Erkenntnisse unterstützt. Freilich ist die Dosisreduktion nicht immer einfach. Krisen sind sogar während der Reduktion häufiger, als wenn die Medikamente zunächst einfach so weitergenommen werden. Dies wird verständlich, wenn wir die Anpassungen des Gehirns auf die ständige Anwesenheit dieser Substanzen betrachten. Denn innerhalb von Wochen bis Monaten stellen sich die dopaminverwendenden Nervenzellverbände auf die ständige Anwesenheit der blockierenden Substanz ein. Es entwickelt sich eine Toleranz gegenüber der Substanz. Einerseits bilden die Nervenzellen, deren Dopamin-2-Rezeptoren durch die stete Zufuhr der Neuroleptika intensiv blockiert sind, mehr Dopamin-2-Rezeptoren. Die Dichte und die Anzahl der potenziell durch Dopamin erregbaren Rezeptoren auf der Oberfläche der empfangenden Nervenzelle nehmen also zu. Andererseits steigt die Rate der sogenannten supersensitiven Dopamin-2-Rezeptoren an, welche viermal so wirksam eine Aktivierung durch Dopamin an die empfangende Zelle weitergeben (vgl. SEEMAN u. a. 2005; SAMAHA u. a. 2007). Diese Veränderungen und Anpassungsleistungen der dopaminverwendenden Nervenzellverbände auf synaptischer Ebene bedeuten, dass Rebound-Erscheinungen beim Absetzen oder Drosseln der Zufuhr dieser Substanzen auftreten (siehe Abb. 6, S. 64).

ABBILDUNG 6

Dopaminerge Synapse bei langfristigem Neuroleptika-Einsatz (durch NL verursachte Zunahme der Rezeptoren und Supersensitivität)

 Dopamineffekt

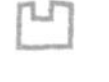 D2-Dopaminrezeptor (normalsensitiv)

 D2-Dopaminrezeptor (supersensitiv)

 Dopaminmolekül

 Speichervesikel

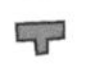 Neuroleptikum

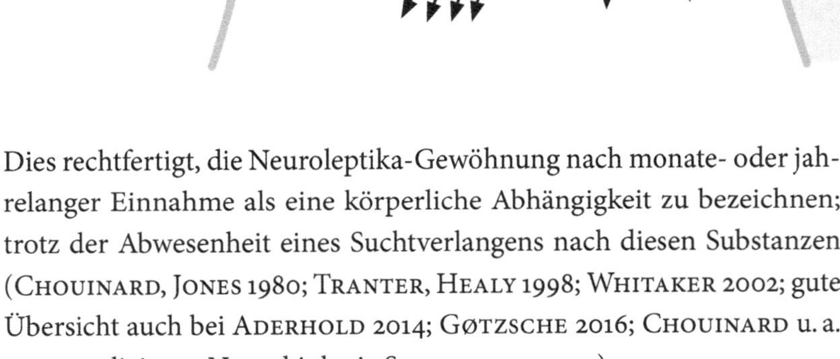

Dies rechtfertigt, die Neuroleptika-Gewöhnung nach monate- oder jahrelanger Einnahme als eine körperliche Abhängigkeit zu bezeichnen; trotz der Abwesenheit eines Suchtverlangens nach diesen Substanzen (Chouinard, Jones 1980; Tranter, Healy 1998; Whitaker 2002; gute Übersicht auch bei Aderhold 2014; Gøtzsche 2016; Chouinard u. a. 2017; explizit zur Neurobiologie Seeman u. a. 2005).

Insgesamt verändert die langfristige und hochdosierte Medikation mit Neuroleptika die Person also auf tiefgreifende Weise. Fassen wir die Veränderungen zusammen, so wird deutlich, dass es zu einer Entfremdung von sich selbst, den anderen und der Lebenswelt kommt. Die eigenen Wünsche, Bedürfnisse, Sehnsüchte und Lebensziele sind kaum spürbar, zuweilen sogar wie weggeblasen. Helmut John spricht von einem »Roboteranzug«, der emotional wattiert ist. Dies verändert auch die Motive und das Verhalten der betreffenden Person im Miteinander. Diese Veränderungen tragen wesentlich dazu bei, dass die betreffende Person an ihr psychosoziales Dilemma gar nicht mehr herankommt, da es sich im Miteinander mit anderen nicht mehr ausreichend manifestiert. Es ist durch die Medikamente plombiert (siehe S. 51). So kann die betreffende Person oftmals die Erfahrung weniger dilemmatischer Beziehungen – beispielsweise mit Sozialprofis – nicht ausreichend nutzen, um ihr Dilemma schrittchenweise umzudeuten bzw. neue Beziehungsmuster zu entwickeln. Außerdem wird die Auseinandersetzung mit den oftmals schmerzhaften Hintergründen des Dilemmas erschwert. All dies blockiert

die Genesung, da der trouble générateur der Psychose im Wesentlichen unverändert bleibt (siehe S. 34 ff. und 38 ff.).
Dieser Zustand kann auch als eine medikamentös bedingte Funktionsstörung des Gehirns bezeichnet werden. Der amerikanische Psychiater Peter BREGGIN (2012) hat diese Funktionseinschränkung eindrücklich beschrieben und vier Kriterien formuliert:

- kognitive Dysfunktion
- Apathie und Interessenlosigkeit
- emotionale Verschlechterung/Abstumpfung
- toxische Anosognosie

Dabei ist die toxische Anosognosie (altgr.: a = Verneinungspartikel, nosos = Krankheit und gnosis = Erkenntnis) die erstaunlichste dieser medikamentös bedingten Funktionsstörung des Gehirns: »Auch wenn Kliniker selten darauf achten. Es ist relativ einfach und sehr wichtig, die Anosognosie zu erkennen. Lassen Sie Patientinnen und Patienten die Intensität der Beschwerden im Bereich des Denkens und Nachdenkens (Kognition), der Apathie und Interessenlosigkeit und der emotionalen Abstumpfung beschreiben. Typischerweise wird der Selbstbericht nicht das Ausmaß an Beschwerden und Einschränkungen abbilden, das Sie auf den ersten Blick im Gespräch wahrnehmen, von Angehörigen berichtet bekommen oder in den Krankenunterlagen nachlesen können. Häufig gelingt es, durch geduldiges Nachfragen eine zutreffendere Beschreibung der Einschränkungen zu bekommen. Insbesondere dann, wenn Sie die Patientinnen und Patienten nach spezifischen Beschwerden, Verhaltensänderungen und der Entwicklung ihrer Beschwerden nach Beginn der Medikation fragen. Anosognosie ist so häufig, dass Patienten oftmals sogar verneinen, dass sie sich seit Beginn der Medikamenteneinnahme verschlechtert haben, auch wenn ihre Lebensgeschichte, die Krankenunterlagen oder Angehörige eine auffällige Verschlechterung über diese Jahre bestätigen.« (BREGGIN 2012, S. 28 f., eig. Übers.)
Wir gehen in der Tat davon aus, dass durch eine zu hohe und oftmals auch zu lange Neuroleptika-Gabe die Genesung von Psychosen erschwert und behindert wird. Zusätzlich zu den Beschwerden und psychosebedingten Einschränkungen fehlt es durch die Nebenwirkungen an vielem, was für eine erfolgreiche Genesung benötigt wird (»Die Bausteine der Genesung«, ab S. 34). Zudem wird die zur Genesung typischerweise erforderliche Reduktion der in der psychotischen Hochphase genutzten Dosis immer schwieriger, je länger und je höher die neuroleptische Medikation

dosiert ist. Und schließlich gewöhnen sich die Dopamin verwendenden Gehirnareale an die ständige Neuroleptika-Zufuhr bzw. an die Dopamin-2-Rezeptor-Blockade, bilden immer mehr Dopamin-2-Rezeptoren und immer mehr supersensitive Dopamin-2-Rezeptoren. Dies steigert sogar das Risiko, erneut in eine Psychose hineinzugleiten. Um nach monate- bis jahrelanger Neuroleptika-Nutzung diese Medikation zu reduzieren, benötigt es eine individuelle Vorgehensweise, typischerweise über Monate und Jahre hinweg. Sie sollte durch entsprechend kundige Fachärzte begleitet sein und gelingt u.E. besser, wenn die hier vorgestellten Leitideen zur Reduktion beachtet werden. Die folgende Aussage von Helmut John verdeutlicht den Gewinn, der mit einer Niedrigdosis-Medikation verbunden sein kann.

» Das Medikament [in der höheren Dosierung] ist wie eine dunkle Gardine – ich kämpfe mich da einfach durch den Tag: noch ein Tag, puh, und dann noch ein Tag und so weiter. Aber jetzt, mit der kleineren Dosis, ist es einfach anders: Ich nehme wieder am Leben teil. « (Helmut John nach der Reduktion von 15 mg auf 3 mg Olanzapin täglich in 13 Monaten)

Bedeutsam ist, dass Reduktionen von Neuroleptika nach bereits erfolgter Gewöhnung an die Medikation zudem ein Entzugssyndrom verursachen können. Es geht also nicht nur darum, das in Folge der Reduktion größere emotionale Berührtwerden und das Wieder-Spüren der eigenen Wünsche, Bedürfnisse und Ängste aufzunehmen und zu integrieren. Sondern es geht auch um regelrechte Entzugserscheinungen.

Welche Entzugserscheinungen können Neuroleptika-Reduktionen auslösen?

Die Reduktion eines Neuroleptikums geht fast immer mit Beschwerden einher, die eindeutig dieser Reduktion zugewiesen werden können. Sie setzen üblicherweise innerhalb weniger Tage ein und halten meist nur für zwei bis drei Wochen an. Insofern kann man von Entzugserscheinungen und einer körperlichen Abhängigkeit vom Neuroleptikum sprechen (Chouinard, Jones 1980; Tranter, Healy 1998; Lehmann 2013; Schlimme 2016; Chouinard u.a. 2017). Das Ausmaß der Entzugserscheinungen ist individuell. Nicht alle spüren dieselben Beschwerden und nicht jeder spürt überhaupt Beschwerden nach einem Reduktionsschritt.

Manchmal bemerken die Betreffenden nur Verbesserungen im Sinne einer größeren Wachheit und Interessenlage, mehr Energie im Denken und Handeln. Trotzdem ist es aus unserer Sicht wichtig, sich selbst und damit auch dem Gehirn genügend Zeit zu geben, um sich an die Veränderungen aufgrund der kleineren Dosis zu gewöhnen. Zu schnelle Reduktionen sind nach unserer Erfahrung immer kritisch. Reduktionen sind auch deshalb anstrengend, da die Person mehr Wünsche, Bedürfnisse und Ängste spürt. Sie trägt dies in ihr Umfeld hinein, erlebt andere intensiver und setzt sich anders mit ihnen auseinander. Dies fordert also auch von den anderen Gelassenheit und eine Bereitschaft, sich noch mal neu mit sich selbst und der betreffenden Person auseinanderzusetzen.

▸ Es ist nachvollziehbar, dass all das auch meine Familie sehr belastet hat. Ein solches Projekt lässt sich schließlich nicht allein durchführen. Es nimmt aber auch die Begleiter stark in Anspruch, also zum Beispiel die Angehörigen, und vielleicht auch die Profis.
Während meiner Reduktion veränderte ich mich zusehends. Ich wollte immer mehr Verantwortung übernehmen, in kleinen Alltagsbereichen, aber auch in großen Fragen. Wenn ich früher noch froh war, einen Ausflug überhaupt mitmachen zu können, wollte ich plötzlich bestimmen, wohin und wie lange.
Ich wurde wütend, wenn man mir etwas nicht zutraute, weil ich »doch kein Psycho« bin. Die Krankheit, die mir bislang als Schutzschild gedient hatte, wurde für mich nun mehr und mehr zu einem Makel, einem Stigma, dessen ich mich entledigen wollte.
Diese Veränderung ging derart schnell vonstatten, dass mein Umfeld kaum hinterherkam. Meine Mitmenschen konstatierten bisweilen, dass immer wieder ein anderer Mensch vor ihnen stünde. Es war schrecklich anstrengend. Immer wieder habe ich mich und meine Vertrauten gefragt, ob es das noch wert ist. Ob sich all die Mühe lohnt? Wir wussten schließlich nicht, wohin die Reise geht, es hätte ja auch alles wieder schlimmer werden können. ◂ (Thelke Scholz)

Üblicherweise gilt die Faustformel, dass alle sechs bis zwölf Wochen eine Dosis um 5 bis 10 Prozent reduziert werden kann. Oftmals klappt die Reduktion um 10 Prozent alle sechs Wochen zu Beginn besser, wohingegen im Verlauf die Abstände verlängert und der Dosisumfang verringert werden müssen. Die Faustformel gilt als erste Orientierung, und die 5 bis 10 Prozent müssen u.E. für jeden Reduktionsschritt anhand der letzten Dosis berechnet werden. Reduziert man die letzten Dosen um 10

Prozent der Ausgangsdosis, wird der Schritt deutlich zu groß ausfallen und die Entzugserscheinungen dementsprechend heftig. Es hat sich als hilfreich erwiesen, mit dem nächsten Schritt der Reduktion mindestens drei Wochen zu warten, nachdem der oder die Betreffende sich stabilisiert hat. Also drei stabile Wochen, auch, um Luft zu holen und neue Kraft zu sammeln für den nächsten Schritt. Letztlich muss jeder selbst seine Reduktionsgeschwindigkeit herausfinden. Dabei kann nach unserer Erfahrung nach Akutphasen, in denen nur für einige Tage oder wenige Wochen eine kurzzeitige Einnahme oder Erhöhung eines Neuroleptikums erfolgte, eine raschere Reduktion empfohlen werden. Aber auch dabei sollte sich die Reduktionsgeschwindigkeit an der Einnahmedauer orientieren. Im Zweifelsfall empfiehlt sich aus unserer Sicht eine langsamere Reduktion, um keine erneute Krise zu provozieren.

Die Reduktions- bzw. Entzugssymptome unterscheiden sich bei den verschiedenen Neuroleptika, da die Medikamente neben den Dopamin-Rezeptoren auch noch andere Rezeptoren beeinflussen (Cerovecki u. a. 2013; siehe Tab. 6, S. 239). Auch wenn diese Entzugssymptome oftmals weniger dramatisch sind als die Dopamin-assoziierten Beschwerden, können sie das Risiko eines schweren Entzugssyndroms (z. B. eine Rebound-Psychose) steigern. Dies gilt insbesondere für alle Formen der Schlafstörung. Dabei gilt aus unserer Erfahrung, dass in den ersten drei Wochen nach der Reduktion oftmals eine gewisse »Dünnhäutigkeit«, »Empfindsamkeit« oder ein »Scheuklappenbedarf« bemerkt wird.

▶ Jede neue Reduktion wurde begleitet von heftigen, krampfartigen Bauchschmerzen. Auch verstärkten sich zunächst alle anderen körperlichen Nebenwirkungen, wie z. B. Kopfschmerzen, Hautausschläge und Juckreiz. Schlimmer noch waren die alten Dämonen der Vergangenheit. Jedes Mal aufs Neue mussten sie bekämpft, besiegt und in Schach gehalten werden. Die alten Albträume verfolgten mich tagelang, Misstrauen sogar gegenüber meinen engsten Angehörigen - und natürlich besonders mir selbst gegenüber – führte zu Enttäuschungen und Streit.

Die durchaus erwünschte Funktion der Medikamente als schützende Wand zwischen mir und der Welt reduzierte sich natürlich ebenfalls. Ich musste im Grunde wieder ganz neu lernen mich zu öffnen, darauf zu bauen, dass meine Lieben mir helfen wollen, dass sie besorgt sind und mir wohlwollend begegnen. Ich musste eine eigene Schutzschicht entwickeln.

Viele Gefühle waren mir komplett neu oder zumindest in ihrer Heftigkeit noch fremd. Sie machten mich unsicher und ängstlich, denn so intensiv waren sie seit immerhin 15 Jahren nicht mehr zu mir durchgedrungen. Ich musste lernen, sie auszuhalten oder, besser noch, sie zu kompensieren. ◀ (Thelke Scholz)

Die Angst vor einer erneuten Krise ist bei den Betroffenen und den sie begleitenden Menschen groß. Häufig werden Entzugserscheinungen als Vorboten eines Wiederauftretens einer psychotischen Krise gedeutet. Die Tatsache, dass auch Profis und insbesondere Ärztinnen und Ärzte oftmals keine Kenntnisse zu den möglichen Entzugserscheinungen haben, lässt die Verunsicherung bei den Betreffenden erheblich steigen. Schon über das Wissen um den Umstand der Entzugserscheinung können die Beschwerden umgedeutet werden und den Betreffenden entlasten.

TABELLE 1

Typische Absetzsyndrome bei Neuroleptika-Entzug (nach TRANTER, HEALY 1998; MONCRIEFF 2006)

Sehr häufig	Weniger häufig
▸ Schwitzen ▸ Hitze-, Kälteschauer ▸ Schwindel, Kollapsneigung ▸ Tachykardie ▸ Übelkeit, Erbrechen ▸ Schlaflosigkeit ▸ Unruhe, Aufgewühltheit ▸ Dünnhäutigkeit, »Porosität«	▸ Dystone Symptome (intensive und unwillkürliche Muskelanspannungen) ▸ Tardive Dyskinesien (anhaltende, repetitive und unwillkürliche Bewegungen, z. B. im Bereich der Mundpartie, der Finger und Hände) ▸ Akathisie (motorische Unruhe, z. B. der Beine beim Sitzen oder Stehen) ▸ Kopfschmerzen ▸ Konzentrationsstörungen ▸ Delir / Psychose

Oftmals muss den Betroffenen Mut gemacht werden, die häufig unangenehmen und dramatischen Entzugserscheinungen durchzustehen und sie mit alternativen Techniken zu lindern. Im Notfall gilt es tatsächlich, den Reduktionsschritt rückgängig zu machen und nach erfolgter Stabilisierung eine erneute Reduktion mit einem kleineren Schritt zu versuchen. Fehlen eine gute Unterstützung durch das soziale Netz sowie professionelle Hilfe und Begleitung, bleibt manchmal nur der Weg in die Klinik. Dies wird oft als Niederlage wahrgenommen und als Scheitern des Reduktionsversuchs interpretiert, obwohl dies auch schlicht der Hinweis auf ein zu mutiges und forsches Vorgehen in der Reduktion oder auf einen Mangel an ausreichend entwickelten Krisenbewältigungstechniken sein kann.

Jedenfalls ist es aus unserer Erfahrung kein Anlass, den Kopf in den Sand zu stecken und allen künftigen Reduktionsversuchen abzuschwören.

▶ In den folgenden zwei Jahren reduzierte ich etwa alle zwei bis drei Monate die Dosis. Ja, ich habe tatsächlich zwei Jahre gebraucht. Und ich habe dabei (nur?) eine einzige Reduktion zu hastig vorgenommen, das allerdings war ein Desaster. ◀ (Thelke Scholz)

Die größte Gefahr des Reduzierens (und Absetzens) sind sogenannte Rebound-Psychosen. Dabei handelt es sich um eine in wenigen Tagen aufflammende Psychoseerfahrung. Sie fühlt sich für die Betroffenen, aber auch für die Angehörigen oft bedrohlicher an als die ursprüngliche psychotische Krise. Rebound-Psychosen können nach unserer Erfahrung auch noch drei Monate nach einem zu rasch vorgenommenen Reduktionsschritt auftreten, insbesondere nach dem vollständigen Absetzen der Neuroleptika. Überhaupt ist das Weglassen des »letzten Krümels« der Medikation eine eigene Herausforderung. Diese gilt es behutsam mit kleinstmöglichen Reduktionsschritten anzugehen. Es hat sich aus unserer Perspektive bewährt, spätestens ab der Schwelle von 1 bis 2 mg Haloperidol-Äquivalent mit einer dann neu errechneten, um 10 Prozent verringerten Dosis alle zwei bis drei Monate die Reduktion vorzunehmen. Aber auch dann gibt es keine Garantie, dass das Absetzen wirklich gelingt. Es ist und bleibt ein Risiko, auf das Ritual der Medikamenteneinnahme und eine minimale Dosis zu verzichten. Aber es ist möglich, wie Thelke Scholz' Bericht zeigt.

▶ Entzugserscheinungen hatte ich nach jeder Reduktion; denn machen wir uns nichts vor, wenn man so viele Jahre Chemie in sich hineinstopft, ist »Absetzen« nur ein netteres Wort für »Entzug«. Es dauerte eine Weile, bis mir selbst das klar wurde. Es ist auch ein Fehler zu glauben, dass mit dem Absetzen der Medikamente »alles wieder gut« wäre. Das ist es mitnichten, denn die Medikamente heilen nicht. Sie überdecken Symptome. Diese Wirkung ist bisweilen gut und hilfreich, wenn z. B. diese Symptome unerträglich werden, wenn die eigene Geschichte nicht aushaltbar ist. Im Zuge der Reduktion kommen diese Symptome, die Erinnerung, das Bewusstsein natürlich zurück. Darauf muss man gefasst sein, dafür braucht es Zeit, Vorbereitung und eine sichere, tragfähige Unterstützung. ◀

Machen erfolglose Absetzversuche langfristiges Reduzieren schwieriger?

Viele psychoseerfahrene Neuroleptika-Nutzer wünschen sich ein medikamentenfreies Leben. Sie fühlen sich durch die Medikation persönlich verändert. Und in der Tat verändern Neuroleptika die Person auf tiefgreifende Weise. In der ersten Zeit der Medikamentennutzung erkennt die betreffende Person dies üblicherweise selbst. Aber nach vielen Jahren der Nutzung kommt es oft vor, dass die betreffende Person dies nicht mehr bemerkt. Wir sprechen dann von einer medikamentenbedingten Unmöglichkeit, die eigenen Veränderungen wahrzunehmen (sog. toxische Anosognosie, siehe S. 27 & S. 65). Der Wunsch, die Medikamente nicht mehr zu benötigen und wieder mehr sie selbst zu sein, veranlasst viele Neuroleptika-Nutzer zum Absetzen der Medikamente. Selbstverständlich kann das gelingen. Jedoch klappt das Reduzieren und Absetzen von Neuroleptika üblicherweise dann, wenn sich die betreffende Person an bestimmte Grundideen hält. Viele dieser Grundideen sind ja gerade durch mutige Frauen und Männer entstanden, die ihre Medikamente abgesetzt haben.

Leitidee: Schrittweise und langsam absetzen

Eine dieser Grundregeln wurde schon mehrfach erwähnt. Sie besagt, dass man die Neuroleptika nicht schlagartig absetzen sollte, da dann Entzugssymptome eintreten. Diese Grundregel wurde bereits in den 1960er Jahren im medizinisch-psychiatrischen Kontext diskutiert (LACOURSIERE u. a. 1976; DAVIS, ROSENBERG 1979). Dennoch wurden diese Grundregeln nicht konsequent im psychiatrischen Feld präsent gehalten. Sie mussten gewissermaßen aus der Szene der psychoseerfahrenen Personen »reimportiert« werden. Jedenfalls wurden und werden viele Menschen ohne genauere Informationen bei ihren Absetzversuchen alleingelassen. Dies hat in vielen Fällen eine »Drehtürpsychiatrie« befördert. Denn durch plötzliches oder auch nur zu zügiges Absetzen kommt es häufig zu einer Rebound-Psychose. Diese Rebound- bzw. Supersensitivitätspsychosen werden aber oft nicht als Entzugsphänomen gedeutet, sondern als Ausdruck der »Grunderkrankung Schizophrenie« missinterpretiert. Sie dienen dann als »Beweis«, dass der oder die Betreffende ohne Neuroleptika nicht zurechtkommt. Die Kenntnis um diese Entzugssymptome könnte solche Fehlinterpretationen verhindern. Allerdings gibt es natürlich auch besonders psychoseanfällige Personen, die langfristig von einer individuell niedrigstdosierten Neuroleptika-Nutzung profitieren. Darüber hinaus könnte das Begleiten der Reduktions- und Absetzversuche durch Profis verhindern, dass Betroffene die Medikamente schlagartig absetzen. Es könnte stattdessen eine Reduktion ermöglichen, die üblicherweise ziemlich gut gelingt. Ob es dann auch gelingt, den letzten Krümel loszuwerden, ist eine andere Frage.

Nach unserer Erfahrung ist es schwierig, Medikamente ganz abzusetzen, wenn eine Person schon sehr lange Neuroleptika nutzt. Besonders schwierig ist es, wenn die Person bereits mehrere frustrane Versuche eines Reduzierens und Absetzens hinter sich hat, bei denen es jeweils zu Rebound-Psychosen kam. Auch wenn es hierzu bislang keine wissenschaftliche Literatur gibt, gilt aus unserer Sicht in diesen Fällen besondere Vorsicht.

Wir sind unsicher, wie dieser Umstand einer erhöhten Psychoseanfälligkeit zu interpretieren ist. Neben weiteren Risikofaktoren, die der Betreffende auch in seine erste Psychose mitgebracht haben dürfte (vgl. VAN OS, REININGHAUS 2016), vermuten wir, dass eine bereits durchgemachte Rebound-Psychose das Risiko für eine erneute Rebound-Psychose steigert. Das Phänomen, dass die Schwere von Entzügen durch vorherige Entzüge zunimmt, ist insbesondere aus dem Bereich der Alkoholentzüge gut bekannt (BALLENGER, POST 1978; BECKER 1998). Dabei gilt die Regel, dass das Risiko für erhebliche Komplikationen wie z. B. Krampfanfälle steigt, wenn es im Vorfeld mehrere oder symptomreiche Entzüge von Alkohol gab. Dieser Zusammenhang wird auch für Benzodiazepin- und Opiatentzüge beschrieben (LITTLE u. a. 1987; MANSOUR u. a. 1981). Er wird als Kindling (von engl. to kindle = entzünden) bezeichnet. Das leichtere Aufflammen von schweren Entzugssymptomen wird bei Alkohol-, Benzodiazepin- und Opiatentzügen in Zusammenhang mit den Nervenzellen im Mandelkern (Amygdala) und deren GABA(A)-Rezeptoren gebracht. Sie sind vermehrt durch einen Entzug über Monate in einen supersensitiven Zustand versetzt (BECKER 1998). Diese erhöhte Rate an supersensitivierten Rezeptoren steigert die Wahrscheinlichkeit schwerer Entzugssymptome in diesem Zeitraum und wird als Kindling-Prozess bezeichnet. Letztlich geht es bei der Supersensitivierung der entsprechenden Rezeptoren gar nicht um die Gesamtmenge der zugeführten Substanz oder die Gesamtdauer der Einnahme. Vielmehr ereignet sich dieser Prozess insbesondere dann, wenn die Substanz immer mal wieder sehr rasch (unter Auftreten von Entzugssymptomen) weggelassen wird und dann wieder in hohen Dosen genutzt wird.

Aus unserer Sicht kann dies auf die Neuroleptika-Einnahme übertragen werden. Zwar handelt es sich bei den infrage stehenden Strukturen um unterschiedliche Hirnbereiche (Amygdala versus mesolimbisches System bzw. Mandelkern versus Belohnungssystem) und unterschiedliche Rezeptoren (GABA(A)-Rezeptoren versus Dopamin-2-Rezeptoren). Jedoch gibt es eindeutige Hinweise, dass der Kindling-Prozess auch bei Dopamin-2-Rezeptoren vorkommt und durch Neuroleptika-Entzüge ausgelöst werden kann. So werden Spätdyskinesien (sog. tardive Dyskinesien) durch eine intermittierende neuroleptische Behandlung häufiger induziert, wohingegen die Gesamtmenge der genutzten Neuroleptika-Dosis diesbezüglich weniger bedeutsam ist (van Harten u.a. 1998). Dies entspricht auch meiner (J.S.) klinischen Erfahrung. Leider gibt es zur Frage der forcierten Supersensitivierung der Dopamin-2-Rezeptoren durch Rebound-Psychosen keine relevanten klinischen Studien, da diese Hinweise vom Mainstream der forschenden Psychiatrie nicht weiter verfolgt wurden und werden bzw. sich deren Protagonisten widersprüchlich zu diesen Erkenntnissen verhalten (so auch Emsley u.a. 2013). So wissen wir zwar, dass die Dauer der Einnahme zu einer Rezeptorzunahme und erhöhten Rate an supersensitivierten Dopamin-2-Rezeptoren führt (Samaha u.a. 2007). Es gibt aber kein wissenschaftlich gesichertes Wissen zu der Frage, ob diese Supersensitivierung rascher und intensiver durch gescheiterte, zu einer Rebound-Psychose führende Absetzversuche erfolgt. Fest steht hingegen, dass Absetzversuche oftmals durch zu rasches Reduzieren oder gar schlagartiges Absetzen scheitern. Dies sollte aus unserer Sicht unbedingt vermieden werden (Don'ts, siehe S. 248). Da es bislang kein wissenschaftlich gesichertes Wissen gibt, wie schnell sich die Supersensitivierungen überhaupt wieder zurückbilden, gilt auch hier die persönliche und klinische Erfahrung, dass die ersten drei bis sechs Monate nach dem Ausschleichen des letzten Krümels besonders kritisch sind (»Der letzte Krümel«, siehe S.206).

Der Kindling-Gedanke macht aus unserer Sicht verständlich, warum diejenigen Personen am schlechtesten auf Neuroleptika verzichten können, die am häufigsten Rebound-Psychosen nach raschem Reduzieren oder Absetzen durchgemacht haben. Unglücklicherweise sind dies manchmal genau diejenigen, die auch am intensivsten den Wunsch hegen, ohne Psychopharmaka zu leben. Jedenfalls begegnen die Betreffenden erheblichen Herausforderungen bei einem erneuten Reduktionsversuch. Aus diesem Dilemma gibt es – angesichts der eigenen Psychoseanfälligkeit – manchmal nur den Ausweg der fortgesetzten Niedrigstdosierung.

* Herr L. ist ein Pseudonym. Die in dieser Publikation zitierten Narrative sind Therapieberichte. Herr L. hat den Text mit erarbeitet und erteilte eine informierte Einwilligung, dass er veröffentlicht werden kann.

▶ Herr L.* nimmt seit etwa zwanzig Jahren täglich 150 mg Clozapin, obwohl er gerne ganz ohne oder mit weniger Medikament leben würde. Er hat vorher über viele Jahre seine Medikamente immer wieder nach dem Abklingen von Psychosen ganz schnell abgesetzt und dann rasch wieder Psychosen erlebt, die ihn auch in Kliniken geführt haben. Aus der Medikamentenanamnese ergibt sich, dass mit Ausnahme der ersten Psychose in der Jugend die meisten nachfolgenden Psychosen Rebound-Psychosen waren. Diese Rebound-Psychosen traten mit einer Zeitverzögerung von zwei bis drei Monaten auf (vgl. CHOUINARD u. a. 2017). Sowohl die Psychosen als auch die Klinikaufenthalte erlebte Herr L. als so furchtbar, dass er schließlich beschloss, die Clozapin-Medikation nicht wieder abzusetzen. Im Verlauf unseres psychotherapeutisch-psychiatrischen Miteinanders machte Herr L. verschiedene Anläufe, um kleinere Reduktionen der Clozapin-Dosis vorzunehmen. 10-Prozent- und auch 5-Prozent-Schritte waren jeweils zu groß, führten zu großer Unruhe, Nicht-abschalten-Können und erheblich verzögertem Einschlafen. Herr L. definierte schließlich die 150 mg Clozapin als seine persönliche Niedrigstdosis. Seine Lebensqualität bezeichnet er trotz einiger Nebenwirkungen (u. a. Gewichtszunahme) insbesondere dank seiner beharrlichen Arbeit an seiner Genesung (v. a. kontinuierliche künstlerische Tätigkeit, zuletzt auch Psychotherapie und Körperarbeit) als »ganz okay«. ◀

Ob die »persönliche Niedrigstdosis« als weiterhin erforderlich angesehen werden muss oder ob diese Dosis doch irgendwann in 5-Prozent-Schritten alle drei Monate abgesetzt werden kann, ist aus unserer Erfahrung offen (siehe »Bei welcher Dosis stehen bleiben?«, ab S. 204). Es ist letztlich eine Entscheidung, die die betreffende Person selbst vornehmen muss und die ihr keiner abnehmen kann. Als Angehörige und Profis können wir aber in jedem Fall die respektvolle Begleitung zusichern. Vielleicht ist manchmal eine individuelle Niedrigstdosierung auch im Sinne einer Substitution zu verstehen, wie sie bei Personen mit einer Opiat- oder Benzodiazepin-Abhängigkeit verstanden wird. Und eben nicht nur als ein (noch) notwendiger medikamentöser Schutz angesichts einer höheren Psychoseanfälligkeit bzw. »sozialen Empfindsamkeit«. Der Gedanke der Substitution würde anerkennen, dass die langjährige Nutzung oder die häufigen, radikal-schnellen Absetzversuche zu Veränderungen im Gehirn geführt haben, die auf absehbare Zeit nicht mehr vollständig zurückgehen. Natürlich ist dieser Gedanke nur der Versuch, unsere Erfahrungen verständlich zu machen. Wir wissen nicht, ob unsere Überlegungen an diesem Punkt stimmen oder nicht. Er wäre für manchen Neuroleptika-Nutzer entlastend, da der Gedanke vom Druck befreit, den »letzten Krümel« auf jeden Fall loswerden zu müssen. Und er wäre für die Profis eine Verpflichtung, Reduktionswünsche von Neuroleptika-Nutzerinnen und -Nutzern ernsthaft und sorgsam auf der Höhe der Reduktionskunst zu begleiten. Aber auch dann, wenn dieser Gedanke nicht zutrifft, sollte im Verlauf dieses Kapitels deutlich geworden sein, dass eine qualifizierte Reduktionsbegleitung sinnvoll ist, um das Risiko eines Scheiterns von Reduktions- und Absetzversuchen zu verringern.

Noch vor dem Start

Don't: Sich nicht vorbereiten

Der Entschluss ist gefasst: Die Medikation soll reduziert werden. Auch wenn noch keine Einzelheiten des Vorgehens festgelegt sind, so sollte ein Punkt möglichst immer erledigt sein: eine Patientenverfügung gekoppelt mit einer Vorsorgevollmacht. Eigentlich handelt es sich um eine Vorsorgemaßnahme, die jeder unabhängig von dem Wunsch nach einer Medikamentenreduktion durchführen sollte. Bei einem Reduktionswunsch haben Patientenverfügung und Vorsorgevollmacht jedoch noch einen Zusatznutzen: Sie helfen dabei, Befürworter und Gegner des Vorhabens im Vorfeld zu identifizieren. Schließlich soll jemand, der oder die Bevollmächtigte, für die betreffende Person im Krisenfall Entscheidungen gegenüber Dritten, beispielsweise den Krankenhausärzten, vertreten, wenn sie sich nicht mehr selbst vertreten kann. Es gilt also, in gemeinsamen Gesprächen mit allen therapeutischen und persönlichen Akteuren des sozialen Netzes deren Haltung zum Vorhaben zu eruieren. Darüber hinaus sollten bereits überwundene Krisen gemeinsam betrachtet werden. Welche Bedürfnisse in Form von welcher Unterstützung hatten die Beteiligten? Welche Unterstützungsangebote waren hilfreich und welche können für künftige Krisen zugesagt werden? Auf diese Weise entsteht ein persönlicher Krisenplan, der das eigene Netzwerk einbezieht. Wir empfehlen, dies in einer psychosozialen Patientenverfügung schriftlich und detailliert festzuhalten.

Patientenverfügung: In einer (psychosozialen) Patientenverfügung können rechtlich verbindlich das Ausmaß und das konkrete Vorgehen im Falle einer notwendigen medizinischen Behandlung festgelegt werden. Die Patientenverfügung muss im »Zustand der nichtangezweifelten Normalität« verfasst bzw. unterschrieben werden. Das bedeutet nicht, dass jemand vollständig psychisch gesund sein muss. Normalerweise ist keine notarielle Beglaubigung erforderlich, in kritischen Fällen wäre dies dennoch ins Auge zu fassen. Außerdem ist es notwendig, das gewünschte Vorgehen in der Behandlung möglichst genau festzulegen. Insofern empfiehlt es sich, bestimmte Vorgehensweisen und Behandlungsmöglichkeiten für den Krisenfall explizit zu erlauben. Dies bietet den Angehörigen und Profis die Möglichkeit, im Krisenfall das Richtige zu tun. Zwar wird es im Verlauf der Medikamentenreduktion und Genesung immer mal wieder erforderlich werden, Änderungen vorzunehmen. Aber der Aufwand lohnt, verbessert er doch immer wieder die Vorbereitung für eventuelle Krisen.

Vorsorgevollmacht: Für Menschen mit psychischen Störungen ist auch eine Vorsorgevollmacht sinnvoll. Denn für den Fall einer Einwilligungsunfähigkeit sollte eine Vertrauensperson über sämtliche Maßnahmen wachen. So können die Betroffenen auch dann noch verlässlich Einfluss auf die Medikamentendosis, die Art der Medikamente, auf den Besuch von Freunden etc. nehmen, wenn sie im Rahmen einer psychotischen Krise selbst nicht mehr auf die Einhaltung ihrer Patientenverfügung achten können. Aus unserer Sicht ist eine Patientenverfügung kombiniert mit einer Vorsorgevollmacht sinnvoller als eine Behandlungsvereinbarung. Eine Behandlungsvereinbarung wird zwischen der behandelnden Klinik und den Betroffenen getroffen und sie ist rechtlich nicht bindend. Letztlich bleibt der oder die Betreffende auf die Gutwilligkeit der einzelnen Mitarbeiter der Klinik angewiesen. Dies mag oftmals gerechtfertigt sein und gut gehen, aber es schadet eben auch nicht, die Profis auf definierte Interventionen zu verpflichten.

Krisenpass: Ein Krisenpass beinhaltet die Medikamentendosis, die der behandelnde Arzt bestätigen kann, und weitere Angaben des Betroffenen. So kann man mit dem Krisenpass auf schlechte Erfahrungen mit bestimmten Medikamenten aufmerksam machen, Namen und Kontaktdaten nennen, wer im Falle einer Krise benachrichtigt werden soll und ob eine Behandlungsvereinbarung vorliegt und, wenn ja, mit welcher Institution.

Selbstverständlich sollten alle relevanten Vertrauenspersonen aus dem privaten und professionellen Netz um diese Dokumente wissen. Wenn von den Vertrauenspersonen (noch) keine involviert ist, sollten Betroffene für Hinweise auf Patientenverfügung und Vorsorgevollmacht sorgen, damit die Profis im Notfall darauf aufmerksam werden. Wie genau diese Hinweise aussehen können, ist individuell zu eruieren. Die Kühlschranktür oder die Hosentasche sind gute Orte, um Hinweise zu deponieren. Möglicherweise ins Spiel kommende Profis (z. B. Klinik) können im Vorfeld informiert werden, sodass bereits Absprachen vor Ort vorhanden und bekannt sind. Auch wenn es übervorsichtig wirkt, diese formalen Dinge sind wichtig und sollten insbesondere vor Eintritt in den Reduktionsprozess geklärt sein. Derart vorbereitet, kann es losgehen.

Losgehen ist wörtlich zu nehmen. Der ganze Reduktionsprozess ist ein langer Weg. Im besten Fall bringt er persönliches Wachstum mit sich und ist ein Weg zu einem authentischeren Leben (»Der Preis der Normalität«, ab S. 220, und »Genesung in Gesellschaft«, ab S. 229). Dies kann bedeuten, dass die betreffende Person am Ende deutlich weniger Psychopharmaka benötigt, beispielsweise nur noch ein Medikament oder eine niedrigere Dosis ihres Medikaments bzw. ihrer Medikamente nutzt. Und es kann bedeuten, dass es ohne Medikamente weitergeht oder dass Medikamente nur vorübergehend in Krisenzeiten notwendig sind. Es kann aber auch bedeuten, dass sich nur wenig an den Medikamenten verändert. Aus unserer Erfahrung ist es zwar wichtig, die individuell minimale Dosis zu finden und zu nutzen – und die kann eben auch null sein. Aber gleichzeitig sind wir überzeugt, dass das Ziel nicht einfach »Reduktion« oder »Absetzen« sein kann. Reduktion ist nur ein Bestandteil des langen und manchmal steinigen Weges der Genesung.

Die Reduktion der Medikamente birgt Herausforderungen. Auf der Basis unserer vielfältigen Erfahrungen haben wir diese geordnet, günstige Herangehensweisen und Don'ts formuliert. Die Medikamentenreduktion eröffnet aber auch neue Möglichkeiten mit den psychosozialen und lebensgeschichtlichen Herausforderungen, die hinter der Psychose stehen, umzugehen. Sich diesen Herausforderungen zu widmen ist anstrengend, oftmals schmerzhaft und kann einem wie die Arbeit in einem Steinbruch vorkommen. Das geht oft nur bröckchenweise, kann aber im Rahmen der Reduktion letztlich nicht vermieden werden.

» Das Reduzieren ist wie so ein Wegziehen der Bettdecke. Das geht nur in kleinen Schritten. « (Martin S.)

» Nach der Reduktion hatte ich einen erhöhten Scheuklappenbedarf, war aber auch fitter, leistungsfähiger. Das hielt sich die Waage: Viele Situationen waren anstrengender, aber ich konnte das besser leisten. Das normalisierte sich dann nach ein paar Wochen. « (Max Habermann)

» Ich musste erst lernen, mich selbst zu bremsen. Sonst waren es die Medikamente, die mich ausgebremst haben. Aber immer auf Hochtouren fahren, geht eben auch nicht, dann breche ich früher oder später wieder zusammen. « (Ottokar Müller)

Es bedarf oftmals neuer (therapeutischer) Wege, um sich selbst, den eigenen Alltag und das private soziale Netz zu entwickeln. Welche Therapie-, Selbsthilfe- und Unterstützungsformen der oder die Einzelne oder auch das private Umfeld für sich nutzen kann, ist im Vorfeld nicht zu wissen. Hier gilt es, auszuprobieren und von dem Mehr an Fitness durch die

Reduktion zu profitieren. In den nächsten Kapiteln werden wir einige dieser Möglichkeiten – teilweise mit kurzen Gastbeiträgen – vorstellen. Auf der Basis unseres Verständnisses des Genesungsprozesses fokussieren wir uns in den Darstellungen immer wieder auf die in diesen Formen möglichen Entwicklungen des Miteinanders und auf die drei Bausteine der Genesung.

Dennoch: Auch die beste Vorbereitung, zu der dieses Buch ja beitragen will, kann keine Garantie für eine krisenfreie Medikamentenreduktion sein. Im Gegenteil ist es unsere Erfahrung, dass Rückschläge und Krisen zur Genesung dazugehören. Es gilt eben nicht nur, dass es ein Leben ohne Krisen nicht gibt, sondern auch, dass man seine eigenen Erfahrungen machen muss. Aber vielleicht können unsere Erfahrungen helfen, die Rückschläge verdaulicher zu gestalten, sodass sie nicht zu dramatische Ausmaße annehmen. Dazu gehört auch, angesichts der Erfahrungen mit dem letzten Reduktionsschritt jedes Mal neu und frisch zu entscheiden, ob, wie und wann man erneut einen Reduktionsschritt vornehmen möchte. Es kann auch authentisch und sinnvoll sein, auf einer bestimmten Dosis zu bleiben. Medikamentenreduktion und Genesung sind nicht nur ein langer und hoffnungsvoller, sondern auch ein steiniger Weg. Darauf gilt es sich einzustellen und vorzubereiten.

Die Praxis des Reduzierens und Ausschleichens

Der erste Schritt

Der erste Schritt der Reduktion wird meist von den unterschiedlichsten Gefühlen begleitet: Angst vor dem Loslassen, Befürchtungen, nicht ausreichend geschützt zu sein und eventuell eine erneute Psychose zu erleben, manchmal aber auch Freude und Hoffnung auf eine lebendigere Zukunft. Diese unterschiedlichen Gefühle gilt es ernst zu nehmen. Sie geben uns Hinweise auf Herausforderungen und Chancen im Reduktionsprozess. Die Gefühle sollten im Verlauf der Reduktion immer wieder zur Reflexion genutzt werden, um möglichst alle eigenen Veränderungen zu bemerken.

Die Veränderungen, die sich während der Reduktion einstellen, sind häufig subtil. Zuweilen zeigen sie sich nur in der Lebenswelt oder werden einem von anderen gespiegelt. Oftmals wird man erst im Gespräch mit anderen auf sie aufmerksam. Insofern empfehlen wir, ein Tagebuch über das aktuelle Befinden und Erleben zu führen (siehe S. 85). Es erleichtert die (gemeinsame) Reflexion und expressives Schreiben wirkt sich genesungsförderlich aus (Baikie u. a. 2012), ein Tagebuch ist hierfür ein guter Ort. Veränderungen im Erleben oder Verhalten lassen sich besser sortieren. Nach unserer Erfahrung können diese Veränderungen drei verschiedenen Bereichen zugeordnet werden. Uns erscheint diese Zuordnung wichtig, um angemessen auf die Veränderungen reagieren zu können.

Drei Herausforderungen beim Reduzieren von Neuroleptika
- Entzugs- und Rebound-Symptome
- erwachende Gefühle, Wünsche und Bedürfnisse (Verlust der künstlichen, medikamenteninduzierten Entfremdung und Distanz)
- Veränderungen der interpersonalen Motive und des Verhaltens

Generell gilt, dass das Reduzieren und gegebenenfalls Absetzen von Neuroleptika eine gemeinsame Suchbewegung aller Beteiligten ist. Der

Prozess berührt nicht nur die Betroffenen, sondern auch die Angehörigen und Profis, da sich das Miteinander fundamental verändern wird (»Das Miteinander der Genesung«, siehe S. 38 ff.). Bereits die Entscheidung für oder gegen eine Reduktion der Medikamente ist insofern ein Thema innerhalb des sozialen Netzwerks. Die Überlegung, Medikamente zu reduzieren, wird mitunter nicht von allen in der Familie oder im Freundeskreis positiv aufgenommen. Dies gilt oftmals auch für die betroffenen Profis. Zu frisch sind manchmal noch die Erinnerungen an die verstörenden Situationen, die die einzelnen Personen während der Hochphasen der Psychose erlebt haben. Die Angst vor einem erneuten Abbruch der Verständigung, vor der Hilflosigkeit und dem Kontrollverlust ist groß.
Typischerweise wird die Einstellung des sozialen Umfeldes durch die Dramatik des ehemaligen (oder noch anhaltenden) psychotischen Geschehens geprägt, durch die Wirksamkeit oder auch Nichtwirksamkeit der Medikamente, aber auch durch die Wahrnehmung der häufig doch schweren Nebenwirkungen. Oft sind auch die Betroffenen hin- und hergerissen zwischen dem Wunsch nach einem besseren Leben und der Angst, das bereits Erreichte wieder zu verlieren. Wir können nicht unbedingt davon ausgehen, dass alle Gruppierungen die gleichen Ziele verfolgen:
Die Betroffenen wollen häufig weg von den spürbaren mentalen Behinderungen durch die Neuroleptika und den oft schwer erträglichen Nebenwirkungen. Mit einem Wort: Sie wollen die Medikamente so schnell wie möglich los sein. Dadurch sind sie geradezu prädestiniert für ein zu rasches Vorgehen beim Reduktionsprozess. Die Geduld und die Beharrlichkeit, die während des Reduktionsprozesses aufgebracht werden müssen, sind enorm. Schließlich geht es nicht um den rein technischen Vorgang des Reduzierens, sondern um den Gesamtprozess des Genesens. Die Medikamentenreduktion spielt dabei nur eine kleine, wenn auch wichtige Rolle. Sie löst die medikamentenbedingten Blockaden, erlaubt die Wiederwahrnehmung eigener Gefühle und eine stärkere Beteiligung am Hier und Jetzt. Der Betroffene fühlt sich lebendiger und präsenter.
Freunde und Angehörige plagen Zweifel an der Sinnhaftigkeit des eingeschlagenen Weges. Viele halten den durch Medikamente hervorgerufenen Zustand ebenfalls für unvereinbar mit einem wie auch immer gearteten Genesungsgedanken. Oft sind sie es, die die schweren Nebenwirkungen bemerken und feststellen, dass jegliches Genesungsbemühen aufgrund der Medikamente zum Erliegen kommt. So ermuntern sie häufig den Betroffenen zur Reduktion und zum Absetzen.

Es gibt aber auch einen ganz anderen Typus von Angehörigen im sozialen Netzwerk. Sie nehmen an, dass ohne Medikamente keine Kontrolle über »die Krankheit« besteht. Sie fürchten unbeherrschbare Situationen bei Reduktionsversuchen. Manche von ihnen üben einen enormen Druck auf den Betroffenen aus, die Medikamente unverändert weiter einzunehmen. Dadurch blockieren sie oftmals unabsichtlich auch den Genesungsprozess. Andere bringen hingegen Bedenken vor, die ein wichtiges Korrektiv hinsichtlich der Geschwindigkeit des Reduzierens sein können.

Alle Beteiligten des privaten sozialen Netzwerks sind von enormer Bedeutung für den Genesungsprozess. Ihre oft unterschiedlichen Anliegen sind berechtigt und finden sich im besten Fall im Prozess wieder. Hieraus entsteht ein wichtiger Auftrag an die Profis, die für den Einbezug des sozialen Netzwerks sorgen sollten (»Das unterstützende Netzwerk«, siehe S. 94 ff.). Die Anliegen werfen natürlich auch Fragen an die Mitglieder des privaten sozialen Netzwerks selbst auf. Auch sie sind oftmals mit eigenen Entwicklungsaufgaben konfrontiert, die zuweilen eigene therapeutische Unterstützung erfordern und sie manchmal überfordern.

Bei den Sozialprofis finden wir eine ähnlich ambivalente Situation vor: Viele bemerken das Stocken des Genesungsprozesses und versuchen von sich aus, Wege einer Reduktion aufzuzeigen. Sie organisieren alternative therapeutische Hilfen, und wenn es besonders gut läuft, sind sie bestens über die Möglichkeiten und Schwierigkeiten eines Reduktionsprozesses informiert.

Selbstredend gilt es als Sozialprofi, Chancen und Risiken des Genesungsprozesses gleichermaßen im Blick zu haben und die Übersicht über den Prozess zu behalten. Dabei sind die eigenen Einflussmöglichkeiten begrenzt. Die existierenden Möglichkeiten zur Einflussnahme sollten gleichermaßen sorgfältig und zurückhaltend genutzt werden. (Nicht alles, was möglich ist, ist auch sinnvoll.) Viel Gelassenheit ist nötig, um Entwicklungen zuzulassen. Schließlich muss die betreffende Person und mit ihr ihr privates soziales Netz die Erfahrungen selbst machen, was nicht ohne Krisen und nicht ohne Rückschläge vonstattengehen kann. Hier können Profis Vorbild sein, indem sie die eigene Unsicherheit und Fehlbarkeit zeigen, sie offen ansprechen und auszuhalten vermögen.

Für Betroffene ist das Vorfeld eines Reduktionsprozesses also eine schwierige Gemengelage. Sie sollten deshalb die Reduktion so planvoll wie möglich angehen. Und sie sollten sich über Unterstützung und Widerstand Gedanken machen sowie sich über ihren eigenen Umgang damit vorab so klar wie möglich werden (»Noch vor dem Start«, siehe S. 76 ff.). Nicht zuletzt sind die eigene Auseinandersetzung und der planvolle Umgang mit dem Thema Reduktion ein stichhaltiges Argument den Angehörigen gegenüber. Deren Angst vor unkontrollierbaren Situationen kann in der gemeinsamen Planung aufgenommen und berücksichtigt werden. So trägt die Vorbereitung zu einem gelasseneren Umgang bei. Auch wenn eine gute Vorbereitung sprichwörtlich »die halbe Miete« ist, bedeutet dies natürlich nicht, dass anschließend alles glattgeht. Im Gegenteil: Es ist nur ehrlich und dem Leben angemessen, wenn Dinge auch mal schiefgehen. Gleichzeitig ist es nur verantwortungsvoll, nicht sehenden Auges in Probleme und Hindernisse hineinzuschliddern, wenn man auf sie auch vorbereitet sein kann. Genau darum geht es im Reduktionsprozess: sich auf Krisen einzustellen (»Noch vor dem Start«, siehe S. 76 ff.; »Alternativen entwickeln«, siehe S. 104 ff.). Denn genau in diesen Krisen wird sich die Vorbereitung als sinnvoll erweisen.

→ *Es gibt nicht den einen Königsweg der Reduktion, auch wenn man einige Dinge vermeiden sollte, da sie die Reduktion extrem anstrengend und herausfordernd für alle Beteiligten machen.* ←

Wir plädieren vehement für eine Unterstützung durch Sozialprofis. Das Leitmotiv der ärztlichen Profis sollte lauten: Wer ansetzt, muss auch wissen, wie er oder sie absetzt! Natürlich kann man auch als reduktionserfahrener Psychiater nicht wissen, wie weit die Neuroleptika reduziert werden können, ob gar ausgeschlichen werden kann oder wie genau die Reduktionsschritte bis zur »Enddosis« aussehen werden. Diese Frage, die sowohl bei Betroffenen als auch bei Angehörigen oft besteht, ist zwar nachvollziehbar. Sie kann aber im Vorfeld nicht beantwortet werden und sollte dazu Anlass bieten, über die Chancen und Herausforderungen einer Neuroleptika-Reduktion aufzuklären. Deshalb appellieren wir nicht nur an die Betroffenen, sondern auch an Angehörige und Freunde, sich über die psychische Störung, den Genesungsprozess und die Medikamentenreduktion gründlich zu informieren und an ihren eigenen Ängsten und Vorbehalten zu arbeiten, um den Betroffenen die bestmögliche Unterstützung zu bieten. Denn schließlich gilt der Grundsatz, dass eine Reduktion nur in dem Tempo vorangehen kann, wie der Betreffende und sein privates soziales Netzwerk es bewältigen und positiv nutzen können.

→ *Die Geschwindigkeit der Reduktion der Neuroleptika wird dadurch bestimmt, dass alle Beteiligten das Wiedererwachen von Gefühlen, Wünschen und Sehnsüchten und das Spüren der wieder aufkommenden Dilemmata mit anderen aushalten, bewältigen und nutzen können.* ←

Auch wenn jedwede Unterstützung in einem Reduktionsprozess wünschenswert ist (und oft ist sie sogar dringend notwendig), so ist ein erfolgreiches Reduzieren und Absetzen nicht unbedingt daran gebunden. Wir kennen viele Fälle, in denen Betroffene sich über alle Bedenken hinweggesetzt haben. Sie spürten, dass ihr ganz persönlicher Genesungsweg durch die Medikamente wie abgeschnitten war. Sie befürchteten in ihren Fällen zu Recht, durch ihre Umgebung eher behindert denn unterstützt zu werden.

» Für mich persönlich wichtig war auch bei den letzten elf Monaten, dass niemand in meiner Umgebung davon wusste. Da bin ich so reingeraten, weil meine Psychotherapeutin sagte, sie mache nur Therapie, wenn ich weiterhin 2,5 mg nehmen würde und auch bereit wäre, bei Symptomatik zu erhöhen. Ich wollte aber unbedingt die Therapie machen *und* reduzieren. So habe ich es alleine gemacht und keinem was erzählt. Alle sagen ja, du sollst das nur in Begleitung machen. Für mich speziell kann ich nur sagen, war das ›Alleine‹ von Vorteil. Es ist ja so, die Szene ist so, dass du Schwierigkeiten hast, deinen Plan, die Medikamente zu reduzieren, durchzusetzen. Wenn du Symptomatik bekommst, hast du gleich eine ganze Front gegen dich. Wenn du Pech hast, deinen Arzt. Das ist in den meisten Fällen so, denke ich, und natürlich auch deine Angehörigen, dein Partner und so. Die sagen, nimm jetzt wieder was, das geht so nicht. Ich glaube auch, dass neben der Entzugssymptomatik, die alleine schon schwierig ist auszuhalten, dieses Problem der Mitmenschen das größte dabei ist. « (J.M.*)

* J.M ist ein Pseudonym. J.M. erteilte eine informierte Einwilligung, dass das Zitat veröffentlicht werden kann.

Dieses Beispiel einer erfolgreichen Soloreduktion ist kein Einzelfall und spricht ein großes Problem im Zusammenhang mit Medikamentenreduktionen an. Das jahrzehntelang im Versorgungssystem hochgehaltene Primat einer ordnungsgemäßen Einnahme der Medikation führt häufig zu großer Angst und Verunsicherung bei allen Beteiligten. Während die Profis und Angehörigen mehr und mehr zu Wächtern der Medikamenteneinnahme werden, zieht sich der Neuroleptika-Nutzer mit seinen Bedenken hinsichtlich der fortgesetzten Einnahme mehr und mehr zurück. Das Misstrauen zwischen allen Beteiligten wächst. Heimliche Absetzversuche sind keine Seltenheit, nur werden sie leider selten in vorsichtiger und kleinschrittiger Weise vorgenommen. Dies aber ist nach unserer Erfahrung notwendig, um aufkommende Krisen mit alltäglichen Bordmitteln bewältigen zu können. Wir möchten Angehörige und Profis deshalb ermutigen, solche Suchbewegungen bezüglich der Medikamentenreduktion so gelassen und kenntnisreich wie möglich zu begleiten. Dann wäre die Heimlichkeit unnötig, Angst könnte sich in Vertrauen verwandeln und ein gemeinsames Durchstehen und Reden über die Entzugssymptome und Veränderungen im Reduktionsprozess werden möglich. Aus unserer Sicht ist dies ein wichtiger Leitgedanke der Neuroleptika-Reduktion und der Genesung. Das oben genannte Beispiel zeigt aber auch: Es gibt weder den einen Königsweg noch »Gelingt-immer-Rezepte« der Reduktion. Es handelt sich tatsächlich um einen ganz individuellen Weg.

→ *Die Entscheidung für ein Leben mit weniger oder gar keinen Medikamenten muss gut überlegt und vorbereitet werden. Es sollte ein Bewusstsein für die eigene Motivation vorliegen und es ist wichtig, sich vorab über Unterstützung und Widerstände im privaten und professionellen sozialen Netz klar zu werden.* ←

Ein Tagebuch führen

Hilfreich ist, schon vor der Reduktion der Neuroleptika ein Tagebuch anzulegen, welches Rückschlüsse und Analysen erlaubt, woraus sich Erwartungen für die Zukunft formulieren lassen. Wichtige bzw. mögliche Bestandteile der Tagebucheintragungen sind:

- Medikamente und Dosierung
- Termine und Kontakte (Arzt, Familie, Freunde etc.)
- Aktivitäten (Einkaufen, Abwaschen, Betten machen etc.)
- körperliche Befindlichkeit (Schmerzen, Müdigkeit, Appetit etc.)
- emotionale Befindlichkeit (ängstlich, euphorisch, traurig etc.)
- Bedarfsmedikation genommen? Wann, wie viel?
- Tagesbilanz: positiv (+), negativ (–), neutral (o)

Wird dieses Tagebuch schon vor der Reduktion geführt, können Stressoren deutlich werden, die sich dann in der Reduktion bestenfalls vermeiden lassen. Außerdem wird das Tagebuchschreiben zur Gewohnheit, die in schwierigen Zeiten leichter aufrechtzuerhalten ist, als wenn sie genau dann erst etabliert werden soll. Das Tagebuch kann individuell gestaltet und genutzt werden. Denkbar ist, Symbole oder Abkürzungen zu finden: für Emotionen, Kontakte, Medikamente, für alles, was vielleicht in kritischen Situationen schwierig zu benennen ist, da belastend, oder weil die Erklärung auf Papier zu bringen einfach zu viel Kraft kosten würde. Dieses Tagebuch kann mit einer vertrauten Person besprochen werden, um gemeinsam Muster zu entdecken und Strategien zu entwerfen.

Die Reduktionsgeschwindigkeit: kleine und langsame Dosisschritte

Don't: Schlagartig absetzen

Neuroleptika sollten langsam und in individuell zu findenden Schritten reduziert werden. Sonst droht aus unserer Erfahrung eigentlich immer eine Rebound-Psychose, insbesondere beim schlagartigen Absetzen. Aber auch großzügige Reduktionsschritte sind kritisch. Neurophysiologisch gesprochen sind dann viel zu viele supersensitive Dopamin-2-Rezeptoren nicht mehr blockiert, das Risiko einer erneuten Psychose ist massiv erhöht (siehe S. 66). Dies entspricht der leidvollen Erfahrung vieler Betroffener, Angehöriger und Profis. Vor diesem Erfahrungshintergrund hat sich die sogenannte 10-Prozent-Regel in reduktionserfahrenen Kreisen etabliert.

»10 Prozent alle sechs Wochen«: Diese Regel ist fast schon berühmt und zuweilen auch zutreffend. Manchmal aber geht es zunächst auch schneller, vor allem, wenn die Medikamente nur kurze Zeit, d. h. weniger als drei Monate, eingenommen wurden. Oftmals jedoch geht es eben nur langsamer. So ist es häufig sinnvoll, nicht 10 Prozent der Ausgangsdosis als Reduktionsschritt zu nehmen, sondern immer 10 Prozent der letzten Dosis. Und oftmals ist eine Reduktionsgeschwindigkeit von 5 Prozent alle drei Monate schnell genug. Dabei darf man zu Beginn des Reduktionsprozesses meist etwas großzügiger sein und einen 10-Prozent-Schritt riskieren. Es gibt also keine einfache Regel, mit der man die Reduktion mathematisch vorausberechnen könnte.

Die 10-Prozent-Regel stammt aus der Erfahrung von David L. Richman. Richman, Arzt in Berkeley (Kalifornien), veröffentlichte 1984 sein Kompendium »Dr. Caligari's psychiatric drugs«, in dem er wesentliche Grundideen zur Reduktion von Psychopharmaka vorstellt (Richman 1984; vgl. die Übersetzung relevanter Abschnitte bei Lehmann 2013, S. 311–314). Er empfiehlt eine Reduktion um 10 Prozent jede Woche, wobei

auch Lehmann und Breggin darauf hinweisen, dass dies für die meisten Neuroleptika-Nutzerinnen und -Nutzer zu schnell sei (LEHMANN 2013, S. 314; BREGGIN 2012, S. 192 ff.).
Die 10-Prozent-Regel wurde auf mehrere Wochen ausgedehnt und findet sich seither in wechselnder Ausführung in eigentlich allen Leitfäden zur Reduktion wieder (u. a. HALL 2012). Auch wenn die Regel eine gewisse Grundidee der äußersten Langsamkeit der Reduktionsgeschwindigkeit vermittelt, formuliert Lehmann treffend: »Die 10-%-Formel ist eher als Beispiel denn als konkrete Anleitung zu verstehen.« (LEHMANN 2013, S. 314) Wir schlagen 5- bis 10-Prozent-Schritte alle vier bis zwölf Wochen als eine solche Faustformel vor *und* ab »entzugssymptomfreiem Befinden« (= stabile Zeit) zumindest drei bis vier Wochen die gerade aktuelle Dosis weiter zu nehmen, bevor man einen nächsten Schritt unternimmt. Es ist aus unserer Erfahrung also bedeutsam, offen zu sein für Anpassungen der Reduktionsgeschwindigkeit, für minimale Dosisschritte und immer zumindest einige entzugssymptomfreie Wochen abzuwarten, bis man den nächsten Schritt geht.
Natürlich kommt man bei geringen Dosierungen in Bereiche, für die die Pharmaindustrie keine entsprechenden Tabletten anbietet. Manche Neuroleptika gibt es jedoch als Tropfen, die sich leicht weiter verdünnen lassen. Außerdem kann jede Apotheke in Deutschland auf entsprechende Verordnung eines Arztes oder einer Ärztin Kapseln in nahezu jeder Dosierung eines Neuroleptikums herstellen. Hierzu muss der Arzt eine »Rezeptur« aufschreiben, die eine exakte Anzahl an Kapseln mit der exakten Dosis der wirksamen Substanz sowie deren Einnahmerhythmik angibt (z. B.: 60 Kps Olanzapin à 1,4 mg, 1 × tgl., siehe Beispielrezepte S. 245). Der Apotheker stellt diese Kapseln dann unter Zusatz von Füllstoffen (meist Lactose) aus gemörserten, industriell hergestellten Tabletten dieses Wirkstoffes her. Da es sich um aufwendige Handarbeit handelt, benötigt die Apotheke zur Herstellung meist einige Tage. Problematisch ist dieses Vorgehen bei retardierten Tablettenformen. Diese können oftmals nicht geringer dosiert werden, als industriell angeboten, da sich beim Mörsern die Retardwirkung verliert. Jedoch können viele retardierte Fertigarzneimittel geteilt werden (z. B. bei bestimmten Quetiapin-Retardtabletten). Im Bedarfsfall stehen hier die Apotheken mit Rat und Tat zur Seite und informieren sich für die Betreffenden bei den Herstellerfirmen.
Die Reduktion der Medikamente bzw. das Absetzen derselben erfordert also einen Plan und die Bereitschaft, gegebenenfalls diesen Plan nachzubessern.

→ *Kleine Dosisänderungen machen den Unterschied. Meist liegt die Dosisänderung zwischen 5 und 10 Prozent und kann je nach Dauer der Einnahme alle vier bis zwölf Wochen vorgenommen werden.* ←

» Mittlerweile bin ich seit achteinhalb Monaten bei 0 mg Olanzapin und ich stelle mir schon manchmal die Frage: Ist das jetzt der Entzug noch oder bist du das schon selbst?
Ich bin aber relativ sicher, dass es auch jetzt, nach acht Monaten, immer noch Entzugssymptome sind. Ich sage dazu immer Histamin-Symptomatik. Olanzapin besetzt ja zu 60 Prozent Histamin-Rezeptoren. Das ist auch für andere Leute, die Sachen absetzen, wichtig, dass sie wissen, welches Rezeptorbindungsprofil ihr eigenes Neuroleptikum hat. Das ist ja oft unterschiedlich und dementsprechend wird, denke ich, die Symptomatik des Entzugs auch unterschiedlich sein. Dann ist die Entzugssymptomatik, denke ich, so und so auch individuell unterschiedlich. Keine Ahnung. Mich macht auch eine Bemerkung eines kanadischen Forschers relativ sicher, dass das noch Entzugssymptomatik ist. Ich hatte Kontakt aufgenommen mit einem Professor Seeman. Der macht, glaube ich, auch viele Tierversuche. Weil mich das natürlich sehr interessiert, wie lange so eine Entzugssymptomatik bestehen bleiben kann, habe ich ihn letztens mal gefragt und er hat mir Folgendes geschrieben: ›It depends on how long you have been taking all antipsychotic drugs. If you have been taking such medications for two years, then complete withdrawal time could be between six months and one year. [Es kommt darauf an, wie lange Sie antipsychotische Medikamente genommen haben. Wenn Sie solche Medikamente zwei Jahre lang genommen haben, könnte die komplette Entzugszeit zwischen sechs Monaten und einem Jahr liegen.] Das schätzt der natürlich auch nur. Da gibt's ja keine Untersuchungen drüber.
Ich meine nur, das verdeutlicht, wenn der so Ahnung davon hat, wie lange die Rezeptorveränderung im Körper bestehen bleibt, und wenn man nur so kurz, z. B. eben zwei Jahre, das genommen hat, dass er meint, dass das bis zu einem Jahr dauert, bis sich alles normalisiert hat. – Ich habe übrigens 28 Jahre das Zeugs genommen – heftig!
Das verdeutlicht, denke ich auch, wie schwierig es ist, davon runterzukommen. Und dass man es extrem, ich sage wirklich extrem langsam machen muss. Ich hatte ja schon mal gesagt, dass ich zehn Jahre dafür gebraucht habe. Keine Ahnung, vielleicht geht es auch schneller, aber bei den letzten Schritten habe ich immer nur jeweils Schritte von 0,2 mg Olanzapin gemacht. Das muss man sich mal vorstellen und ich hatte

immer den Eindruck, dass ich das merke, also Symptomatik bekommen habe, die nach einigen Wochen wieder weggegangen ist. Doktor Breggin aus USA schreibt ja auch, dass es oft gesehen wird, dass speziell die letzten Milligramm zu reduzieren oft extrem schwierig ist. Man weiß nicht, woran das liegt. Vielleicht werden gerade dann, wenn man die letzten Milligramm reduziert, bestimmte Zentren frei, die ja die ganze Zeit blockiert werden durch eine hohe Dosis. Auf jeden Fall habe ich für die letzten 2,5 mg elf Monate gebraucht. « (J.M.)

Es entspricht auch unserer Erfahrung, dass die Reduktion ab einem gewissen Punkt schwieriger wird. Die Entzugserscheinungen werden intensiver, die Dünnhäutigkeit und soziale Empfindsamkeit nehmen in einem Ausmaß zu, dass die Betreffenden dies kaum aushalten können. Meist haben sie dann schon eine sehr weitgehende Dosisreduktion erreicht, aber manchmal ist der Reduktionsprozess auch noch sehr am Anfang. In jedem Fall gilt es, genau zu eruieren, ob der Reduktionsschritt durchgehalten werden kann oder nicht. Schließlich befindet sich der- oder diejenige in einer Krise, auch wenn es sich um Entzugserscheinungen handelt. Sie ist ernst zu nehmen (siehe S. 104 ff.). Letztendlich sollte das eigene Befinden Maßstab des Handelns sein und manchmal muss die Dosis kurzfristig wieder auf die Höhe der letzten Reduktion gesetzt werden, um die Entzugskrise zu beenden. Dies gelingt üblicherweise innerhalb von wenigen Tagen, nachdem der oder die Betreffende auf die vorige Dosis wieder zurückgekehrt ist. Und nach unserer Erfahrung sollte man sich auch nur wenige Tage Zeit lassen, um diese Entscheidung zu treffen.

→ *Wenn die Entzugserscheinungen zu intensiv sind, ist es langfristig zielführender, innerhalb weniger Tage wieder auf die vorherige Dosis zurückzukehren und sich zu stabilisieren. Beim nächsten Mal sollte der Reduktionsschritt dosisangepasst oder mit größerem zeitlichem Abstand vorgenommen werden.* ←

Auch wenn es frustrierend sein mag, ist es aus unserer Erfahrung zielführender, sich selbst und damit auch dem eigenen Körper mehr Zeit zur Stabilisierung zu geben. Immer wieder wissen sich Betroffene auch selbst zu helfen. Dies gilt insbesondere, wenn es eine gute Krisenvorbereitung und genügend Bewältigungs- und Abschalttechniken gibt, die sie einsetzen können.

▸ Hatte ich eine Reduktion zu hastig vorgenommen, war das ein Desaster, eine Art psychisches Schleudertrauma. Ich hatte das Gefühl, ich müsste mich sofort und ohne Umwege in der Psychiatrie einfinden. Ich konnte kaum aushalten, allein zu bleiben oder gar die Wohnung zu verlassen. Nach einigen Tagen, in denen mein Ehrgeiz, meine Vernunft und meine Psyche sich erbitterte Kämpfe geliefert hatten, kehrte ich zurück zu der vorherigen Dosis. Ich kann nur von Glück reden, dass meine Angehörigen mir dringlichst geraten hatten, genau dies zu tun, es bewahrte mich vor erneuter stationärer Behandlung. Nach ein paar Tagen Ruhe, mit der alten Dosis, in der gewohnten Umgebung hatte ich mein Gleichgewicht zumindest annähernd wieder erreicht. ◂ (Thelke Scholz)

Im Rückblick kann eine solche Krise dann oftmals sogar gewinnbringend genutzt werden. Dies betrifft nicht nur den Umstand, eine Anpassung der Reduktionsschritte vorzunehmen. Sondern es betrifft auch die Themen, die als trouble générateur im Hintergrund der Psychosebefähigung wirken (»Die fünf Stadien der Genesung«, siehe S. 21 ff.). Wenn man Angehörige oder Profis hat, mit denen man diese Erfahrung rückblickend besprechen und so im Dialog seine persönliche Bedeutung für sich entziffern kann, kann so eine Krise äußerst wertvoll sein. Letztlich ist diese (soziale) Selbstverständigung über das Erlebte und seine (auslösenden) psychosozialen Hintergründe insbesondere in einer Psychosenpsychotherapie zu leisten, aber auch eine Peerberatung durch EX-INler oder eine entsprechend biografisch arbeitende Selbsthilfegruppe bieten aus unserer Sicht solche Erzählräume an (siehe »Verständigung ist möglich«, ab S. 99).
Besonders herausfordernd sind aus unserer Erfahrung die letzten 10 bis 20 Prozent der Ausgangsdosis. Die betreffenden Neuroleptika-Nutzer nehmen dann meist schon eine Dosis, die im Bereich von 1 bis 2 mg Haloperidol-Äquivalent oder darunter liegt (siehe Tab. 8, S. 244). Wir halten diese Reduktionsphase für derart bedeutsam und herausfordernd, dass wir ihr einen eigenen Abschnitt gewidmet haben (»Der letzte Krümel«, siehe S. 206 ff.). Aus unserer Erfahrung gibt es aber auch Personen, die eine bestimmte Dosisgrenze nicht unterschreiten können oder wollen. Manche Betroffene wollen eine verlässliche Einschlafmedikation oder eine gewisse emotionale Schutzwand behalten. Diese Dosierungen sind meist sehr gering, bewegen sich im Bereich der angesprochenen 1 bis 2 mg Haloperidol-Äquivalent oder darunter. Ob es sich dabei um die nicht unterschreitbare individuelle Niedrigstdosierung handelt oder ob die Medikation in entsprechend geeigneter Weise doch weiter reduziert werden könnte, bleibt dann offen. Mit dieser Unsicherheit gilt es zu leben.

▸ Frau M. nutzt nach verschiedenen psychotischen Krisen seit Jahren eine erfolgreich minimierte Dosis von 25 mg Clozapin. Dabei bemerkt sie keinerlei Nebenwirkungen und hat auch nicht den Eindruck, in ihrem Gefühlsleben durch die Medikation beeinträchtigt zu sein. Dieser Eindruck wird sowohl von ihrem Partner als auch ihrem Psychotherapeuten bestätigt. Dabei führt Frau M. ein vollkommen normales, also auch durchaus anstrengendes Leben einer berufstätigen Frau und Mutter. Die für sie entscheidende Wirkung der Medikation ist das verlässliche Einschlafen am Abend, um nicht in ein Gedankenkreisen und Nicht-abschalten-Können zu geraten ◂ (vgl. Schlimme, Brückner, 2017, S. 203 f.).

→ *Oft entsteht der Eindruck, ab einer bestimmten Schwelle einer neuroleptischen Dosis nicht mehr weiterzukommen. Dies geschieht meist im niedrigen Dosisbereich unterhalb von 1 bis 2 mg Haloperidol-Äquivalent. Manchmal kann die Dosis nicht weiter reduziert werden (= individuelle Niedrigstdosis). Manchmal kann der letzte Krümel aber in Kleinstschritten weiter reduziert oder sogar erfolgreich abgesetzt werden.* ←

Schlagartiges Absetzen führt typischerweise zu einer Rebound-Psychose (auch: Supersensitivitätspsychose, Entzugspsychose), die nicht jedes soziale Netz ohne die erneute Nutzung von Neuroleptika aushält. Außerdem ist die Entzugspsychose nicht weniger anstrengend oder herausfordernd als eine »normale« Psychose. Auch wenn Symptome für Außenstehende gleich aussehen, so berichten doch viele Betroffene, dass sie auch unter sehr schwierigen Umständen eine Einordnung ihrer Symptome vornehmen konnten. Diese innerhalb weniger Tage im Entzug auftretenden Psychosen stellen wohl die schwierigsten Situationen in einem Reduktionsprozess dar. Alle Beteiligten stehen unter enormem Druck. Im besten Fall reagieren Profis und Angehörige gelassen, halten die schwierige Situation aus und begleiten sie. Sie bieten Ruheoasen an, nutzen diese auf vorbildliche Weise selbst und gemeinsam mit den Betroffenen.

» Nach meinem zweiten Klinikaufenthalt wurde ich entlassen mit der strikten Empfehlung, meine Haldoltropfen einzunehmen und mit meiner Psychoseanfälligkeit ja keine andere Therapieform auszuprobieren. An diesen Rat hielt ich mich, weil ich nicht noch einmal in eine geschlossene Klinik wollte. Dreimal täglich zählte ich meine Tropfen, sonst tat ich so gut wie nichts. Nahezu unbeweglich saß ich hinter meiner neuroleptischen Mauer, weit weg von mir, von allem. In mir wuchs eine Idee: Dies ist nicht mein Leben, so soll es nicht weitergehen. Ich legte den Zeitpunkt für meinen Tod fest. Wenn ich sowieso in absehbarer Zeit sterbe, kann ich vorher andere Möglichkeiten ausprobieren, z. B. meine Tropfen weglassen. Am nächsten Tag sah ich, dass meine Wohnung verdreckt war und ich auch. Am folgenden Tag war ich in der Lage, mich zu bewegen, zu duschen, zu denken, ein Essen zu machen. Ich kam zurück in mein Leben. « (Regina Bellion)

▶ Mithilfe vieler guter Freunde gelingt es Regina Bellion, ihre Psychosen sozusagen in aller Stille und unentdeckt von Profis durchzustehen. Sie schafft es, weitere Klinikaufenthalte zu vermeiden. Sie selbst sagt heute, Jahrzehnte später, ihr wäre damals nicht bewusst gewesen, wie gefährlich ihr Handeln war und wie viel Glück alle Beteiligten immer wieder hatten. ◀

Diese im Entzug innerhalb weniger Tage auftretenden Psychosen werden aber aus unserer Erfahrung oft nicht als Rebound-Psychosen, sondern als Ausdruck einer »Grunderkrankung Schizophrenie« missinterpretiert. Sie werden dann als »Beweis« gedeutet, dass der oder die Betreffende ohne Neuroleptika nicht zurechtkäme. Im schlechtesten Fall geraten Profis und Angehörige vor dem Hintergrund dieses Krankheitskonzepts in eine Spirale hektischer Betriebsamkeit, die sich auf fatale Weise an die panische Betriebsamkeit der Betroffenen anschließt. Die Folge ist oftmals eine chaotische und unübersichtliche Situation, die sich durch massiven emotionalen und sozialen Druck auf die Betroffenen auszeichnet. Dabei sind die Motive an sich nachvollziehbar: Die Profis wollen unter allen Umständen den »erneuten Krankheitsausbruch« behandeln, die Angehörigen können das befürchtete Leid und die Angst vor dem unvorhergesehenen Ereignis kaum noch ertragen. Am größten aber ist der Druck dann bei den Betroffenen. Sie müssen die Warnungen und die vermeintlich gut gemeinten Hinweise aushalten, einordnen und immer wieder mit ihrem eigenen Befinden abgleichen. Und dies auch noch im Zustand einer äußerst schnell aufflammenden Psychose, in dem alles bedeutungsschwanger und auf bedeutsame Weise vieldeutig, eventuell sogar auf sie gemünzt erlebt wird. Es ist im wahrsten Sinne ein »Martyrium der Schlüsselreize« (siehe S. 17).

Nicht selten enden solche Situationen dann mit einer erneuten Klinikeinweisung, der Verordnung zusätzlicher neuroleptischer Medikamente oder einem massiven Hochsetzen des zuvor reduzierten Neuroleptikums auf die ursprüngliche Dosis. Dabei würde es oft reichen, zum letzten

Dosisschritt zurückzukehren, ein Schlaf- und Beruhigungsmittel zu nutzen sowie Geduld und Gelassenheit aufzubringen und vorzuleben, um die Krise mit Bordmitteln zu bewältigen. Aus unserer Erfahrung beeinträchtigt das massive Heraufsetzen der Medikamentendosierungen viele sinnvolle eigene Aktivitäten und Techniken der Krisenbewältigung. Außerdem verursachen hochdosierte Neuroleptika ihrerseits sogenannte sekundäre Negativsymptome, die dann zuweilen auch noch als Ausdruck der »Schizophrenie« fehlinterpretiert werden.

Häufig werden im Behandlungsverlauf zusätzlich noch Antidepressiva (SSRI) verordnet mit der Empfehlung, sie »langfristig einzunehmen«. Die Antidepressiva sollen den Antrieb steigern und die Angst im sozialen Miteinander verringern. Dies gelingt nur selten und typischerweise nur für kurze Zeit. Insbesondere langfristig genutzt fördern sie eine »Drehtürpsychiatrie« (siehe S. 189 ff.). Diesen Teufelskreis von vornherein zu verhindern oder zu durchbrechen sollte Ziel jeglicher Intervention sein. Alternative Behandlungs- und Begleitmöglichkeiten erfordern immer ein hohes Maß an Geduld, Zuwendung und auch Zeit von Profis und Angehörigen. Sie werden deshalb viel zu selten angewandt, obwohl ihre Wirksamkeit in vielen Fällen nachgewiesen wurde (»Alternativen entwickeln«, siehe S. 104 ff.). So würde den Betroffenen Mut gemacht, die zum Teil sehr unangenehmen und auch dramatischen Entzugserscheinungen mit Bordmitteln, minimalen Dosisanpassungen und möglichst in privaten Ruheoasen durchzustehen. Eine professionelle Begleitung müsste eigene Angebote bedeutungsdosierter Sozialräume vorhalten oder eben gegebenenfalls darauf hinwirken, den Reduktionsschritt erst einmal rückgängig zu machen, und möglicherweise im nächsten Schritt eine geringere Dosis für die Reduktion vorschlagen.

→ *An einen Reduktionsprozess ist mit viel Geduld heranzugehen. Es gilt, sich Zeit zu nehmen und Zeit zu lassen!* ←

Gerade bei langfristigen und schleppenden Genesungsverläufen oder wiederholten Krisen finden sich oft Verordnungen von mehreren Neuroleptika und weiteren Psychopharmaka. Und dies, obwohl diese Polypharmazie in den meisten Fällen weder mit den Leitlinien konform ist noch eine wissenschaftliche Evidenz zur Wirksamkeit vorliegt. Oftmals scheint das Motto »Viel hilft viel« bei der Verschreibungspraxis Pate zu stehen. Meist kommen von Krise zu Krise Medikamente hinzu. Für Menschen, die mehrere Neuroleptika nutzen, ist eine besonders intensive Betreuung und Beratung bei Reduktionswünschen und Reduktionsprozessen notwendig. Vor dem Hintergrund pharmakologischer Kenntnisse und Überlegungen muss geprüft werden, welches Medikament als erstes, als zweites etc. zu reduzieren ist und in welcher Höhe. Welche Wirkstoffgruppen sind besser erst zum Schluss zu reduzieren bzw. abzusetzen? Da insbesondere hier professionelle Beratung und Begleitung gewährleistet sein muss, haben wir diesem Thema ein eigenes Kapitel gewidmet (»Reduktion von Psychopharmaka-Kombinationen«, siehe S. 199 ff.)

Das unterstützende Netzwerk

Don't: Allein gegen den Rest der Welt

Der Reduktionsprozess ist anstrengend. All dies allein gegen alle anderen durchzustehen, ist selbst für die stärkste Person kaum möglich. Zudem reagieren die wichtigen anderen gelassener und damit hilfreicher, wenn sie wissen, warum die psychoseerfahrene Person zurzeit so dünnhäutig, griffig oder aufgedreht ist. Im besten Fall sind alle gemeinsam vorbereitet, haben solche Szenarien zuvor besprochen und Hilfsansätze gemeinsam festgelegt, angemessene soziale Räume erschlossen (»Noch vor dem Start«, siehe S. 76 ff.).
Wir wollen aber auch nicht verhehlen, dass ein intaktes soziales Umfeld für viele Menschen mit Psychoseerfahrung ein Wunschtraum ist. Je nachdem wie lange die Erkrankung bereits anhält, kann es sein, dass Stigmatisierung, unverständliches Handeln oder Reden der Betroffenen zu einer sozialen Isolation geführt haben, die sie auf sich allein zurückwerfen. Nicht zuletzt besteht oftmals eine soziale Empfindsamkeit und eine dilemmatische Gestaltung des Miteinanders. Allerdings unterstützt auch das professionelle System den Wunsch nach Medikamentenreduktion oft nicht hinreichend. Viel zu häufig steht dem Wunsch der Betroffenen eine pessimistische Grundhaltung gegenüber, gegen die sie nur schwer ankommen, zumal es ihnen dann auch noch meist gerade nicht gut geht! Wir kennen Aussagen – von Sachbearbeitern bei Krankenversicherungen bis hin zu ambulanten Pflegediensten, Ärzten und sozialpsychiatrischen Diensten –, die alle vor einer Reduktion warnen bzw. bei Auftauchen auch kleinerer Symptome dringend zu einer Rückkehr zur ursprünglichen Medikamentendosis raten, wenn nicht gleich zu einem erneuten Klinikaufenthalt. Alternative Möglichkeiten einer zielgerichteten Intervention werden gar nicht in Erwägung gezogen, auch weil sie häufig gar nicht bekannt sind.

Aus unserer Erfahrung ist es wichtig, die heilsamen Wirkungen eines therapeutischen Milieus zu beachten. Wie Jan FOUDRAINE (1973) in seinem Buch »Wer ist aus Holz« dargestellt hat, gelingt das Stärken des Verantwortungsbewusstseins durch die Übertragung von Entscheidungsbefugnissen. Anders gesagt geht es darum, den Betroffenen im Spiel zu halten. Hierfür verlangt es aus der Sicht Foudraines eine unbedingte Bereitschaft des Zuhörens und »Sich-Einlassens« aller am Genesungsprozess Beteiligten. Nur dadurch sei es möglich, die hinter dem Psychotischen auftauchenden Hintergrundprobleme, den trouble générateur, sichtbar und erfahrbar zu machen. Diese Offenheit des Miteinanders gilt aus unserer Sicht nicht nur für die Psychoseerfahrung, sondern eben auch für die soziale Empfindsamkeit. Sie stellen die wesentlichen Bausteine der Genesung dar und sollten insofern im privaten Netz ebenfalls zum tragenden Gerüst werden (»Trialektik der Genesung«, siehe S. 34 ff.).
Im besten Fall stellen die Angehörigen und Freunde den größten Teil des sozialen Netzes dar bzw. werden dazu im Verlauf der fortschreitenden Genesung. Es gibt keine Daten darüber, in wie vielen Familien sich hauptsächlich Freunde und Angehörige um den psychisch Erkrankten kümmern. Menschen, die durch das angeblich so engmaschige soziale Netz gefallen sind bzw. die selbst oder deren Angehörige ganz bewusst und aus gutem Grund dieses Netz meiden. Im Gegensatz dazu sind die Zahlen der stationären und ambulanten Behandlungen bekannt, wir kennen aber keine seriöse Auflistung der durch Angehörige und Freunde erbrachten Leistungen. Diese Menschen, die das private soziale Netz von Psychoseerfahrenen ausmachen, tauchen im System oft nicht auf, bleiben neben dem System mehr oder weniger beachtet bestehen bzw. werden etabliert oder verlieren sich. In der Tat stellen sie aber den notwendigen Kontakt zur gesellschaftlichen Realität her bzw. sind diese normale, sozial geteilte Realität: »Therapie kann nicht ersetzen, was allein das Leben selber bringt.« (JASPERS 1946/1973, S. 672)
Es ist also notwendig, dass die Profis dieses sogenannte nicht professionelle Team aus begleitenden Angehörigen, Freundinnen und Freunden aktiv einbeziehen, begleiten und den Betroffenen helfen, dieses Netz zu entwickeln. Dies geht nach unserer Ansicht häufig über das hinaus, was derzeit in Deutschland üblich ist. Wenn beispielsweise Betroffene nach einem Klinikaufenthalt den Angehörigen nur mit der Maßgabe überstellt werden, immer auf die Einnahme der Medikamente zu achten, den regelmäßigen Besuch des behandelnden Psychiaters zu gewährleisten und ansonsten abzuwarten, kann dies aus unserer Sicht nicht genügen.

Angehörige und Freunde haben meist keine Ausbildung, vielleicht rudimentäre psychologische Kenntnisse, und oft lassen die Profis sie spüren, dass sie sich besser aus der »Krankengeschichte« heraushalten sollen. Sie bekommen vermittelt, dass sie den Ablauf des Geschehens stören und aufgrund ihrer nicht vorhandenen Ausbildung auch kein Verständnis für das Krankheitsbild haben können. Nicht selten werden sie an Angehörigengruppen verwiesen, in denen die Diskussionen sich eher um das Wohlbefinden der Angehörigen drehen als um die Genesung der Betroffenen und die sich eher als eine Form von Psychoedukation begreifen, deren Sinn und Zweck die Einnahme der verordneten Medikamente ist.
Sicherlich mag es Angehörige und Freunde geben, die mit dieser Rolle zufrieden sind und sich damit abfinden. Sie haben oftmals Angst, dass sie für eventuell künftige Krisen verantwortlich seien. Der hierdurch entstehende soziale und emotionale Druck ist auch für die Betroffenen äußerst ungünstig und trägt dazu bei, dass psychotische Krisen häufiger auftreten (siehe S. 38 ff.). Solche Ängste gilt es zu nehmen, was aus unserer Erfahrung am besten im trialogischen Austausch gelingen kann. Aber auch die sorgsame und ausreichend gelassene Gestaltung des Miteinanders oder der Atmosphäre in der gemeinsam bewohnten Häuslichkeit kann unserer Ansicht nach in solchen trialogischen Gesprächen angesprochen und ausgehandelt werden. Profis sollten solche trialogischen Gespräche anregen und von möglichst vielen Beteiligten einfordern. Dies kann auch in Netzwerkgespräche münden, wie sie der Offene Dialog vorsieht (siehe S. 98 ff. bzw. S. 113).
Auf diese Weise könnte das private Wissen der Freundinnen, Freunde und Angehörigen über die betroffene Person für den Genesungsprozess besser fruchtbar gemacht werden. Schließlich haben sie intime Kenntnisse von den Bedürfnissen und Vorlieben der Betroffenen. Sie sind der Person in ihrem bisherigen Leben mit Empathie und Zuneigung begegnet, sie kennen viele Vorlieben und wissen oftmals, was die Person zornig oder aggressiv werden lässt, was sie freut und womit man sie beruhigen kann. Dieses Wissen kann über die chaotischen Ereignisse rund um die Erkrankung verloren gegangen sein, aber man kann es wieder mit Leben füllen und es ist ungeheuer wertvoll.
Gleichzeitig wissen viele Freunde und Angehörige oftmals nicht, wie belastend und bedrückend, wie beschämend und demütigend sie mit ihrem Verhalten für ihren Angehörigen sein können. Gerade das Wissen um die persönlichen Sehnsüchte, Verletzlichkeiten und Vorlieben kann also auch zum Herrschaftswissen werden. Häufig stellen psychoseerfahrene

Personen ihre Abgrenzungswünsche zurück, um ihre Angehörigen nicht zu verletzen. Oftmals sind sie ratlos, wie sie ihren Angehörigen mitteilen können, dass sie gerade mal ihre Ruhe brauchen, dass das ständige Formulieren von gut gemeinten Ansprüchen und Erwartungen schlichtweg nervt und zu viel des Guten ist, dass es ihnen lieber wäre, wenn nicht wieder die peinlichen Geschichten ihrer Vergangenheit vor aller Augen ausgebreitet und bloßgestellt würden. In all dieser Hinsicht benötigen die Freundinnen, Freunde und Angehörigen Vorbilder für einen hilfreichen Umgang. Sie können solche Vorbilder in den Beispielen guter Praxis finden, die wir in diesem Text verteilt haben. Sie können sie aber auch im direkten Umgang mit Profis finden, die ein offenes Ohr für das Miteinander der Betroffenen und ihrer Angehörigen haben und wissen, dass es keine anderen Angehörigen für diesen Menschen geben wird.

→ *Alle Beteiligten des privaten sozialen Netzes sollten so in den Genesungsprozess einbezogen werden, dass sie in trialogischen Gesprächen die Bedeutung eines gelassen-geduldigen Zuhörens, Dabeiseins und Rückzug-Gewährens für sich und die psychoseerfahrene Person erkennen und gemeinsam üben können.* ←

Das für diese Gemeinsamkeit erforderliche Team finden Betroffene letztlich in ihrem privaten sozialen Netz, ob als Familienangehörige bereits verbunden oder als Freunde und Bekannte erst noch zu gewinnen, ergänzt durch den einen oder anderen Profi. Ein solches Team ist durchaus in der Lage, ein therapeutisches Milieu zu entwickeln. Dazu bedarf es zwar einiger Entschlossenheit aufseiten der Angehörigen und Freunde. Auf ihrer Seite ist in erster Linie die Bereitschaft nötig, die Bedürfnisse des Miteinanders in den Mittelpunkt des Handelns zu rücken. Und diese Bedürfnisse beinhalten eben von allen Beteiligten sowohl Abgrenzungswünsche und Kritikpunkte als auch Geborgenheitssehnsüchte und Ansprüche. Nur dass eben die psychoseerfahrene Person diese Wünsche und Bedürfnisse wesentlich schlechter oder auch gar nicht – sei es explizit oder implizit – in das Miteinander einbringen kann.
Es ist also eine große Aufmerksamkeit für die Bedürfnisse der Betroffenen gefordert. Jedoch geht es für die Angehörigen, Freundinnen und Freunde weder um ein Aufopfern, was nur Schuldgefühle beim Betroffenen implizieren würde, noch um ein Fallenlassen, was nur Schamgefühle bei ihm auslösen würde. Vielmehr ist die aufmerksame Justierung von Nähe und Distanz, von Dazugehören und Selbstständigsein abseits einer simplen Reproduktion des psychosozialen Dilemmas gefragt (siehe

»Das Miteinander der Genesung«, ab S. 38). Eigentlich meint dies nichts anderes als schlichte Normalität. Aber genau das ist anstrengend, verlangt eigene Rückzugsräume und Abschalttechniken, verlangt ernsthaftes Interesse an Verständigung statt einer sentimentalen Sehnsucht nach Verständnis. Profis sollten für Angehörige und Freunde Vorbild sein, was für die Profis wiederum zuweilen anstrengend und herausfordernd ist. Aber für alle Beteiligten des privaten und therapeutischen Netzes gilt als Orientierung die klassische Gretchenfrage: Was würde ich mir an seiner Stelle wünschen? Manchmal ist die Beantwortung dieser Frage durch den Betreffenden noch nicht möglich. Dann helfen Fragen wie: Was können wir tun, damit du dich besser fühlst? Was würde dir in der jetzigen Situation guttun? Was muss geändert werden, damit es wieder besser wird? Solche Fragen sind immer geeignet, eine Situation zu entspannen und das Gespräch mit dem Betroffenen fortzuführen.

→ *Bedeutungsdosierte Sozialräume, ein ruhiges Zimmer, eine unaufdringliche Umgebung und ein unaufgeregtes Miteinander im Alltag sind wichtige Voraussetzungen für die Genesung und das Gelingen der Medikamentenreduktion.* ←

Bedürfnisangepasste Behandlung und Open Dialogue

Vor mehr als 25 Jahren wurde von Yrjö Alanen und seinem Team das System der bedürfnisangepassten Behandlung entwickelt. Es beruht auf sieben Therapieprinzipien:

- sofortige Hilfe
- Einbeziehen des sozialen Netzwerkes
- flexible Einstellung auf die Bedürfnisse
- Verantwortungsübernahme durch das psychiatrische Team
- psychologische Kontinuität
- Aushalten von Ungewissheiten
- Förderung des Dialoges

Kommt es zu einer Krise, steht innerhalb von 24 Stunden ein multiprofessionelles Krisenteam bereit und beruft eine Therapieversammlung mit Therapeutinnen, Familie, Betroffenen und anderen am Geschehen Beteiligten ein. Jaakko Seikkula erweiterte dieses Konzept hin zum »Offenen Dialog«. Die Therapieversammlung ist von zentraler Bedeutung und an sie und damit an die Therapeutinnen und Therapeuten sind bestimmte Bedingungen gestellt. Dem psychotischen Menschen soll Gehör verschafft werden, seine Fragen müssen beantwortet werden und nur dann kann versucht werden, ihn in den Dialog einzubeziehen. Geschehe dies nicht, so ist mit einem schlechteren Behandlungsergebnis zu rechnen. (SEIKKULA 2008) Der Begriff »Dialog« impliziert eine besondere Bedeutung von Sprache in diesem therapeutischen Prozess: Nötig ist nach SEIKKULA (2008, S. 485) eine Sprache, die nicht nur »Symptome und schwieriges Verhalten« benennt, »sondern heilend wirksam werden kann«. Selbstverständlich hat jede Stimme in diesem dialogischen Prozess das gleiche Gewicht. »Das, was wir Open Dialogue nennen, beschreibt sowohl die Art und Weise, wie psychiatrische Hilfe in schweren Krisen organisiert werden kann, als auch die Dialoge im Rahmen der Treffen mit der Familie oder dem erweiterten sozialen Netzwerk.« (SEIKKULA 2008, S. 478; Übers. von Werner Schütze)

Medikamente werden, wenn es sich um eine erstmalige Manifestation einer psychotischen Krise handelt, in den ersten drei bis vier Wochen nach Möglichkeit gar nicht verordnet und es stellt sich heraus, dass dieses Zuwarten in vielen Fällen auch in Zukunft eine Medikamentengabe überflüssig macht.

Die Effizienz des »Offenen Dialogs« wurde in mehreren Studien nachgewiesen (u. a. SEIKKULA, ARNKILL 2006; SEIKKULA u. a. 2006). In einer Studie erhielten nur ca. ein Drittel der Patientinnen und Patienten in der Gruppe mit bedürfnisangepasster Behandlung Neuroleptika versus 100 Prozent der Betroffenen in der Vergleichsgruppe. Trotzdem waren bei der ersten Gruppe die rückfallfreien Zeiten länger und die Patienten und Patientinnen waren später erheblich besser in die Arbeitswelt integriert als jene in der Vergleichsgruppe. Gleichzeitig sank die Anzahl der Tage, an denen die Betreffenden eine stationäre Behandlung im Krankenhaus benötigten, erheblich verglichen mit jenen der Vergleichsgruppe (durchschnittlich 14 Tage versus 117 Tage in der Vergleichsgruppe).

Verständigung ist möglich

Don't: Mit keinem reden

Niemandem von den Alltags- und Psychoseerfahrungen zu erzählen, lässt einen allein mit diesen Erfahrungen zurück. Es erschwert die Möglichkeit, eine hilfreiche Einstellung zu den Erfahrungen zu finden. Da Psychoseerfahrungen exklusiv sind, d. h., nur der Betreffende selbst sie erlebt, kann er sie nicht direkt mit anderen teilen. Dies ist das auszeichnende Merkmal dieser Erfahrungen, ihre fehlende soziale Teilbarkeit. Soziale Teilbarkeit gelingt in dem Fall tatsächlich nur durch Mitteilung. In genau diesem Sinne helfen alle Erzählräume, die offen für psychotische Erfahrungen und Sichtweisen sind. Im Prinzip könnte dies für jedes sozialprofessionelle Gespräch gelten. Auch Peerberatungen, beispielsweise durch EX-INler, Selbsthilfegruppen, Trialoge oder Psychosenpsychotherapie bieten diese Möglichkeit. Sie sind aber auch in spezifischer Weise hilfreich:

- Die genesene Person mit eigener Psychoseerfahrung ist zugleich ein großartiges Vorbild, dass auch ich es schaffen kann;
- das polyfone Gespräch in der Selbsthilfegruppe oder im Trialog hilft mir, andere Sichtweisen auf meine Erfahrungen anzuhören und zu bedenken;
- der (psychodynamische) Psychosenpsychotherapeut hat meine Schwierigkeit im Blick, im Miteinander mit Menschen die Nähe und Distanz, das Dazugehören und Eigenständigbleiben auszubalancieren und mit den Betreffenden zu thematisieren.

Natürlich bieten diese spezifischen Erzählräume häufig noch mehr. Für uns sind dies jedoch die entscheidenden Zutaten, dass in diesen Erzählräumen eben nicht einfach nur geredet wird, sondern dass neue dritte Standpunkte bezogen auf die eigenen Erfahrungen und Erlebnisse angehört, ausprobiert und geübt werden können. Für alle Sozialprofis gilt es, die Ruhe und Gelassenheit zum Dabeisein und Zuhören immer wieder aufzubringen. Nur so können solche dritten Standpunkte glaubwürdig ins Spiel gebracht werden. Wichtig ist aber auch, eigene Erholungsnotwendigkeiten und Unsicherheiten zu benennen. Beides ist im Vorbildsinne notwendig, denn nur wenn auch die abgebrühtesten Sozialprofis mal eine Pause brauchen oder unsicher sind, kann sich auch die psychoseerfahrene Person eine Pause nehmen oder Unsicherheit als normal akzeptieren. Die Vorbildfunktion ist auch für Freunde und Angehörige wichtig (»Die drei Bausteine der Genesung«, siehe S. 34 ff.). Aber sie kann auch für den engagierten Nachbarn von unschätzbarem Wert sein.

* Frau P.B. ist ein Pseudonym. Die in dieser Publikation zitierten Narrative sind Therapieberichte. Frau P.B. hat den Text mit erarbeitet und erteilte eine informierte Einwilligung, dass er veröffentlicht werden kann.

▶ Frau P.B.* berichtet, dass sie sich auf einem Fortbildungsseminar ein Herz gefasst und eine Person angesprochen habe, die ihr beim Essen gegenübersaß. Sie mache das ungern, da sie Sorge habe, nichts zu sagen zu haben, und nicht aufdringlich sein wolle. Wie der Zufall es wollte, ergab sich ein gutes Gespräch und es stellte sich heraus, dass die Person im selben Kiez wohnte wie sie. So konnten sie am Ende des Seminars gemeinsam nach Hause fahren, was ihr die Angst nahm, so spät abends noch allein in der großen Stadt unterwegs zu sein. In der Psychotherapie können wir diese Szene, in der Frau P.B. so mutig auf die andere Person zugegangen ist, nutzen, um die Befürchtung, aufdringlich zu sein, genauer zu betrachten. Frau P.B. formuliert, dass sie oft zwischen dem Wunsch, dazuzugehören und mit anderen Zeit zu verbringen, und der Sorge, anderen gegenüber zu aufdringlich zu sein, hin- und herschwanke. Sie stellt mit Blick auf einige wenige Rückmeldungen auch von meiner Seite (J.S.) mit Erstaunen fest, dass sie von anderen eher als reserviert und zurückhaltend wahrgenommen wird. Die Begegnung bietet im genaueren und ehrlich-interessierten Betrachten der in ihr gegebenen Erfahrungsaspekte (= moving along) eine Grundlage, um dieses Dilemma zu formulieren und aspekthaft umzudeuten (= reframing). Durch die Anerkennung, dass es insbesondere ein eigenes Sich-viele-Gedanken-Machen ist, werden weitere vergleichbare Erfahrungen mit anderen möglich und Frau P.B. kann sich zunehmend ermutigen, auf andere zuzugehen. ◂

Dies zeigt, dass die spezifisch therapeutischen Erzählräume eine reflektierende, vorbereitende und vorbildliche Funktion für alle anderen Sozialräume erfüllen können. In diesen wird zwar auch geredet, aber eben oftmals nicht mit der Feinsteuerung des Miteinanders, die in der Begleitung einer genesenden psychoseerfahrenen Person gefordert ist. Diese fehlende Feinsteuerung ist aber gleichzeitig auch Ausdruck der Normalität des Miteinanders.

→ *Therapeutische Erzählräume sind Proberäume für den Alltag mit Freunden und Angehörigen. In ihnen kann das Dilemma von Dazugehören-Wollen und Eigenständig-sein-Wollen als weniger verunsichernd erlebt und insofern gemeinsam reflektiert werden. So werden schrittweise neue Einstellungen im Miteinander möglich.* ←

Auch im Reduktionsprozess ist die gemeinsame Suche nach Verständigung sinnvoll. Nicht nur, um mit den Entzugserscheinungen nicht allein dazustehen. Und auch nicht nur, damit die Beteiligten des eigenen sozialen Netzes vorbereitet sind auf das, was in den Wochen nach dem jeweiligen Reduktionsschritt auf sie zukommen wird. Denn es dauert meist mehrere Wochen, bis sich die Entzugserscheinungen wieder verflüchtigt haben. Oftmals sind die ersten drei Wochen besonders anstrengend, aber häufig braucht es sechs bis acht Wochen, bis sich die Person wieder belastbar fühlt und ohne vermehrten Scheuklappenbedarf durch ihren

Alltag bewegen kann. Der reduktionsbegleitende Genesungsverlauf von Helmut John zeigt beispielhaft, wie das Zusammenspiel von privater und professioneller Begleitung funktionieren kann.

▶ Helmut John bemerkt im Verlauf des Reduktionsprozesses nach ca. sieben Monaten der mittlerweile halbierten Dosis (7,5 mg Olanzapin), dass er manchmal überfordert ist – von den Anforderungen anderer und von der Situation. Das war vorher nicht so, da war er oft nur mit sich beschäftigt, beobachtete sich, wie er sich so durch die Situation bewegte. Jetzt spüre er die Anforderungen oft als überfordernd: »Ich fühle mich durch meine Frau oft überfordert.« Allerdings berichtet er mir (J.S.) in der Psychosenpsychotherapie, dass er Angst habe, ihr das mitzuteilen. Er habe Angst, dass sie ihn dann verlasse. Schließlich habe sie im letzten Jahr die Hauptlast der Familienarbeit getragen. Einige Monate später und mit 1,5 mg Olanzapin weniger (= 6 mg Olanzapin) kann er mir (J.S.) gegenüber formulieren, wie sich diese Gesprächssituationen für ihn anfühlen, wenn sie ihm durchaus nachvollziehbare Vorwürfe mache: »Ich kann dann im Gespräch oft nicht mitteilen, wie es ist. Ich bin dann enttäuscht, traurig, verängstigt – da fehlen mir die Worte. Und dann rechtfertige ich mich auf der Sachebene.« Wir überlegen gemeinsam, wie er seine Sicht der Dinge und auch sein Nachvollziehen-Können ihrer Perspektive formulieren kann, ohne seine Frau zu kränken. Außerdem stelle ich infrage, ob seine Frau durch eine Kritik von seiner Seite tatsächlich gekränkt wäre. Trialogische Gespräche bereiten den weiteren Boden. Herr John und seine Frau probieren verschiedenste Varianten aus und schließlich berichtet Herr John, dass er seine Frau kritisieren könne, ohne die Befürchtung zu haben, die Beziehung gehe in die Brüche. Seine Frau reagiere ausgesprochen positiv auf seine Mitteilungen seines tatsächlichen Befindens. Dies hilft ihm, 19 Monate nach Beginn der Reduktion und Psychosenpsychotherapie, mittlerweile bei 2,25 mg Olanzapin angekommen, einen neuen Blick auf sich selbst zu gewinnen: »Ich habe immer den Druck gut zu sein, gutmütig, selbstlos, bis zur Selbstverleugnung. Aber ich habe doch auch Wünsche, und manchmal auch 'ne Wut.« ◀

Das Geheimnis dieses Zusammenspiels scheinen uns der trialogische Schnittpunkt und die schrittweise Abfolge von gemachter Erfahrung und deren Umdeuten. Hierdurch werden wiederum andere Erfahrungen möglich, bis die betreffende Person schließlich weniger dilemmatische Weisen des Miteinanders erlebt und damit zugleich ihr Dilemma in seinen verschiedenen Spielarten reflektieren kann. So ist es offenbar günstig, mit einer anderen Person einen gemeinsamen Ort zur Reflexion abseits des normalen, d. h. privaten sozialen Netzes zu haben. Hier eignen sich sicherlich Psychotherapeuten und Psychotherapeutinnen in besonderer Weise, da sie auf die Feinjustierung des Miteinanders explizit trainiert sind. In einer solchen Gesprächsatmosphäre können dritte Standpunkte besonders gut gehört und Umdeutungen durch die Betroffenen gefunden werden. Andererseits ist es aber auch für Psychotherapeutinnen und -therapeuten notwendig, sich zuweilen in das Gesamtnetz einzubinden, sei es durch trialogische Sitzungen oder Netzwerkgespräche. Denn nur so können sie als Profis für die anderen zum Umgangsvorbild werden und den Betroffenen nicht in neue und unausgesprochene Zwickmühlen zwischen ihren Ansprüchen und denen des privaten sozialen Netzes stürzen. Die Verständigung über die Erfahrungen miteinander ist das Ziel solcher Erzählräume. Dies ist nicht mit ständigem Verständnis gleichzusetzen. Schließlich stellt auch ein eingestandenes Unverständnis eine Verständigung her – dann eben über das Nicht-Verstehen (SCHLIMME, BRÜCKNER 2017).

Für die Haltung und das Vorgehen in der modifizierten psychodynamischen Psychosenpsychotherapie, aber auch ganz generell als Profi, gilt aus unserer Sicht die folgende Überlegung von Frieda FROMM-REICHMANN (1958/1978, S. 209): Genesung »konnte geschehen, wenn er an einen der Psychiater geriet, der sich dessen bewusst war, dass die Sehnsucht des Patienten nach zwischenmenschlichem Kontakt ebenso stark ist wie seine Furcht davor«. Im sozialprofessionellen Miteinander liegt der Fokus durch den Profi also ganz auf dem Miteinander. Die Gestaltung einer zumutbaren Nähe und einer Offenheit für eine sich abgrenzende Zurückweisung durch den Betreffenden ist die Hauptaufgabe des sozialprofessionellen Handelns. Ziel ist Beziehung durch dick und dünn als Schicksalsgefährten auf Zeit. Dies grenzt an Formen des privaten Miteinanders, auch da diese Rückzugsorte und Erzählräume von den Anforderungen des üblichen Alltags (weitgehend) freigestellt sind. Diese Freiräume müssen wir tatsächlich gegen andere Interessen verteidigen – und da müssen wir dann durchaus kompetitiv sein. Aber dies, und dies ist wichtig, können wir gemeinsam sein: nicht nur als Familie und Freunde, sondern eben auch als betreffende Nutzer, Patientinnen und Patienten, Sozialprofis und alle Betroffenen aus dem privaten sozialen Netz. Zugleich bleibt das Miteinander durch die explizite zeitliche Begrenzung und den expliziten Fokus auf die Verfassung und Situation des Betroffenen professionell. Sozialprofessionelles Miteinander ist und bleibt ein Proberaum für das wahre soziale Leben. Selbstverständlich gibt es auch Grenzen dessen, was ein Profi aushalten kann, was ihm zuzumuten ist. Solche Grenzen sind im gegebenen Moment klar zu benennen und manchmal führt dies auch dazu, dass eine Therapie nicht fortgesetzt werden kann, dass ein sozialprofessionelles Miteinander nicht weitergeht. Aber im Grundsatz gelten eben Fromm-Reichmanns Formulierung und der darin benannte Auftrag, dass überhaupt Beziehung gelingt.

→ *Sozialprofessionelles Miteinander richtet sich auf die Gestaltung einer aushaltbaren Nähe und bietet einen Sozialraum für den expliziten (nonverbalen und verbalen) Ausdruck eigener Unsicherheit und Abgrenzung durch die betreffende Person. Um die Sicherheit für dieses Ausdrücken-Dürfen zu gewinnen, benötigt die betreffende Person eine (über Wochen, Monate, Jahre) eingeübte Selbstverständlichkeit des Miteinanders.* ←

Dies zu üben geht natürlich auch in anderen Zusammenhängen. Entscheidend sind die Haltung und das Wissen um die soziale Empfindsamkeit des anderen. Insbesondere für die Mitglieder des privaten Netzes ist so eine Haltung immer wieder eine Herausforderung. An sie, aber auch an die Profis richten sich die folgenden Fragen: Wie kann ich gelassen bleiben? Wann benötige ich mal eine Pause? Steckt eine Unsicherheit hinter dem, was der andere tut, und kann ich die Unsicherheit, die sein Verhalten in mir auslöst, aushalten und vielleicht sogar als eigene Unsicherheit benennen? Solche genesungsförderlichen Formen des Miteinanders benötigt es ganz besonders in Krisen, auch wenn manchmal das Miteinander in Krisen eben gerade nicht funktioniert (siehe »Vor der Therapie: Prä-Therapie«, ab S. 116). Darum ist es im Genesungsverlauf immer wieder notwendig, die krisenfesten anderen zu eruieren, in den eigenen Krisenplan aufzunehmen und im gegebenen Fall in Anspruch zu nehmen.

Alternativen entwickeln

Don't: Sich nicht auf Krisen einstellen

Im Reduktionsprozess sind Krisen »normal«. Bereits die Reduktionssymptome, die auch bei kleineren Dosisreduktionen auftreten (können), stellen eine gewisse Herausforderung für die betreffende Person dar. Diese Entzugssymptome beginnen in den ersten Tagen nach dem Reduktionsschritt und halten meist nicht länger als drei Wochen an. Dennoch sollten die Beschwerden in dieser Zeit auf einem absolut aushaltbaren Niveau bleiben. Es geht im Reduktionsprozess nicht um ein heldenhaftes Durchhalten, sondern darum, von der jeweiligen Reduktion möglichst wenig Negatives zu merken, um sich mit den positiven Effekten der Reduktion auseinandersetzen zu können.

» Ja das ist schön mit der Freiheit in den Gedanken. Muss mich erst mal dran gewöhnen, ohne Zugedröhntsein zu leben. Ist eine ganz neue Erfahrung nach den vielen Jahren. « (Ottokar Müller)

Aus unserer Sicht sind Krisen keine sinnstiftende Notwendigkeit im Genesungsverlauf. Dennoch sind Krisen im Rückblick fast immer sinnvoll. Das heißt nicht, dass ohne Krisen keine Genesung möglich wäre. Es zeigt vielmehr, dass wir Menschen in der Lage sind, auch noch die härtesten Erfahrungen mit einem persönlichen Sinn zu belegen, wenn wir sie überwunden haben. Gleichzeitig kann eine Krise natürlich dennoch eine anhaltende Beschädigung in uns zurücklassen. Es gilt also, sich auf Krisen vorzubereiten und Alternativen im Umgang mit aufkommenden psychotischen bzw. psychosenahen Beschwerden zu entwickeln.

▸ Im Rückblick auf eine krisenhafte Verfassung nach einer Neuroleptika-Reduktion berichtet Yvonne Geh, dass sie sich in dieser Zeit aktiv um sich gekümmert habe. So habe sie sich öfter eine heiße Milch mit Honig gemacht oder Entspannungsbäder eingelassen. In vielen alltäglichen Dingen habe sie aktiv eine andere »innere Haltung« eingenommen: »Ich tue mir jetzt was Gutes! Ich sorge mich jetzt um mich!« Sie fasst zusammen: »Die einfachen Dinge wurden dadurch zu etwas Besonderem.« Dieser Umgang mit sich selbst war ungewohnt für sie: »Ich kenne das von mir, dass ich in Krisen so hart bin mit mir.« Sie hält für sich fest, dass der innere Aufruf zum pfleglichen und nachsichtigen Umgang mit sich selbst entscheidend war, um die dreiwöchige Krisenzeit durchzustehen. ◂

→ *Es ist notwendig, Alternativen im Umgang mit der eigenen sozialen Empfindsamkeit zu entwickeln. Sie helfen einem, sich als präsent im Hier und Jetzt zu erleben. Die Alternativen gehören auch zum Arsenal an Krisentechniken, sind Bordmittel für die Linderung von Entzugssymptomen.* ←

In Phasen mit etwas mehr Energie und mehr Wohlbefinden aufgrund bereits erfolgter Reduktionen gilt es, Alternativen für den Umgang mit Krisen zu entwickeln. Schließlich hat es keinen Sinn, in Krisenmomenten nur auf neuroleptische Bedarfsmedikamente zugreifen zu können. Im Gegenteil wäre es besser, Abschalttechniken zu üben und bedeutungsdosierte Sozialräume bzw. Orte der Genesung vorzubereiten, damit diese auch in Krisen zur Verfügung stehen. Dann sollte es gelingen, Anklänge an psychotisches Erleben zumindest als Hinweise für mehr Ruhe zu nehmen, anstatt aus lauter Angst vor der nächsten Psychose in hektische Betriebsamkeit zu verfallen.

An dieser Stelle ist es uns ein Bedürfnis, den absoluten Extremfall anzusprechen: wenn (erneut) eine stationäre Behandlung notwendig wird. Das kann vorkommen. Krisen können sich dermaßen steigern, dass es nicht gelingt, sie durchzustehen ohne eine 24-Stunden-Begleitung. Solch ein Sozialraum kann eine Krisenpension oder -station eines sozialen Trägers sein, ein Weglaufhaus oder Soteria-Haus oder auch eine psychiatrische Station eines Krankenhauses (»Exkurs in die Klinik«, ab S. 178). Wenn eine stationäre Behandlung notwendig wird, ist das aus unserer Sicht kein zwingendes Argument gegen die Reduktion, aber es kann ein Argument sein. Es kann auch ein Argument für eine weitere Reduktion sein, die allerdings erst nach der Krise angegangen werden sollte. Nicht zuletzt kann eine Krise ein wesentlicher Faktor im Genesungsprozess werden. All dies hängt davon ab, wie und ob die Krise bewältigt und im weiteren Genesungsprozess sinnvoll aufgenommen werden kann.

Bedeutungsdosierte Sozialräume und die Technik des aktiven Verlangsamens

In Krisen ist es oftmals hilfreich, sich in bedeutungsdosierte Sozialräume zurückziehen zu können, in denen man »aufschnaufen« kann. Wichtig ist, ein verlässliches Arsenal an hilfreichen Strategien zur Verfügung zu haben, um auf die Krisen zu reagieren. Dabei spielt auch der Ort eine sehr wichtige Rolle. Wie ein solcher Ort aussehen muss, ist letztlich individuell. Jedoch scheint es dabei jeweils um eine Verlangsamung der sich aufdrängenden Bedeutungen in der Situation zu gehen (Schlimme, Brückner 2017; Schlimme, Hase 2018). Oftmals reicht schon eine gewisse Abgeschiedenheit von den zeitgedrängten Aktivitäten der anderen Menschen. Dies kann bei einem Getränk im Kaffeehaus, dem Straßencafé oder auf der Bank im Park ebenso gut möglich sein wie im eigenen Garten, auf dem Balkon oder im Zimmer. Es kann im Sitzen, Liegen, Stehen oder Gehen gelingen. Häufig ist es besonders einfach, wenn man in der Natur ist, da hier eine gewisse Bedeutungsarmut natürlicherweise gegeben ist.

▶ In bedeutungsdosierten Räumen laufen die Dinge langsamer. Der Umlauf des Sinns ist langsamer, es kommt weniger auf einen zu. Dies merkt man, wenn man eine Zelttour für einige Tage in der freien Natur macht (z. B. in einem Naturpark). Man bemerkt wieder die »Zwischenräume« zwischen den Dingen und Ereignissen. Oftmals benötigt man zwei bis drei Tage, um sich darauf einzustellen. Schließlich kommen Dinge in einem hoch, die ausgehalten, zur Seite gepackt und bedacht werden müssen. Eine gute Ablenkung ist einfaches Tun, wie wandern, kochen, essen. Nach ein paar Tagen merkt man, dass sich die Aufmerksamkeit etwas länger an einem Punkt aufhalten kann als sonst im Alltag: *Der Farnwedel, frisch gewaschen vom Morgentau, mit seinen noch nicht entrollten Blättern an der Spitze fesselt die Aufmerksamkeit für einen Moment, bevor ein Vogelruf den Fokus sich auf etwas anderes richten lässt. Doch dann kann der Farnwedel wieder betrachtet werden und verweist auf die anderen Wedel, die herumstehen. Und es fällt auf, dass auch die anderen Farne noch nicht alle ganz entrollt sind. Es gibt solche und solche. Diese Unterschiede in der Gruppe der Farnwedel zu betrachten dauert wiederum eine Weile, wobei zwischendurch der Vogel erneut auf sich aufmerksam macht. All dies geschieht langsam.*
Die Langsamkeit in der kurzen Betrachtung der Farnwedel und des Vogelrufs in einer sonst ereignislosen Morgenstille im Wald zeigt, dass man als betrachtende Person den Verweisen der Dinge aufeinander mit größerer Gelassenheit folgt. Es ist ja auch sonst nichts zu tun. Mobiltelefon? Tot. Andere Menschen? Einer, der schläft noch im Zelt. Gefahren? Fehlanzeige. So finde ich nicht nur die Muße zu dem Text, sondern bemerke, wie der Sinn »umläuft« (vom Farn zum Vogel und zurück, zwischendurch zum Text etc.). Seine Umlaufgeschwindigkeit ist so langsam, dass ich dabei ohne jede Anstrengung und ohne jedes Unruhegefühl den Umlauf reflektieren kann. Über die Geschwindigkeit des Sinnumlaufs reflektieren können – vielleicht ist dies das Maß, um zu bestimmen, ob der Raum bedeutungsdosiert ist oder nicht. Es bedeutet nämlich, dass er ein wenig langweilig ist. Ich verweile bei den einzelnen Dingen und Ereignissen tendenziell lange, da ja auch sonst nichts los ist. Es geht also bei bedeutungsdosierten Sozialräumen um langweilige Sozialräume. Merke: Es braucht das richtige Ausmaß an Langeweile, um sich erholen zu können. ◀ (Jann E. Schlimme)

Bei bedeutungsdosierten Sozialräumen handelt es sich also um aktiv durch die betreffende Person »hergestellte« Aufenthaltsorte, da sich die Person auf die gewisse Langeweile des Ortes einlassen muss, um aufzuschnaufen. Andererseits sind diese Orte deshalb beruhigend, da sie von sich her eine gewisse Langsamkeit der heranrückenden Bedeutungen aufweisen. Die Wirkung der bedeutungsdosierten Sozialräume wird noch intensiviert durch die Technik der aktiven Verlangsamung. Sie ist anderen Abschalttechniken (siehe S. 110 ff.) verwandt, aber insofern verschieden, da sie mitten in der gegebenen Situation verbleibt und die anderen Teilnehmer der Situation einbezieht. Abschalttechniken beinhalten einen Wechsel des Aufmerksamkeitsfokus (z. B. tief Luft holen), der Einstellung (z. B. Situation als Probenraum umdeuten), der Situation (z. B. einen Garten betreten) oder eine Kombination von diesen Varianten (z. B. Kopfhörer aufsetzen und Musik hören, vgl. SCHLIMME, BRÜCKNER, 2017, S. 169–173). Die Technik der aktiven Verlangsamung beantwortet hingegen die gegebene Situation in einer verlangsamten Art und Weise. Die Geschwindigkeit der Interaktionen nimmt spürbar ab. Diese Langsamkeit kann von anderen als anstrengend (»Lahmarschigkeit«) oder als entspannend (»Coolness«) erlebt werden (SCHLIMME, HASE 2018). Der Eindruck der »Lahmarschigkeit« kann wiederum zu einem vermehrten sozialen Druck führen, der dann meistens einen negativen Einfluss auf die betreffende Person hat. Günstig ist es also, diese Technik möglichst in Situationen einzusetzen, in denen die Atmosphäre zur aktiven Verlangsamung einlädt und andere Situationsteilnehmer dieses aktive »Runterkühlen der emotionalen Intensität« willkommen heißen.

→ *Bedeutungsdosierte Sozialräume können in ihrer beruhigenden Wirkung durch die Technik des aktiven Verlangsamens intensiviert werden. Idealerweise sind die anderen Situationsteilnehmer gelassen genug, um die weitere Verlangsamung der Interaktionen willkommen zu heißen.* ←

Auch Gerüche eignen sich zur atmosphärischen Gestaltung eines Raumes. Manchmal ist dies sogar das wichtigste Element, wie der Geruch von Tee, Kaffee oder einem frisch gebackenen Kuchen. Schließlich sind bestimmte Gerüche Schlüsselreize für ganz bestimmte Erinnerungen. Diese Erinnerungen können helfen, eine beruhigende und Geborgenheit spendende Atmosphäre des Raums herzustellen. Aus unserer Erfahrung ist es sinnvoll, Gerüche sorgsam zu erkunden, bevor sie in einer Krise zum Einsatz kommen. Denn manche Gerüche rufen ganz unerwartet negative Erinnerungen oder gar traumatische Erfahrungen ins Gedächtnis. Um im Krisenfall also angemessen vorbereitet zu sein, ist es wichtig, den richtigen Geruch zu kennen. Ein solcher Geruch kann auch durch den gezielten Einsatz von einzelnen ätherischen Ölen (Duftlampen, Parfüm, Räucherstäbchen, Räucherwerk) hergestellt werden.

▶ Ich wuchs auf in einem kleinen Ort an der Nordseeküste. Wann immer mir alles zu viel wurde, wenn das Chaos in meinem Kopf überhandnahm, setzte ich mich auf den Deich. Ich ließ den Wind um meine Ohren sausen und hielt die Nase in die feuchte, salzige Meeresluft. Die Weite, die Naturgewalten Wind und Wasser ganz nah um mich herum wirkten beruhigend und fegten gleichzeitig meinen Kopf frei von der Verzweiflung und den Ängsten. Ich konnte wieder atmen, ich fühlte mich frei. Bis heute mache ich mir diese Erfahrung zunutze: Ich lasse mir ein Bad ein. Im Winter öffne ich das Fenster, und wenn das Wasser dann schön dampft, lasse ich Meersalz hineinrieseln. Es gibt zunächst ein wunderschönes Geräusch und dann steigt der salzige Geruch in meine Nase. Im Wasser ist es schön warm, die kalte Winterluft ist ein herrlicher Kontrast und lässt die Haut dort kribbeln, wo sie nass aus dem Wasser ragt. Im Sommer mache ich das Wasser nur handwarm, so entsteht wieder dieses schöne Gespür für die Unterschiede zwischen der Temperatur im Wasser und an der Luft. Wenn zu dem Grübeln und dem Chaos sich noch Unruhe und Zerrissenheit hinzugesellen, gebe ich ein wenig Lavendel zum Wasser hinzu. Ich habe immer Lavendelblüten im Haus, ein paar davon in der Badewanne lassen mich ruhiger werden und helfen mir, wieder weicher zu werden, vor allem mit mir selbst. (Das Freisetzen der ätherischen Öle des Lavendel, siehe S. 154, funktioniert allerdings nicht im lauwarmen Bad. Dann brühe ich zunächst einen Tee auf und gebe diesen dann ins Wasser.) Bei Lavendelduft stelle ich mir die Sommerhitze vor, wie sie über den Feldern Frankreichs die Luft zum Flimmern bringt. Ich lehne mich zurück und kann schon fast die Grillen zirpen hören, das Geräusch glücklicher Sommertage. Diese Erinnerungen und Fantasien geben mir mein inneres Gleichgewicht zurück. Und das funktioniert sogar mit heißem Wasser in meiner Teetasse. Ich lasse ein paar Lavendelblüten und Salzkristalle hineinknistern und trage die Tasse mit mir herum. Beide Hände darum gewölbt, die Nase immer wieder in den Dampf haltend wird die Teetasse zu meiner kleinen tragbaren Seelenoase. ◀ (Thelke Scholz)

Bedeutungsdosierte Sozialräume sind also Räume im Alltag, die vom Funktionieren-Müssen freigestellt sind. In ihnen kann man Gast sein, sich gehen lassen, abschalten. Üblicherweise entdeckt man sie eher zufällig, auch wenn eben bestimmte Eigenschaften für solche Ruheoasen typisch sind. Angenehme Atmosphäre, gelassene andere und eine gewisse

Vertrautheit sind hilfreich, um sich auf die Herausforderung des aktiven Verlangsamens auch in Krisenzeiten einzulassen. Alle zufällig entdeckten Ruheoasen sind von enormer Wichtigkeit und es ist gut, sie sich zu merken, andere einzuweihen und einzuladen, sie ab und an aufzusuchen und aktiv zu genießen. Auf diese Weise können sie verlässlicher zum Einsatz kommen, wenn es notwendig wird.

Abschalttechniken und Therapien

In den folgenden Kapiteln stellen wir psychosoziale Techniken vor, die einerseits Abschalttechniken, andererseits aber auch Techniken zur Krisenbewältigung sowie bedeutsame Therapien zur Bearbeitung der psychosozialen Hintergründe der Psychoseerfahrung bzw. Psychosebefähigung sind. Sie sind insofern Alternativen zu Psychopharmaka, obwohl sie ja mehr anbieten als nur ein Unterdrücken des trouble générateur. Es gibt, neben den Neuroleptika, auch andere medikamentöse Techniken zum Abschalten (sog. Beruhigungsmittel). Da die meisten Medikamente zur Beruhigung auch zum Schlafen eingesetzt werden können, besprechen wir sie im Abschnitt zum Schlaf (ab S. 144). Natürlich ist es schön, wenn man ohne sogenannte Bedarfsmedikamente auskommen kann. Aber es ist einfach anzuerkennen, dass dies in manchen Situationen viel zu viel von den Betreffenden verlangt. Für viele ist wichtig, in Krisensituationen ein absolut verlässliches Beruhigungs- oder Schlafmittel zur Verfügung zu haben. Es kann zum Einsatz kommen, wenn alle anderen Techniken nicht ausreichen. Dies sind zwar Ausnahmesituationen, aber solche Ausnahmen kommen vor und es ist wichtig, sich darauf einzustellen.

Abschalttechniken sind »Verhaltenstechniken, in denen man sich aktiv auf das (leibliche) Hier und Jetzt konzentriert. Die Wirksamkeit einer solchen Verhaltenstechnik ist unmittelbar spürbar und zeigt sich als Beruhigung, Entlastung und Abbau von Angst (›Luft holen‹, ›Auftanken‹ und ›Abstand gewinnen‹)« (Schlimme, Brückner 2017, S. 169 f.) Oftmals greifen solche Techniken auf Verhaltensweisen zurück, die vor der Psychose bereits ausgeübt wurden. Häufig müssen sie aber auch neu entwickelt werden oder sind aus therapeutischen Erfahrungen entlehnt. Nicht zuletzt werden sie unter psychoseerfahrenen Personen weitergegeben. Es gibt beispielsweise auch veröffentlichte Listen solcher Techniken vonseiten der organisierten Selbsthilfebewegung (BPE 2011).

» Abschalttechniken klammern aktiv überschüssige automatische Bedeutungszuschreibungen und Wertungen aus und schaffen in der Konzentration auf die ›innere‹ (affektive, leibliche, gedankliche) Bewegung eine Atmosphäre der Gelassenheit und Distanz gegenüber dem psychotischen Reflexionsdruck, um sich und die Umwelt wieder spüren zu können. ›Abschalten und Teetrinken‹ nannte dies eine psychoseerfahrene Person einmal. Und sie meinte das Teetrinken ganz wörtlich. Die in unseren Interviewstudien berichteten Techniken der Selbstberuhigung reichen vom ›Sitzen und in die Luft gucken‹ und ›tiefen Durchatmen‹ (Amelie Palmer), ›eine Zigarette rauchen‹ (Levent Önal), ›vertraute Hörbücher hören‹ (Birgit Hase) bis hin zur ›Meditation‹ (John Peach). Manche Personen brauchen für ein solches ›aktives Abschalten‹ (zuvor) intensive körperliche Betätigung, Spaziergänge im Park, einen Opernbesuch oder einen Besuch in der Sauna. Letztlich scheint jede Person mit Psychoseerfahrung solche Abschalttechniken zu entwickeln. « (Schlimme, Brückner 2017, S. 170 f.)

Das Erlernen und das Entlehnen von Selbsthilfestrategien und Abschalttechniken aus Beratungs- und Therapieerfahrungen – seien sie nun von Peers, Angehörigen, Nachbarn oder Profis übermittelt oder angeleitet – sind aus unserer Erfahrung der schnellste Weg, um diesen wichtigen Baustein zur Bewältigung von (psychotischen) Krisen und zur Genesung von Psychosen zu entwickeln. Sie erleichtern, sich in grundlegende Selbstverständlichkeiten des leiblichen Hier und Jetzt wieder einzugewöhnen. Allerdings sind viele Abschalttechniken eben nicht nur eine Technik zum Abschalten, sondern oftmals eben auch therapeutische Techniken. Sie ermöglichen heilsame Erfahrungen gelungenen Miteinanders und eigener Wirksamkeit, den nichtsprachlichen Ausdruck und die nichtsprachliche Mitteilung eigener Erfahrung und Innerlichkeit. Und damit oftmals auch die Entwicklung weniger dilemmatischer Muster des Miteinanders. Wie Studien zum expressiven Schreiben (Baikie u. a. 2012), zur Achtsamkeit (Langer u. a. 2012), zur Tanztherapie und Körperpsychotherapie, zu Yoga und Pilates (siehe S. 126 ff.), zur Kunst- und Musiktherapie (siehe S. 139 bzw. 132) oder Meditation (Johnson u. a. 2011) bei Personen mit Psychoseerfahrung zeigen, verbessern diese Therapieformen und Abschalttechniken auch die sogenannte Negativsymptomatik. Sie steigern also das Aktivitätspotenzial und die Pausenfähigkeit – zwei Aspekte, die typischerweise miteinander verknüpft sind, wie jede hart arbeitende

Person weiß. Und noch mal: Sowohl Genesung als auch Medikamentenreduktion sind harte Arbeit.

→ *Abschalttechniken sind alle Verhaltenstechniken, in denen man sich aktiv auf das (leibliche) Hier und Jetzt konzentriert. Sie benötigen Übung und sind von jedem individuell zu finden und zu entwickeln. Sie bieten sowohl eine unmittelbar spürbare Beruhigung und Distanz zu vorhergehenden Situationen und Verfassungen als auch eine mittelbar spürbare Verbesserung von Antrieb und Selbstvertrauen.* ←

Manche Abschalttechniken sind ganz simpel und erscheinen eher wie eine Ablenkung: das Buch, welches überallhin mitgenommen wird, um ggf. einige Seiten lesen zu können und sich von der umgebenden Situation abzulenken. Die Sonnenbrille oder die Mütze, die einen behütet und hilft, im Hier und Jetzt zu bleiben. Die mit Kopfhörern über das Smartphone gehörte Musik, der mitgenommene warme Tee oder die Eiswürfel in der Thermoskanne. Wie auch immer sie aussehen – solche individuellen Techniken sind wichtig und die meisten Menschen nutzen sie, ohne sich darüber klar zu werden. Im Rahmen der Genesung von Psychosen sowie der Reduktion von Neuroleptika ist es jedoch notwendig, solche scheinbaren Selbstverständlichkeiten explizit zu kennen, sie aktiv zu benutzen und zu üben, sie weiterzuentwickeln. Es handelt sich dabei um nichts weniger als die Erarbeitung und Eingewöhnung einer Normalität, einer sozial akzeptierten und vorzeigbaren (öffentlichen) Rolle als ganz normaler Situationsteilnehmer, die in der Psychose fragil und verloren wurde.

Ob eine Abschalttechnik psychotherapeutisch wirksam wird oder nicht – der Unterschied liegt oft im Rahmen und in der anschließenden Verbalisierung des Getanen. So wird aus Yoga eine Körperpsychotherapie, aus Musizieren eine Musiktherapie, aus Malen eine Kunsttherapie und aus einem Gespräch eine Psychotherapie. Insofern kann dieselbe Bewegung im Pilates beim Pilateslehrer nebenan und in der Körperpsychotherapie durchgeführt werden. Sie kann aber dennoch ganz unterschiedlich für den Betreffenden sein. Dies zeigt sich bei manchen Dingen relativ direkt (z. B. Musiktherapie, Psychotherapie), bei anderen offenbar eher nur langfristig. Und manchmal scheint es diese Unterschiede auch gar nicht zu geben. Beispielsweise wirkt Pilates im Zeitrahmen weniger Monate genauso gut gegen sogenannte Negativsymptome wie eine spezifische Körperpsychotherapie, was die Wirksamkeit von Abschalttechniken betont (vgl. Priebe u. a. 2016). Andererseits ist Psychosenpsychotherapie einer normalen Gesprächsbegleitung, wie sie im Rahmen des üblichen Behandelns in mehr oder weniger großen Zeitabständen zur Evaluation der Remission oder Genesung erfolgt, im Verlauf von zwei Jahren hinsichtlich der Genesung deutlich überlegen (Rosenbaum u. a. 2012). Und noch wirksamer wird dies alles, wenn das private soziale Netz einbezogen wird (Familientherapie, Netzwerkgespräche, Open Dialogue; siehe S. 98 f.). Für die hier vorgestellten Abschalttechniken und Therapien heißt das, dass die betreffende Person diese Techniken auf lange Sicht möglichst gut in ihren Alltag übertragen sollte. Dies kann bedeuten, bestimmte Therapieformen nach einiger Zeit in »normalen« Umständen wiederzufinden, nach »normalen« Alternativen zu fahnden und diese langfristig im Alltag zu integrieren. So findet die eine über Jahre ihren Ausgleich im wöchentlichen Qigong-Kurs, wozu sie durch eine ambulante Körperpsychotherapie angeregt wurde, wohingegen jemand anders das Chorsingen nach der Psychose wieder aufnimmt, welches er als Kind mal gemacht hatte, da er die Musiktherapie in der Klinik als hilfreich erlebte. Im Prinzip gilt dies auch für Gesprächs- und Beziehungspartner, mit denen – dank der mit den Ersatzspielern (Sozialprofis, Peerberater) entwickelten und eingeübten Arten und Weisen des Miteinanders – anders gesprochen und gelebt werden kann. Manchmal bedeutet dies auch, dass gute Freunde oder verständnisvolle Partner erst gefunden werden können. Insofern setzen alle Abschalttechniken und Therapien immer an den Ressourcen an und befördern diese. Im Folgenden gehen wir auf verschiedene Abschalttechniken und Therapieformen ein wenig ausführlicher ein.

Gedankentechniken und Mantren

Abschalten geht oft gut mit Gedankentechniken. Sie werden im Rahmen mancher Psychotherapieformen auch als »kognitive Skills« oder »Autosuggestion« bezeichnet. Nach unserer Erfahrung hat fast jeder Mensch eine kleine Auswahl solcher Sätze der Selbstberuhigung, die er im Verlaufe seines Lebens entwickelt hat. Das (stumme) sich selbst Aufsagen dieser Sätze erlaubt, eine bestimmte Einstellung zur gegebenen Situation einzunehmen. Die betreffende Person gewinnt hierdurch eine Distanz und deutet das Gegebene zugleich um, da der ganzen Situation durch diesen Satz ein anderer Rahmen gegeben wird.

Nicht jeder Satz ist geeignet. Geeignete Sätze eröffnen den Rahmen einer »selektiv anerkennenden Tautologie«: »Ja, genau so ist es, und so darf es auch sein!« (WULFF 1995, S. 199) Es geht um die explizite Anerkennung einer bestimmten Bedeutung des hier und jetzt Gegebenen, welche zugleich eine gewisse Gelassenheit des Hinnehmens ermöglicht. Deshalb empfehlen wir auch ein *stummes* Sprechen mit sich selbst, jedenfalls solange man in der Öffentlichkeit ist. Schließlich ist es oftmals bloßstellend, in der Öffentlichkeit vor sich hin zu sprechen. Und dies würde der Intention der Normalisierung widersprechen.

Wir möchten diese Sätze der Normalisierung und Selbstberuhigung als *Mantren* (von Mantra, Sanskrit: Spruch, Lied, Hymne) bezeichnen. Dabei benutzen wir den Begriff ohne jeden religiösen Kontext. Mit einem Mantra meinen wir also einen kurzen und prägnanten Satz, dessen Bedeutung dem Betreffenden klar ist und welcher ihn an eine bestimmte Erfahrung, Lehre oder einen Vorsatz erinnert. Ein Mantra muss so einfach sein, dass es einem immer wieder und überall einfällt und dass man es sich über die Tür hängen oder an den Spiegel stecken kann. Es ist aus unserer Erfahrung hilfreich, wenn man ein Mantra jeden Tag einmal liest, im Vorbeigehen, im Moment der Einkehr oder Meditation, beim Aufstehen oder Zubettgehen. Hier eine Auswahl von Mantren der Autoren:

▶ **Mein Verstand funktioniert:** Das heißt, ich bin nicht verrückt und nicht (mehr) blockiert, ich kann meine Probleme lösen, ohne psychotisch werden zu müssen. Ich kann meine Situation bewältigen. ◀

▶ **Wasser fällt vom Himmel:** Das erinnert mich daran, die Dinge möglichst ausschließlich so zu sehen oder zu hören, wie sie sind. Da steht z. B. also ein Schild. Das steht da. Und es bedeutet eben nicht mehr. Es bedeutet nicht mehr als das, was draufsteht, also z. B. der Straßenname. ◀

▶ **Wir sind die Familie:** Das heißt, ich werde von meiner Familie geliebt. Und das ist der Schutz gegen Unsicherheiten und Ängste im Umgang mit anderen Menschen. ◀

▶ **Mir wird nichts mangeln:** Das heißt, dass meine Bedürfnisse durch meine Lebenswelt gestillt werden. Vielleicht nicht jetzt, vielleicht nicht hier. Aber auf lange Sicht gibt mir meine Lebenswelt alles, was ich brauche, da ich es selber bin, der sie sich schafft. Wenn ich meine eigene Zutat zu meiner Lebenswelt ernst nehme, bekomme ich eigentlich genau das, was ich brauche – auch wenn es jetzt gerade anstrengend ist oder wehtut. ◀

▶ **Die Situation ist mein Meister, und ich bin ihr Schüler:** Das heißt, dass ich die Situation so nehmen kann, wie sie ist. Ich bin in ihr handlungsfähig.

Ich kann sie beantworten, indem ich sie als Lehr- und Lernsituation verstehe. ◀

▶ **Es ist nicht wichtig, was die anderen denken:** Es ist wichtig, ob ich dazu stehe. Das heißt, dass ich mein Handeln und Auftreten nicht primär mit der Frage begleite, wie die anderen das sehen, sondern mir klarmache, dass es zwei Formen von anderen gibt: die, die es akzeptieren werden, wenn ich zu meiner Sichtweise stehe, und die, die meine Sichtweise sowieso nicht akzeptieren, egal was ich tue. Die, die es sowieso nicht akzeptieren, sind Personen, mit denen ich sowieso nichts anfangen kann und die mir folglich in diesem Moment auch vollkommen egal sein können. ◀

Es handelt sich bei einem Mantra also um einen »verbalen Selbsteinwurf«. Der oder die Betreffende wirft in der gegebenen Situation noch einen Satz ein, der das Geschehen in ein anderes Licht rückt, es gewissermaßen normalisiert. In Krisenzeiten kann es notwendig sein, die Sätze laut vor sich hin zu sagen. Dies erscheint anderen zwar oftmals schräg, da der Sinn des Satzes nicht zur angespannten Person und der gemeinsamen Situation zu passen scheint. Der Eindruck eines sinnlosen Monologs verschwindet aber, wenn wir uns die massive Unsicherheit des Betreffenden vor Augen führen und den Satz bestätigen. Problematisch wird es, wenn sich die betreffende Person basale Selbstvertrautheiten überhaupt nicht mehr selbst bestätigen kann. Sie benötigt dann die Anerkennung durch die anderen, wie z. B. in diesem Dialog:

» Stimmt's, Herr Schlimme, ich werde sterben? «
» Nein, Sie werden nicht sterben. «

Dieses spezielle Gespräch läuft dann auch immer darauf hinaus, dass die Möglichkeit nun mal da ist, da wir sterblich sind. Aber diese Unsicherheit auszuhalten gelingt uns Menschen ja letztlich nur, da wir den Tod immer wieder ausblenden und für den Moment vergessen, in einer Art »Ewigkeitsgefühl« leben. Genau dies fehlt demjenigen, diese Fähigkeit zur Selbstberuhigung. Er hat Angst vor dem Sterben und gleichzeitig »stirbt er vor Angst«. Aus so einer Grenzsituation kommt man oft nur durch die Anerkennung heraus, dass man selbst unsicher ist, dass man es manchmal selbst nicht gut aushält und dass man weiß, dass es so vom anderen ganz unmittelbar erlebt wird. Es ist die Anerkennung als Schicksals- und Weggefährte, die sprichwörtliche Augenhöhe, die es demjenigen erlaubt, einen Weg zum eigenen Mantra zu finden. Denn schließlich bietet der gemeinsame Weg auch das gemeinsame Hier und Jetzt, welches es als Erfahrung aufzunehmen gilt: das Zusammensein, der Moment des gemeinsamen Sitzens, das gemeinsame Gespräch. Dann ist schon ein Gewinn, wenn die Frage nach dem eigenen Versterben auf »in diesem Jahr« eingegrenzt werden kann. Und es könnte ein wichtiger Schritt sein, wenn die Person zu einem lauten selbstberuhigenden Monolog mit sich selbst finden könnte.

Einen eigenen Satz zur Selbstberuhigung zu entwickeln, ist eine anstrengende Aufgabe, die es zu unterstützen gilt. Aus unserer Erfahrung ist es jedoch von unschätzbarem Wert, über Mantren zu verfügen. Wir haben deshalb eine Auswahl mit kurzer Erläuterung vorgestellt. Auch unsere »Don'ts« könnte man als Mantra verwenden, wenn man sie in ihr positives Gegenteil verkehrt (z. B. Ich habe Zeit, ich brauche nicht alles auf einmal nachzuholen; siehe S. 248). Sie sind als Merksätze gedacht, um im Reduktionsprozess – sei es als Betroffene, als Angehöriger und Nachbar oder als Profi – die wichtigsten Regeln des Reduzierens präsent zu haben. In einem gewissen Sinne sind also Mantren und Merksätze vergleichbar, auch wenn der Begriff Merksatz eindeutig aus dem Lern- und Lehrkontext stammt.

Vor der Therapie: Prä-Therapie

Dion Van Werde

In diesem Beitrag wird die Prä-Therapie beschrieben, die von dem US-amerikanischen Psychologen Garry Prouty (1936 – 2009) entwickelt wurde. Seine Arbeit ist eine theoretische Weiterentwicklung innerhalb der personzentrierten bzw. experienziellen Psychotherapie (Prouty u. a. 2014; Van Werde, Prouty 2013). Die Prä-Therapie ist eine Methode für den Aufbau eines psychologischen Kontakts zu Klientinnen und Klienten, die kontaktbeeinträchtigt sind.

Im Grunde definiert Prouty Kontakt als Gegenmittel zu psychotischer Entfremdung. Im Allgemeinen muss ein erstes Bewusstsein von und ein erster Kontakt zur Realität, zu eigenen Gefühlen und zu anderen wieder hergestellt werden. Nur dann wird ein Funktionieren auf einem höheren Niveau möglich, z. B. an Gruppenaktivitäten teilzunehmen, das kommende Wochenende vorzubereiten, zusammen einen Kaffee zu trinken, den Tisch abzuräumen und Ähnliches.

Die Methode arbeitet insbesondere mit Kontaktreflexionen. Sie sind außerordentlich wörtlich, konkret und zielen darauf ab, ernsthaft zurückgezogene oder regredierte Klientinnen und Klienten zu erreichen.

Die Wirklichkeiten der Welt, des Selbst und der anderen werden auf eine nondirektive und dennoch sehr konkrete Art angeboten – ohne Urteil, ohne Bewertungen und ohne Interpretation (Deleu, Van Werde 1998) und sind an das niedrige Kontaktfunktionsniveau des Klienten angepasst.

Situationsreflexion (SR): bezieht sich auf die Situation, die Umgebung oder das Milieu des Klienten. Menschen, Orte, Ereignisse und Gegenstände werden reflektiert, um Kontakt zur Realität herzustellen, z. B. »ein Holzstuhl«, »die Sonne scheint herein«, »Bea betritt den Raum«.

Gesichtsreflexion (GR): reflektiert prä-expressive Gefühle, die im Gesicht zum Ausdruck gebracht werden; dies dient dazu, affektiven Kontakt herzustellen, z. B. »deine Augen sind feucht«, »Céline lächelt«.

Körperreflexion (KR): reflektiert mit Worten oder durch Nachahmung mit dem eigenen Körper – oder mittels einer Kombination beider Methoden – die Bewegungen oder Positionen des Klienten oder der Klientin. Es hilft dem Klienten, den Körperausdruck mit dem Selbstgefühl zusammenzubringen, z. B. indem man sagt »Du machst eine Faust« oder indem man eine Faust macht und hochhält, genauso wie es der Klient macht – oder indem man beides kombiniert.

Wort-für-Wort-Reflexion (WWR): reflektiert einzelne Wörter, Satzfragmente und anderes verbales Durcheinander, um einen kommunikativen Kontakt herzustellen, z. B. »(murmel), Holz, (murmel), drei, (murmel)«, und der Therapeut oder die Therapeutin reflektiert »Holz, drei«, auch wenn die Bedeutung nicht klar ist.

Wiederholende Reflexion (WR): Dabei werden frühere Reflexionen wiederholt, mit denen es bereits gelungen ist, einen Kontakt herzustellen. Das hilft, um den Klienten oder die Klientin erneut in Kontakt zu bringen.

Die folgende Interaktion (Van Werde 2014) veranschaulicht, dass »Kontakt« die Vorbedingung für jegliche (psychotherapeutische) Arbeit ist. Geschildert wird eine Krisensituation, in der sich das mit Wut, Schreien und potenziell offener Aggression verbundene Verhalten eines Patienten bis zu einer unerträglichen Intensität gesteigert hat, was dazu führte, dass die betreuende Person um Hilfe bat.

▶ In einem kleinen Raum in unserer Station sitzt ein junger Mann auf einem Tisch. Seine Beine hängen auf der Seite herunter, und er regt sich anscheinend sehr über sein rechtes Knie auf. Es kleben schon verschiedene Pflaster darauf. Eine Pflegekraft, die neu in unserem Team ist und weder über viel Arbeitserfahrung verfügt noch bis jetzt eine formelle

Einschulung in Prä-Therapie erhalten hat, ist mit ihm im Zimmer. Sie fühlt sich eindeutig von seinem lauten kommandierenden Ton, ein neues Pflaster zu bekommen, eingeschüchtert. Als er jetzt verlangt, dass sie ihn rasieren und ein fünftes Pflaster aufkleben soll, hat sie ihr Limit erreicht und beschließt, dem nicht nachzugeben. Sie denkt, es sei zu riskant, ein Rasiermesser zu benutzen, sowie vollkommen unnötig, und schließlich will sie die Situation ohnehin beenden.

Die Frau konnte weder Verletzungen noch Narben feststellen, sein Verlangen kam also eindeutig aus seiner wahnhaften eigenen Welt und aus einem Versuch, darüber zu kommunizieren, und weniger aus einer objektiven Wirklichkeit.

Als ich ins Zimmer komme, macht die Pflegekraft einen Schritt zur Seite und gibt mir das Pflaster. Ich beginne, Kontaktarbeit zu machen. Ich werde die Interaktion im Detail beschreiben. Die Kommentare in Klammern hinter den einzelnen Aussagen zeigen, wie ich das Kontaktniveau eingeschätzt und meine Reflexionen ausgewählt habe. Sie werden eine Mischung von Reflexionen abwechselnd mit sehr konkreten Handlungen und Bemerkungen sehen. All das zielt darauf, in dieser besonderen sogenannten Grauzone zu arbeiten – wo sowohl die »prä-expressiven«, wahnhaften, als auch die realitätsbezogenen Funktionsniveaus, beide gleichzeitig oder abwechselnd, anwesend sind. ◂

Therapeut (T): »Hallo Chris, was ist denn das Problem?«

Klient (K): »Ich brauche eine Schere.« (*Das klingt wie eine Antwort auf meine Frage, aber gleichzeitig ist es eine Wiederholung dessen, was er die ganze Zeit bereits sagt. Ich schätze sein Funktionsniveau zwischen kongruentem und psychotischem Funktionieren ein und beginne die prä-therapeutischen Reflexionen anzuwenden.*)

T: »Sie brauchen eine Schere.« (WWR) »Ich sehe, dass Ihre Hose auf dem Boden liegt, Sie sitzen auf dem Tisch mit vier Pflastern auf dem Knie.« (SR)

K: »Das Pflaster gehört dahin!« (*mit kommandierendem Ton und einem Blick auf sein Knie*) »Meine Haare müssen entfernt werden!« (*mit lauter Stimme*)

T: »Das Haar sollte weg und das Pflaster aufs Knie.« (WWR)

K: »Kleb das Pflaster drauf!« (*Unmittelbar an mich gerichtet. Das Niveau scheint höher zu werden, er ist verständlich. Ich reagiere auf den affektiven Aspekt der Kommunikation und gebe eine Art von Zusammenfassung dessen, was bisher geschehen ist, wenn auch sehr konkret und kurz.*)

T: »Es scheint Ihnen sehr wichtig zu sein, dieses Pflaster.«

K: »Keine Narben!!«

T: »Ich sehe eine rote Stelle, und Sie sagen: ›Keine Narben‹.« (BR, WWR)

K: »Das Haar wächst direkt durch.«

T: »Ich sehe vier Pflaster auf Ihrem Knie. Ich sehe eine kleine rote Stelle dort.« (*wieder sehr konkret*) (SR)

K: »Es muss da drauf.«

T: »Das muss da drauf.« (WWR) (*Er beginnt zu lächeln.*) »... und Sie lächeln.« (GR) »Sie lächeln, Sie sehen mir in die Augen und ... Sie lächeln.« (RR, SR, RR)

K: »Es muss da drauf.« (*wieder mit ernstem Blick*)

T: »Ich stehe hier mit einem Pflaster in der Hand, und Sie wollen, dass ich es draufklebe. Ich weiß nicht genau, weshalb, aber ich höre, dass Sie wollen, dass ich das tue.« (SR)

(*Inzwischen scheint seine Verärgerung weniger geworden zu sein. Eine Brücke zwischen verschiedenen Realitäten ist im Aufbau.*)

T: »Chris, ich sehe keine Narben. Ich sehe, es ist ein bisschen rot – wie eine kleine Wunde, die dabei ist zu verheilen.« (SR) »... es scheint, dass da so einiges im Gange ist, Chris.« (*Ich sage das so und beschränke damit mein Verständnis nicht auf diese spezifische jetzige Situation.*)

(*Er fühlt sich wahrscheinlich wirklich verstanden, und sein affektiver Kontakt wird intensiver.*)

K: »Ja, sicher!« (*Das gibt ein wenig psychologischen Raum, und ich präsentiere die Realität des Lebens auf der Station.*)

T: »Übrigens, haben Sie schon zu Mittag gegessen? Es ist schon zehn nach zwölf.« (SR)

K: »Nein, ich habe noch nicht zu Mittag gegessen.« (*Er antwortet auf kongruente Art und Weise, es gibt deutlich Realitätskontakt sowie auch kommunikativen Kontakt. Er sieht mir direkt in die Augen und sagt:*)

K: »Ich will nicht wie ein Monster aussehen.«

T: »Sie wollen nicht wie ein Monster aussehen, ich höre das.« (*Nachher kommt es mir so vor, dass es genau darum ging. In seinem prä-expressiven (wahnhaften) Zustand wollte er, dass alles getan werden sollte, damit er nicht wie ein Monster aussehen würde.*)

T (*um wieder die Realität einer Mahlzeit anzubieten*): »Ist es in Ordnung für Sie, wenn Sie jetzt Ihre Hose wieder anziehen, Chris, und zum Mittagessen gehen?«

Der Klient kommt zum Tisch, zieht die Hose an und geht mittagessen.

Die Hypothese der Prä-Therapie lautet, dass die (psychotischen) Symptome einer Person, die als Kontaktverlust verstanden werden, abnehmen, wenn der Kontakt zunimmt. Sobald der Mann aus dem Beispiel, der sich in einer Krise befand, sich gesehen und gehört fühlte und mit der anderen anwesenden Person und der Realität seiner Umgebung wieder in Verbindung war, konnte er selbst entscheiden, die Brücke zum anderen und zur miteinander geteilten Realität zu überqueren.
Er hörte mit seinen prä-expressiven und auf psychotische Weise ausgedrückten Forderungen auf. In der Folge war er wieder in Kontakt mit der Struktur des täglichen Lebens und ging zum Mittagessen. Nur durch das Kontaktangebot, das ihm durch Prä-Therapie gemacht wurde, konnte ein weiteres Eskalieren verhindert werden. Es wurde keine Gewalt angewendet und auch seine Steuerung musste nicht von anderen übernommen werden.

Biografische und kontextuelle Arbeit, Stimmenhörer-Arbeit, Psychotherapie

Biografische und kontextuelle Arbeit an der Psychoseerfahrung beginnt in der Hochphase der Psychose. Versteht man die akute Psychose als eine schwere seelische Krise, wird deutlich, dass die Themen in der Krise direkt offen zutage treten. Dies heißt natürlich nicht, dass in den Hochphasen das Gespräch primär in einer lockeren und lösungsorientierten, interpretativen Weise geführt werden könnte. Vielmehr sind ja der Abbruch der Kommunikation und eine weitreichende Verständigungslosigkeit das Hauptkennzeichen des Miteinanders in den Hochphasen der Psychose. Hier sind oftmals zunächst bedeutungsdosierte Sozialräume, nonverbale oder aber sehr genau dosierte (prä-therapeutische) Verbalisierungen sinnvoll. Verständigung über die Erfahrung wird im Genesungsverlauf mit dem Abklingen der Psychose immer wichtiger. Dabei können Gespräche insbesondere in bedeutungsdosierten Sozialräumen gelingen (siehe S. 106 ff.), in denen ein Erzählraum angeboten wird, um scheinbar nicht Teilbares – sprich: die exklusive Psychoseerfahrung oder auch die eigene, spannungsreiche Innerlichkeit – anderen Personen mitzuteilen. Ob es sich bei den anderen um psychoseerfahrene Peers, Angehörige oder Sozialprofis handelt, ist sekundär. Entscheidend sind die Ruhe des Zuhörens, die Offenheit für Kritik durch die psychoseerfahrene Person und die Gelassenheit, um die Nähe und Distanz des Miteinanders im Blick zu haben. Eine zurücknehmend-selbstkritische und ernsthaft-interessierte Haltung ist dafür sicher hilfreich. Dann kann die psychoseerfahrene Person ihre Erfahrungen umfassender und genauer in den Blick nehmen (moving along) und Worte bzw. Bilder dafür finden sowie manche Erfahrungen auch noch mal anders deuten (reframing). Dies ist harte Arbeit, erfordert viel Zeit zum (gemeinsamen) Ordnen, Nachdenken und Sortieren. Dabei bedarf es keiner heroischen Interventionen, sondern vielmehr vieler kleiner Schritte. Es ist ein Hin und Her zwischen einem guten Miteinander und einem Besprechen der Erfahrungen des Betreffenden. Dabei geht es zuweilen auch um das Miteinander und damit um den trouble générateur selbst – was gewissermaßen das Hochamt der biografischen und kontextuellen Arbeit wäre –, es kann aber zunächst oder primär auch um die Psychoseerfahrungen gehen. Gute Beispiele dafür sind die Stimmenhörer-Arbeit und die Psychosenpsychotherapie.

Erfahrungsfokussierte Beratung

Joachim Schnackenberg, Amanda (Pseudonym)

Die erfahrungsfokussierte Beratung mit Stimmenhörerinnen und -hörern (EFC, Experience Focussed Counselling) hat viele Menschen im internationalen Raum beim Reduzieren und auch Absetzen von antipsychotischen Medikamenten begleitet. Der EFC-Ansatz nach Romme, Escher (2013) basiert auf den Einsichten der internationalen Stimmenhörbewegung. EFC geht davon aus, dass Stimmen und ähnliche Erlebnisse eine normale und keine pathologische Erfahrung darstellen (Romme, Escher 2003). Auch sind sie regelmäßig als Reaktion auf überwältigende Lebensereignisse verstehbar. Stimmen können allerdings trotzdem als überwältigend und als sehr negativ oder bedrohlich erlebt werden. Dies ist insbesondere dann der Fall, wenn der Umgang primär auf ein Vermeiden dieser Erfahrungen zielt. Dann leiden Betroffene unter Umständen intensiv unter den Stimmen (Romme u.a. 2009).

Die ursprünglich oft positiven Intentionen der Stimmen – sie wollen oft eigentlich nur helfen, um besser mit schwierigen vergangenen und gegenwärtigen Situationen umgehen zu können – kann durch einen systematischen Zugang mithilfe des Maastrichter Interviews, einem Bericht und Konstrukt, erarbeitet werden. Dabei kann es auch helfen, wenn die stimmenhörende Person und/oder die Begleitperson lernen, auf konstruktive Weise direkt mit den Stimmen zu reden. Außerdem

gilt es grundsätzlich, einen konstruktiveren Umgang mit den Stimmen, Emotionen und schwierigen und traumatischen Erlebnissen zu erlernen (Schnackenberg, Burr 2017).
Vor dem Reduzieren von Antipsychotika sollten Themen wie Dopaminsupersensitivität (Murray u. a. 2016) und das mögliche verstärkte Auftreten von Emotionen vorbereitend diskutiert werden. Dann kann die erfahrungsfokussierte Begleitung ein hilfreicher Ansatz sein, da Betroffene hiermit einen konstruktiven, nicht vermeidenden Umgang mit Stimmen und dazugehörigen Emotionen erlernen können.

» Ich hatte am Anfang große Angst vor der Reduktion – dass mich Emotionen überwältigen könnten und ich damit vermehrt wieder Angst- und Panikattacken bekommen würde. Am Anfang ging es mir nicht so gut. Dann lernte ich aber immer besser mit meinen Emotionen umzugehen. Dabei half mir auch mehr in die Bewegung zu gehen, z. B. spazieren gehen, schwimmen gehen etc. Auch lernte ich zunehmend meine Gefühle zu spüren und zuzulassen. Zum Beispiel wenn ich jetzt Angst bekomme, versuche ich sie auszuhalten und zuzulassen und sie nicht, wie früher, wegzudrücken. Außerdem versuche ich aktiv etwas zu machen, mich mit Leuten zu treffen, fernzusehen oder Ähnliches. Die Angst wird dann von alleine weniger. Früher wurde sie immer schlimmer, wenn ich versuchte die Angst oder ähnlich schwierige Gefühle wegzudrücken. Dann half es mir, auch noch einmal mich direkt – in einer vorgestellten Situation – meinen Tätern zu stellen und ihnen gegenüber meine Wut erstmalig richtig zuzulassen und dann auch auszudrücken (mit Schreien und Stockschlägen). Auf diese Konfrontation habe ich mich wochenlang mental und praktisch vorbereitet. Außerdem hatte ich emotionale Unterstützung bei diesem Prozess. Ich hab jetzt auch einen Ort, wo ich diese Wut begraben habe, einen Ort, zu dem ich hingehen kann. Dies beruhigt mich dann sehr. Auch der direkte Dialog mit den Stimmen – unterstützt durch den EFC-Berater – hat mir viel gebracht. Mit der Reduktion der Antipsychotika konnte ich die dazugehörigen Emotionen viel besser aufnehmen und verarbeiten. Durch die Reduktion habe ich eine viel größere Lebensqualität – ich bin nicht mehr so abgeschossen, fange wieder an zu arbeiten, lebe nach langen Jahren zum ersten Mal alleine und nicht mehr im Wohnheim. Ich werde weiter vorangehen und mir mein Leben immer mehr zurückholen. Und ich denke, wenn Leute mit meiner Geschichte es schaffen können, dann können andere das auch. Never give up! « (Amanda)

Psychosenpsychotherapie

Psychotherapie der Psychosen im engeren Sinne ist durch die explizite Grundhaltung geprägt, dass ein spezifisches Miteinander-über-die-Erfahrungen-des-Betreffenden-Sprechen für den Betreffenden hilfreich ist, um von der Psychose zu genesen. Nicht umsonst wird Psychotherapie auch als »talking cure« bezeichnet. Wichtig ist außerdem das regelmäßige, zumindest einmal wöchentliche Treffen mit demselben Therapeuten oder derselben Therapeutin am selben Ort in einer (bedeutungsdosierten) Situation des Zusammensitzens, wobei Ausnahmen natürlich die Regel bestätigen. So kann man sich auch auf einen Spaziergang verabreden, sich häufiger oder seltener sehen oder auch mal über anderes sprechen. Dennoch bleibt der Fokus immer auf den vergangenen und aktuellen Erfahrungen des Betreffenden. In der Psychosenpsychotherapie geht es nicht primär darum, der psychoseerfahrenen Person verborgene Bedeutungen ihrer Erfahrungen aufzuzeigen oder ihr eine Einsicht in dynamische Zusammenhänge ihres Erlebens zu vermitteln, damit sie mit diesen auf dem Boden ihrer eigenen Ressourcen arbeiten kann. Vielmehr kann darauf vertraut werden, dass die betreffende Person diese Einsichten selbst entwickeln kann bzw. nur minimale Anregungen benötigt. Dabei können solche Anregungen aus unserer Erfahrung insbesondere dann gut aufgenommen werden, wenn sie als eine eventuelle Möglichkeit formuliert bzw. nachgefragt werden (Schlimme, Brückner 2017). Nach Lempa (2018) gelten folgende Grundkriterien der psychodynamischen Psychosenpsychotherapie:

- Etablierung des therapeutischen Raums
- psychotherapeutische Grundhaltung
- Arbeit an der Gegenübertragung
- Modellerfahrung
- einsichtsorientiertes Vorgehen und Rekonstruktion der Biografie

In der Psychotherapie der Psychosen geht es darum, den Gefühlen und Sehnsüchten der betreffenden Person einen Erzählraum zu geben (= *Etablierung des therapeutischen Raums*). Dies setzt voraus, dass der anwesende andere nicht einfach direkt als Interaktionspartner auf diese Gefühle oder Sehnsüchte anspringt – wie es vielleicht im Privaten passieren würde (= *psychotherapeutische Grundhaltung*). So erlaubt er oder sie dem Betreffenden andere Erfahrungen mit den oftmals schwer auszuhaltenden Gefühlen und Sehnsüchten (= *Modellerfahrung*). Der Betreffende lernt diese Gefühle und Sehnsüchte zunehmend zu ordnen und zu benennen. Unter Zuhilfenahme der durch den Betreffenden im Therapeuten ausgelösten Erfahrungen erfolgt außerdem eine Arbeit an den Weisen des Miteinanders des Betreffenden. Der Therapeut bringt diese besonderen Gegenübertragungsgefühle und -erfahrungen dosiert in das Miteinander ein. Er ermöglicht damit dem Betreffenden, an seinen bislang unbemerkten und automatisch hinzukommenden Zutaten zum Miteinander zu arbeiten (= *Arbeit an der Gegenübertragung*). Im besten Fall entwickelt sich ein selbstverstärkender Prozess (criculus probatus), in dem die psychoseerfahrene Person die Führung übernimmt. Denn oftmals können die Betreffenden ihr Dilemma, ihren trouble générateur, selbst sehr klarsichtig formulieren (= *einsichtsorientiertes Vorgehen und Rekonstruktion der Biografie*).

* Menno Lübben ist ein Pseudonym. Die in dieser Publikation zitierten Narrative sind Therapieberichte. Menno Lübben erteilte eine informierte Einwilligung, dass die Texte veröffentlicht werden können.

▶ Menno Lübben* berichtet, dass er sich vor einigen Tagen am Grab seiner Eltern »wieder einmal« im Zusammenhang mit seiner Lebensgeschichte die »Botschaft meiner Psychose« vor Augen geführt habe: »Meinen trouble générateur, wie Sie das immer nennen.« Er sei ja damals gerade aus Studiengründen in eine andere, ihm fremde Stadt umgezogen – obwohl er, gewissermaßen auf der Durchreise, dort ja geboren wurde, habe er da vorher nie gelebt. Angesichts seiner Ausgrenzungs- und Demütigungserfahrungen in der Kindheit (durch die Migration), die sich erst nach einem Rückzug nach Deutschland auflösten, aber in ihm ja dennoch drinsteckten, wirkte das irgendwie unpassend. »Aber das ist nur ein Seitenaspekt. Viel wichtiger war, dass ich da [in der Großstadt] letztlich auf mich gestellt war, keine Vertrauenspersonen hatte. Telefon und so, das gab es als Student damals noch nicht.« Seine Eltern hätten so eine Vertrauensperson zu einem gewissen Grad sein können, auch wenn er mit ihnen erst nach der Psychose in jahrelanger Kleinarbeit lernte, über seine Innerlichkeit und das Miteinander zu sprechen. »Mit meiner Mutter ist mir das nie gut gelungen – vielleicht hätte es noch geklappt, wenn sie länger gelebt hätte.« Er habe immer aufgrund befürchteter Beschämung Schwierigkeiten gehabt, dazu zu stehen, wenn er bei einer anderen Person Geborgenheit gesucht und gewünscht, »verlangt« habe. »Das war wirklich ein Verlangen – nur schwer zu bändigen, kam dann so überschießend und war sicher Claudia [Pseudonym] damals zu wild. Das ist mir über Jahre schwer gefallen, auch später noch. Eine unglaubliche Unsicherheit – das kann ich mir heutzutage gar nicht mehr vorstellen, wie unsicher ich war. Ich glaube, das hat sich erst mit den Kindern verändert – sowohl die Fähigkeit, zu diesem Verlangen zu stehen, als auch die Fähigkeit, das mitzuteilen. Es ist halt immer ein wenig bloßstellend, anderen die Sehnsucht nach Geborgenheit mitzuteilen macht verletzlich. Aber ohne das geht es ja nun mal nicht.« In der damaligen Situation – umgezogen, fremde Stadt, unglücklich verliebt – führte es jedenfalls in eine Psychose. Menno Lübben ist sich sicher: »Ohne meine Prägungen in der Kindheit und diese Unfähigkeit, Gefühle und Sehnsüchte zu thematisieren, wäre das nicht passiert. Da hätte ich andere Wege gefunden.« Auch heutzutage sei es wichtig, sich das immer mal wieder vor Augen zu führen. »Die Erfahrung bleibt ja – und das Thema ist immer noch irgendwie da. Aber psychotisch werde ich, glaube ich, nicht mehr, dafür bin ich in meinen jetzigen Beziehungen viel zu offen – obwohl meine Frau sagt, ich könnte ruhig noch offener sein.« Und nicht zuletzt sei dieses Spiel von Nähe und Distanz ja auch ein allen Menschen gemeinsames Thema: »Wenn man es darauf runterbricht, die Psychose mal als Flaschenpost in dieser Lesart entziffert, wird es eigentlich ganz verständlich, auch für andere.« ◂

→ *Erzählräume für die eigenen Erfahrungen sind wichtige Bausteine für die Genesung. Da mit einer Medikamentenreduktion zunehmend die psychosozialen und lebensgeschichtlichen Hintergründe der Psychose wieder zum Vorschein kommen, ist das frühzeitige Etablieren solcher Erzählräume in Selbsthilfe und professioneller Hilfe sinnvoll.* ←

In allen Therapieformen gilt aus unserer Erfahrung, was Frieda Fromm-Reichmann zur Psychosenpsychotherapie gesagt hat: »These patients simply cannot be hurried and it is worse than futile to try. This holds true for all stages of treatment.« (Diese Patientinnen und Patienten können einfach nicht zur Eile angetrieben werden und es ist mehr als aussichtslos, es zu versuchen. Dies gilt während aller Phasen der Behandlung. Eig. Übers.; FROMM-REICHMANN 1939, S. 421.) Die betreffende Person gibt das Tempo vor, kommt im Verlauf meist von selbst auf die treffendste Lösung, wenn man sie im Rahmen des Therapieverfahrens ruhig und gelassen begleitet. Diese Ruhe und Gelassenheit fällt uns Sozialprofis und Angehörigen nicht immer leicht. Aber vielleicht können wir diese Notwendigkeit des absichtlichen Verlangsamens als Technik von unseren psychoseerfahrenen Mitmenschen ja lernen.

» Superlangsam. Manche Sachen muss man superlangsam machen. Ansonsten kriegt man es nicht hin und fängt wieder von vorne an. « (Birgit Hase)

Körpertechniken, Leibesübungen, Körperpsychotherapie

Neuroleptika bilden nicht nur einen Schutzwall nach außen. Sie schneiden die Betroffenen auch von sich selbst ab, auch von ihrem Körper. Im Zuge der Neuroleptika-Reduktion sollte dieser Kontakt wiederhergestellt werden. Unser Körper ist unser Freund, oder jedenfalls sollte er dies sein. Schließlich gibt es uns nicht ohne ihn, wir sind nun einmal leibliche Wesen. Egal was wir machen, wir sind immer körperlich da. Diese Doppelrolle des Leib-Seins und Körper-Habens zeigt sich in jedem Moment unseres Lebens. Auch in der tiefsten Meditation – eine nicht gut beschreibbare Erfahrung, in die wir leiblich eintreten und aus der herauskommend wir uns leiblich vorfinden – kann uns ein anderer Mensch anstupsen oder mit einem Filzstift bemalen. Sogar in außerkörperlichen Erfahrungen bleibt der Körper vorhanden, auch wenn wir uns dann nicht mehr in ihm aufzuhalten scheinen. Wir treten in diesen Erfahrungen leiblich heraus, auch wenn sich dieser Leib manchmal schemenhaft und unterleibsbefreit erfährt (Mishara 2010). Unser Leib-Sein zeigt sich auch darin, dass wir unseren Körper als unverzichtbare Ressource und ausgezeichneten Indikator für (mentales) Wohlbefinden und Unwohlsein verstehen können.

In Krisen drücken sich Anspannung und ganze Bündel großer Gefühle (Angst, Wut, Verzweiflung) zunächst körperlich aus. Oftmals geht ein Beben und Zittern durch den Körper, wir suchen nach Möglichkeiten des Ausagierens und Abreagierens. Und in der Tat kann der Faustschlag gegen die Wand oder der auf den Boden geworfene Teller guttun. Dies bringt uns in Bewegung und oftmals zur Besinnung. Nicht immer gelingt dann bereits das Gespräch, manchmal braucht es einen langen Spaziergang oder einen »Toberaum«, in dem man seine Leibeskräfte erschöpfen kann. Ein solcher »Toberaum« findet sich im Wald, auf der Tanzfläche, dem Sportplatz oder im Sportstudio. Dies kann auch die Schwimmhalle sein, in der man bis zur Erschöpfung Bahnen zieht. Wichtig ist natürlich, dass andere dabei nicht zu Schaden kommen. Im besten Fall findet sich ein sozial akzeptierter Weg, um seine Anspannung auszudrücken.

→ *In Krisen ist der körperliche Ausdruck der Anspannung und intensiven Gefühle hilfreich. Idealerweise hat man schon im Vorfeld Möglichkeiten für ein »Austoben« der Anspannung ausgelotet, die vom eigenen sozialen Netz akzeptiert sind und bei denen keiner zu Schaden kommt.* ←

Im Genesungsverlauf geht es darum, sich wieder in seinem Körper »einzuwohnen«. Dies kann über aufmerksames Bewegen gelingen. Unter einer zu hohen Neuroleptika-Dosis ist Bewegung jedoch ein Problemfeld, erschwert durch verschiedene Faktoren: fehlendes oder abgewandeltes Körpergefühl, vermeiden von Körperflashbacks bei gegebener Traumatisierung, mangelnde Motivation, Gewichtszunahme, Zeitmangel (lange Nächte durch Neuroleptika oder Schlafmittel), Ängste, aus dem Haus zu gehen, andere Menschen zu treffen oder ihnen nahezukommen. Also gilt es, mit kleinen Schritten anzufangen. Dies kann schlicht mehr Bewegung im Alltag bedeuten: bis zum ersten Stock die Treppe zu nehmen, erst dann den Fahrstuhl. Dann irgendwann bis in den zweiten Stock. Morgens einmal um das Haus gehen. Dann mittags noch einmal. Vielleicht einmal die Straße auf und ab. Und nicht nach dem Spazieren noch einkaufen, das wäre dann möglicherweise schon zu viel?

Ein Tagebuch kann aufschlussreich sein, um den eigenen Bewegungsumfang angemessen einzuschätzen und die Ansprüche entsprechend dem eigenen körperlichen Leistungsvermögen zu dosieren. Alltagsbewegung sowie Sport zielen auf eine verbesserte Kondition, Muskelaufbau und Gewichtsreduktion – erreichen dies aber bei Neuroleptika-induzierter Gewichtszunahme nur geringgradig (Gorczynski, Faulkner 2010; Pearsall u.a. 2014). Dies ist wichtig und hilfreich, aber es geht uns um mehr. Unser Körper soll ja nicht nur ein passendes Instrument für unser alltägliches Handeln sein. Vielmehr ist es aus unserer Erfahrung notwendig, das basale Selbstvertrauen in das leibliche Dasein zu stärken, eventuell erst wieder zurückzugewinnen.

▶ Unter dem Einfluss von Neuroleptika spürte ich mich überhaupt nicht, im Vorfeld der Krise wird mein Körper zur Last. Ich kann seine Wirkweise nicht mehr wahrnehmen und vor allem seine Wirkung in meinem Umfeld nicht mehr einordnen. Es ist dann ein großes Geschenk, wenn ich meine Hände spüre, sie sind der Teil meines Körpers, der eine stoffliche Verbindung zu meiner Umwelt herstellt. Die Hände zu massieren kann mich im Hier und Jetzt verankern. Dies ist überall möglich, ohne großes Aufsehen zu erregen. Eine wirksame Abschalttechnik ist z. B. die Konzentration darauf, wie es sich anfühlt, wenn ich in die Handfläche drücke, wenn ich an den Fingern ziehe, die Wärme zu spüren, wenn ich die Hände aneinanderreibe oder in die hohlen Hände puste.

Es fühlte sich zunächst sehr seltsam an, meinen eigenen Körper zu berühren. Manche Berührung meiner eigenen Hände löste heftige Gefühle aus, besonders oft Trauer. Liebevolle Begegnung mit mir selbst ist etwas Neues und Unerhörtes. Mein Körper sollte funktionieren, da schließlich schon meine Seele verrückt war. Ich fühlte, dass ich keine Ressourcen übrig hatte, um mich diesem merkwürdigen Zweckobjekt zu widmen. Inzwischen denke ich, dass genau diese Widmung es ist, die mich erstarken lässt, die mir den Zugang zu meinen Gefühlen ebenso wie zu meiner Kraft ermöglicht. ◂ (Thelke Scholz)

Sich selbst zu massieren – jedenfalls an den erreichbaren Körperstellen –, Massage, Sauna, Vollbäder (ob mit oder ohne Zusatz von Entspannung fördernden ätherischen Ölen wie Lavendel oder Melisse) oder andere Formen der »Wellness« sind aus unserer Erfahrung hilfreich, um sich wieder mehr im Körper zu beheimaten und wohlzufühlen. Dies gilt in einem ganz spezifischen Sinn für psychoseerfahrene Menschen. Es ist ein guter Schritt, wenn dies wieder gelingt und zu einem gewissen Maß selbstverständlich wird. Manchmal ist doch schon die alltägliche Körperpflege eine echte Herausforderung. Aus unserer Erfahrung ist es eben nicht selbstverständlich, dass sich einzucremen als schön empfunden wird, sondern oft ein langer Prozess des Sich-Einwohnens und Sich-(selbst-)Näherkommens, der langsam verläuft. Die Selbstverständlichkeit, mit der Körperpflege oder auch die Nutzung von »Wellness«-Angeboten erfolgt, kann außerdem ein guter Indikator für das eigene Befinden sein.

Noch spezifischer wirken körper(psycho)therapeutische Bewegungsangebote (integrative Körperarbeit, konzentrative Bewegungstherapie, Tanztherapie) sowie die ihnen verwandten »nichttherapeutischen« Verfahren (Yoga, Tai-Chi, Qigong, Aikido, Pilates). Sie ermöglichen eine Verbesserung des Befindens, des Selbstvertrauens und des Antriebs (der sog. Negativsymptome; Duraiswamy u. a. 2007; Behere u. a. 2011; Visceglia u. a. 2011; Priebe u. a. 2016; Vancampfort u. a. 2012; Röhricht 2014; Lee u. a. 2015; Helgason, Sarris 2013). Aus unserer Erfahrung verbessern sie auch basale Selbststörungen (Schlimme, Brückner 2017; Martin u. a. 2016). Der Begriff »sich einwohnen« im Körper trifft den Punkt. Es geht aus unserer Sicht tatsächlich um das leibliche Verorten im Hier und Jetzt, welches beim Aufkommen basaler Selbststörungen oder anderweitiger, psychosenaher oder psychotischer Symptome hilfreich ist.

Klangschalen als begleitende Alternative

Sabine Diesing, Caroline von Taysen

Bei der Arbeit mit speziellen Klangschalen, wie z. B. mit den Peter Hess®-Therapieklangschalen (www.peter-hess-institut.de), wird die physikalische Schwingungslehre mit der Wirkung von angenehmen, beruhigenden Klängen verbunden. Die rhythmischen Schwingungen breiten sich sanft im gesamten Körper aus. Sie bringen Körperflüssigkeiten, Gewebe, Organe, Körperhohlräume etc. in Schwingung. Dies wird häufig wie eine »besonders zarte Massage« beschrieben. Dabei können Verspannungen und fasziale Verklebungen gelockert sowie Durchblutung und Lymphfluss angeregt werden. Zudem fördern die feinen Klangvibrationen und die Aufmerksamkeitsfokussierung auf die Klänge die Körperwahrnehmung. Die harmonischen Klänge beruhigen den Geist und führen schnell in eine wohltuende Entspannung, in der Regeneration auf allen Ebenen geschehen kann, die Seele erfährt Raum zur Entfaltung. Viele Klientinnen und Klienten sprechen von loslassenden und befreienden Empfindungen.
Die Klangmethoden verstehen sich entsprechend als ganzheitliches Angebot, da immer Körper, Geist und Seele angesprochen werden. Sie orientieren sich am Konzept der Salutogenese und zielen auf die Stärkung des Gesunden, gut Funktionierenden. Entsprechende Prozesse können gezielt zur Veränderungen körperlicher und psychischer Phänomene genutzt werden und damit Wohlbefinden und Gesundheit stärken.
Im Rahmen des Netzwerks Stimmenhören e.V. (www.stimmenhoeren.de) gibt es eine Klangschalengruppe für Stimmenhörerinnen und Stimmenhörer. Die vorgestellten Klangeinheiten werden angeleitet, können gegenseitig durchgeführt oder auch zur Selbstanwendung genutzt werden. Im Folgenden werden drei typische Beispiele vorgestellt:

- **Lara** [Pseudonym] ist Anfang zwanzig, sie hat eine starke Störung ihrer Körperwahrnehmung und erlebt weitere psychische Phänomene. Sie stellte sich mit den Füßen in eine XXL-Klangschale mit 80 cm Durchmesser, die behutsam angeschlagen wurde. Nach ihrer eigenen Aussage nahm sie von den »Füßen bis zu den ›Kopfspitzen‹ ein angenehmes kribbelndes Gefühl« wahr und es stellte sich eine »Glückseligkeit und Friedlichkeit« (Diesing, von Taysen 2017) ein, wie sie sie bisher kaum erlebt hatte. Ihre Konsequenz daraus war, regelmäßig an unserer Klangschalengruppe teilzunehmen. In den letzten drei Jahren hat sich ihr Körpergefühl erheblich verbessert: Sie nimmt sich selbst und ihre Grenzen bewusster wahr, kann ihre Gefühle und Bedürfnisse besser artikulieren und sich adäquater bezüglich Anforderungen von außen (z. B. von Arbeitskolleginnen und -kollegen) positionieren. ◀

▶ **Susanne** [Pseudonym] ist Anfang dreißig, sie kam nach einem Burnout und weiteren psychischen Phänomenen wie z. B. Stimmenhören zur klangschalentherapeutischen Einzel- und Gruppenarbeit. Ihre Erlebnisse beschreibt sie wie folgt: »Ich kann dabei von meinen Sorgen und Problemen des Alltags absolut loslassen und entspannen. Ich kann mich auf etwas Schönes konzentrieren und meinem Körper tut dieses auch sehr gut. Die Arbeit mit Klängen ist zu einem wichtigen Teil in meinem Leben geworden.« (Diesing, von Taysen 2017) Sie ist seit ihrem ersten Erlebnis regelmäßig bei den Klanggruppen dabei. Im Laufe des letzten Jahres sind ihre Stimmen leiser und freundlicher geworden, sodass es ihr möglich wurde, sich wieder einen selbstbestimmteren, strukturierteren Alltag aufzubauen. ◀

▶ **Petra** [Pseudonym] ist Anfang fünfzig, sie nimmt regelmäßig an Yoga- und Klanggruppen teil. Sie kam eines Tages in die Klanggruppe und schilderte ihr akutes Problem: Sie habe seit zwei Tagen ein »Stimmengewitter im Kopf« und komme nicht mehr klar. Sie wirkte abwesend, sehr still und unkonzentriert. Wir behandelten sie mit Klangschalen, danach ging sie zu sich nach Hause. Am nächsten Tag bedankte sie sich für die Behandlung mit den Worten: »Normalerweise hätte ich mich einweisen lassen, ich weiß, wie das immer ist, aber diesmal bin ich durch die Ruhe und Zuversicht, die ich durch die Behandlung hatte, mit dem Stimmgewitter klargekommen. Es wurde mit der Zeit am Abend ruhiger. Ich konnte zwar nicht schlafen, aber damit gut umgehen.« ◀

Solche Techniken lassen sich auch im Alltag anwenden und sie können in vielen Situationen zum Einsatz kommen. Oftmals ist es gar nicht nötig, gesonderte Örtlichkeiten aufzusuchen. Tief Luft holen oder die Augen schließen kann man fast überall. Dies gilt auch für das Spüren des Bodens unter den Füßen. Dies meinen wir nicht metaphorisch, sondern ganz real körperlich. Es ist aus unserer Sicht bemerkenswert, dass viele Menschen in Psychosen barfuß laufen. Wir nehmen an, dass es sich dabei um den (oft erfolgreichen) Versuch handelt, den Boden unter den Füßen zu spüren, der im Rahmen einer Psychoseerfahrung oftmals verloren geht bzw. verloren zu gehen droht. Jedoch ist die Verbindung der Füße zum Boden nicht nur in Ausnahmesituationen besonders wichtig. Auch im

Alltag kann es hilfreich sein, sich im Sinne des Wortes für einen Moment zu »erden«. Da es nicht immer und überall möglich ist, eine Gehmeditation vorzunehmen, können alternative Techniken helfen: Am Bordstein entlanglaufen, eventuell auch mit einem Bein oben auf dem Gehsteig und dem anderen auf der Straße, nur auf bestimmte Steine treten oder einer Linie im Pflaster folgen. Fokussiertes Stehen geht an der Bushaltestelle, auch wenn man gar nicht auf den Bus wartet. Und manchmal sind die Tarnungen überraschend einfach.

▶ Unsere Füße sind ein Verbindungskörperteil. Sie verbinden mich nicht so sehr mit meinen Mitmenschen, aber, und in kritischen Momenten ist das besonders elementar, sie stellen meine Verbindung zum Boden her. Sie sind meine Basis und mein Anker. Meine Füße kann ich in der Öffentlichkeit nur schwerlich massieren, dennoch gibt es gute Möglichkeiten, sie spürbar zu machen und meinen Stand zu festigen: Ich stehe auf beiden Füßen und versuche, mein Gewicht genau gleich darauf zu verteilen. Ich spüre, wie meine Füße sich »in den Boden drücken«. Ist das erreicht, kann ich einen Fuß ganz langsam über den Boden nach vorn schieben, etwa so weit, wie der Fuß lang ist, dabei rolle ich die Zehen ein und strecke sie wieder, als zögen sie den Fuß. Dann ist der andere Fuß an der Reihe. Ich kann das auch rückwärts machen, es funktioniert im Sitzen ebenso wie im Stehen. Diese kleine Konzentration auf den Körper ist auch in Gesellschaft möglich. ◀ (Thelke Scholz)

Ein sicheres Gespür für den Körper zu haben ist u.E. unerlässlich für eine nachhaltige Genesung. Die Vielfalt der körperorientierten Abschalttechniken und Alternativen zeigt genau dies. Diese Techniken gilt es zu üben, zu verfeinern und zu ritualisieren. Auch vermeintlich offensichtliche Zusammenhänge müssen wieder neu erkannt und entsprechend verknüpft werden. Also die Kopfschmerzen, die sich immer wieder einstellen, sind nun doch auf Verspannungen im Nacken zurückzuführen und verbessern sich nach einem gezielten Muskelaufbau. Zuweilen ist der eigene Körper auch in Hinsicht körperlicher Erkrankungen noch mal vollkommen neu zu erkunden, da manche Nebenwirkungen der reduzierten (oder gar abgesetzten) Neuroleptika wegfallen oder geringer werden. Dies betrifft oftmals auch das Körpergewicht, worauf wir in einem anderen Abschnitt eingehen (»Gut essen und trinken«, ab S. 162).

→ *Körperarbeit wird im Verlauf der Medikamentenreduktion zunehmend wichtiger und gelingt oft besser, da wieder mehr Gespür für den Körper entsteht. Körperarbeit ist als Abschalttechnik und Körperpsychotherapie geeignet, um in anstrengenden Situationen abschalten zu können und um mehr Antrieb und mehr Vertrauen in das Hier und Jetzt zu entwickeln und zu üben.* ←

Abschließend möchten wir betonen, dass im Zuge der Reduktion auch die Sinne »zurückkehren«. Natürlich war die Wahrnehmung auch vorher voll funktionsfähig. Aber durch die Neuroleptika wird die Lebenswelt oftmals wie betäubt, heruntergedimmt oder wie durch einen Schleier oder eine Glasscheibe wahrgenommen. Dies ist ein großer Verlust, der als »Blockade der Wahrnehmungskanäle« oder »fehlende Lebendigkeit« empfunden werden kann. Aus unserer Erfahrung kommt es im Verlaufe der Neuroleptika-Reduktion nicht nur zu einem Gefühl der verstärkten Präsenz im Hier und Jetzt und einem intensivierten Empfinden des Miteinanders, sondern oftmals auch zu einem »Wiedererwachen der Sinne«: Hören, Sehen, Schmecken, Riechen und Fühlen bringen den Zugang zu unserer Umwelt zurück. Betroffene merken wieder, was es alles gibt, wie sich ein Frühlingstag anfühlt. Das Gezwitscher der Vögel und das Summen der Insekten sind schließlich nicht nur wieder da, sie sind eine Bereicherung. Dies als Bereicherung wahrnehmen zu können, und eben nicht als Bedrohung, ist häufig auch eine Frage der Dosierung. Es gilt also nicht nur, bestimmte bedeutungsdosierte Orte und Ruheoasen zu finden, zu gestalten und aufzusuchen, sondern auch als reizüberflutend wahrgenommene Orte sparsamer aufzusuchen, durch Abschalttechniken erträglich zu gestalten oder gegebenenfalls ganz zu meiden. Sicherheit und Geborgenheit tatsächlich zu spüren und erzeugen zu können ist die Alternative zum Stumpfsinn der neuroleptischen Abschottung.

Musizieren, Musik hören, Musiktherapie

Musik gilt seit jeher als unmittelbarste Kunstform: »Rhythmen und Töne dringen am tiefsten in die Seele und erschüttern sie am gewaltigsten«, sagte schon Platon (Politeia III, 402b). Platon empfiehlt die Musik deshalb als »wichtigsten Teil der Erziehung«. Es ist insofern naheliegend, Musik und Musizieren im Verlauf der Genesung einzusetzen. Johann Christian Reil (1759–1813), der Erfinder des Wortes »Psychiatrie« und Nestor einer »psychischen Kurmethode« zur Behandlung von psychotischen Personen in Deutschland – welche im Übrigen an vielen Stellen eine klar psycho- und milieutherapeutische Qualität aufweist, auch wenn sie uns heutzutage in anderer Hinsicht als viel zu rabiat und traumatisierend erscheint – sieht die Musik als wichtigstes »psychisches Mittel«, bevor man ins Sprechen über die Dinge gelangen könne: »Die Musik beruhiget den Sturm der Seele, verjagt die Nebel des Trübsinns und dämpft zuweilen den regellosen Tumult in der Tobsucht mit dem besten Erfolg.« (Reil 1803, S. 207) Leider ist es heutzutage in Deutschland unüblich, mit Menschen in schwersten psychischen Krisen gemeinsam Musik zu hören oder Musik zu machen. Dabei berichten viele psychoseerfahrene Personen von der beruhigenden Wirkung der Musik.

» **Schlimme:** (...) zu Hause, das ist schon auch ein Rückzugsort gewesen, der auch in gewissen Psychosesituationen gut funktioniert hat.

Hans: Genau, da geht es auch vor allen Dingen – also dieser Rückzugsort, der muss nicht unbedingt ein Zuhause oder mein Zuhause sein. Der muss was Vertrautes sein. Und gerade in der Psychose habe ich das so erlebt, dass die vertrauten Dinge bei mir zumindest, die sehr komplexe Dinge sind, zum Beispiel Musik. Klingt jetzt einfach, aber ist für mich eine sehr komplexe Sache. Hm, weil da wirklich, vor allem bei Liedern, die man selber kennt, oder sogar die ich selber gemacht hab, stecken da Details drin, die man einfach braucht fürs Leben. Und ja, deswegen ist es halt so, dass ich es sehr schade fand, dass ich mein Mobiltelefon neu organisieren musste. Da ging es jetzt weniger um das Chatten und sonst was, was ich auch gemacht habe, aber im Grunde sowieso loswerden wollte, weil es ist mir selber viel zu viel Stress. Mir ging es einfach in dem Moment darum, ich muss Musik hören, ich muss einfach Musik hören, sonst komme ich nicht klar.

Schlimme: Musik hören ist etwas, was Sie gut runterbringt, strukturieren kann, Ihnen hilft, zu strukturieren.

Hans: Ja, genau.

Schlimme: Weil es bekannt ist. Sie hören dann Stücke, die Sie kennen.

Hans: Genau. Um mich runterzubringen von der Psychose, höre ich Stücke, die ich kenne. Um einzusteigen [in die Psychose], ist es vielleicht gut, Stücke zu hören, die ich nicht kenne. Allerdings höre ich dann schon Musik nach meinem Genre, sprich, ich höre nicht einfach irgendwas und will dann einsteigen. Da kann ich dann selbst meinen Kopf ganz gut zumachen, sag ich mal, also wenn ich Musik höre, die ich nicht kenne, oder merke, sogar andere Leute steigen darauf ein, dann denke ich mir, okay, ich trete mal ein bisschen kürzer und ja, ziehe mich einfach zurück. (Vier Wochen nach Aufnahme in die Tagesklinik.) « (Schlimme, Brückner 2017, S. 41 f.)

Auch wir können die beruhigende und »erdende« Wirkung von Musik bestätigen. Sie gibt eine Stimmung vor, drückt Gefühle aus und hilft uns, diesen Gefühlen im eigenen Leben Raum zu geben. Sie kann einen derart berühren, dass man es vielleicht kaum noch aushalten kann oder vollkommen in der Musik aufgeht. Man kann in die Oper oder ins Konzert gehen, ein Musikfestival aufsuchen oder einfach die Kopfhörer aufsetzen und zu Hause auf dem Sofa einige Lieblingsstücke hören. Musik ist Mitteilung für andere, der eigene Musikgeschmack kann Streitthema in Beziehungen sein, sich verändern und weiterentwickeln. Jedenfalls ist es nicht egal, was man hört. Und manchmal geht es auch weniger um Melodien oder Texte, sondern schlichtweg um die Vibration des Klangs (siehe Klangschalentherapie, S. 129 f.).

Noch intensiver ist, wenn man selbst musiziert. Die Produktion von Tönen ist ein derart unmittelbar selbstwirksames Tun, dass man es manchmal kaum unterlassen kann, zu singen. Dabei kommen die unterschiedlichsten Spielarten vor: vor sich hin summen, anderen vorsingen oder gemeinsam singen. Gemeinsames Singen stärkt die Verbundenheit der Singenden, ist ein unerhört selbstwirksames Geschehen, in welcher die eigene Stimme im Chor verstärkt wird. Und zugleich ist Singen privater und bloßstellender, als wenn man z. B. in die Tasten haut. Die Wirksamkeit von Musiktherapie für die Genesung von Psychosen ist nachgewiesen, insbesondere hinsichtlich Negativsymptomen, und zwar unabhängig davon, wie mühsam der bisherige Genesungsweg verlaufen ist (etwa Tseng u. a. 2016; Ulrich u. a. 2007; Carr u. a. 2013; Solli, Rolvsjord 2015; Silverman 2016). Musiktherapie erschließt oftmals neue Ressourcen oder sie knüpft an bereits vorhandene Ressourcen an. Die Nutzung in Krisenzeiten ist, wenn die Person nicht bereits musiziert oder einfach Musik aus der Konserve hört, aufgrund fehlender Verordnungsmöglichkeit im ambulanten Behandlungsrahmen derzeit nur im Rahmen persönlicher Bezahlung möglich (z. B. über das Persönliche Budget). Aber es wäre wichtig und notwendig, das therapeutische Potenzial des musikalischen Miteinanders besser im professionellen Angebot für psychoseerfahrene Personen auszuschöpfen.

Dabei kann gemeinsames Musizieren eben in besonderer Weise ermöglichen, aus der dilemmatischen Gestaltung des Miteinanders herauszufinden. Gerade auch bei Personen ohne musikalische Vorbildung kann Musiktherapie helfen, gezielt Schwierigkeiten des Miteinanders in neuer und besser aushaltbarer Weise auszudrücken, zu registrieren, zu reflektieren und zu lösen (Engelmann 2000). Oftmals ist zunächst ein fragmentiertes Nebeneinanderherspielen in Form von Improvisationen notwendig, welches einen Rückzug aus dem musikalischen Miteinander darstellt und erlaubt, da ein aufeinander abgestimmtes Miteinander als zu nah und zu bedrohlich erlebt wird. Im Verlauf des musiktherapeutischen Prozesses schwingen sich die Musizierenden aufeinander ein, um »schließlich zunehmend zu stabileren Abstimmungsmomenten zu gelangen, in denen Kontakt hergestellt werden kann, Affekte und Beziehung besser reguliert werden können und dies nicht mehr nur als bedrohlich erlebt wird« (Gräfe u.a. 2014, S. 58). So bietet das musikalische Miteinander eine unmittelbare Erfahrung intensiven Miteinander-Seins, welches auch die Grundlage aller umdeutenden Verbalisierungen, beispielsweise in Psychotherapien, darstellt. Aus unserer Sicht können hier Erfahrungen gemacht werden, die eine Kontrolle und ein umdeutendes Erzählen von basalen Selbststörungen erlauben. Im Verlauf ergibt sich oftmals ein Ineinanderspielen dieser verschiedenen Bausteine der Genesung: Die gemachte Erfahrung im entsprechenden Miteinander wird mit den anderen Beteiligten oder Dritten reflektiert und bietet wieder einen neuen Ausgangspunkt für weitere Erfahrungen von Dabeisein, Aufgehoben- und Geborgensein sowie das Eingeständnis eigener Verletzlichkeit und potenzieller Bloßstellung (sog. Trialektik der Genesung; »Die drei Bausteine der Genesung«, ab S. 34; »Das Miteinander der Genesung«, ab S. 38). Auf diese Weise können basale Selbststörungen (zunächst situativ) unnötig werden und schließlich sogar ganz verschwinden. Eine Musiktherapie bietet insofern auch für alle anderen Therapieformen wichtige Elemente, kann sogar Basis für weitere Genesung werden.

Solche Erfahrungen können im Alltag perlschnurartig platziert werden. Dies geschieht vielleicht zunächst im therapeutischen Rahmen, aber kann sich genauso harmonisch in den Alltag fügen. Dies gilt insbesondere, wenn Musizieren als Ressource bereits vorhanden ist. Dann gelingt oftmals ein Anschluss an die Normalität abseits aller therapeutischen Räume. Sei es der wöchentliche Besuch beim Chor, die tägliche Musikstunde im eigenen Zimmer oder auch die wöchentliche Probe mit der Band, welche aus ursprünglich losen Kontakten in einer Beratungsstelle hervorgegangen ist. Selbstverständlich kann auch ein Neuerlernen eines Instruments aus solchen Erfahrungen motiviert werden oder einfach ein gelegentliches Musikhören, in welchem Rahmen auch immer. Unsere eigenen Erfahrungen mit musikalischem Miteinander bestätigen jedenfalls, dass gemeinsames Musizieren an die eigenen Tiefen und Untiefen rührt, etwas in Bewegung und zum Ausdruck bringt, Schutzbedürfnisse momenthaft auflöst, Erfahrung von fraglosem Dazugehören ermöglicht und zur Genesung beiträgt.

Musiktherapie

Ulrike Olschewski

▶ Geschlossene Station. Nachdem Herr J. seit seiner stationären Aufnahme mehrere Wochen lang abgelehnt hat, an der Musiktherapie teilzunehmen, äußert er heute, er befürchte, die Töne, die er spiele, würden von Leuten abgehört, die entsprechende »Informationen« gegen ihn verwenden könnten. Ich versichere, ihm werde in der Musiktherapie nichts passieren und er könne, wenn er sich unwohl fühle, jederzeit wieder hinausgehen. Damit die Musiktherapie für alle Patientinnen und Patienten zugänglich ist, findet die Gruppe in einem Raum direkt auf der geschlossenen Station statt. Herr J. kommt hinzu, als die Sitzung schon begonnen hat. Die Stimmung in der Gruppe ist zunächst eher ruhig, aber auch angespannt. Einige Patienten erscheinen niedergeschlagen, eine ängstlich wirkende Patientin läuft still, aber rastlos durch den Raum. Während einige Patienten zu Beginn der Sitzung berichten, wie es ihnen heute geht, bleibt Herr J. am Rande des Raumes nahe der Tür stehen und beobachtet zunächst die Gruppe. Die Teilnehmenden einigen sich, dass die Musik heute beruhigend und harmonisch klingen und nicht so wild und chaotisch wie beim letzten Mal sein soll. Manchmal wird ein gemeinsames Thema für die Musik verabredet, etwa ein Bild, eine Stimmung oder ein bestimmter Ablauf. Mitunter wird gemeinsam gesungen. Häufig wird einfach frei improvisiert. So auch heute.

Die Klänge scheinen zunächst wenig miteinander verbunden, zufällig entstehend. Dennoch wirkt die Musik nicht disharmonisch, eher als würde es unausgesprochene Verabredungen über den musikalischen Verlauf geben. Mal hebt sich die Lautstärke ein wenig, dann sinkt sie wieder, es zeigen sich jedoch keine erheblichen Veränderungen, weder in der Dynamik noch im Klangbild. Herr J. nimmt sich ein rasselähnliches Instrument, setzt sich zur Gruppe und erzeugt ruhige Klänge, die an Regentropfen erinnern. Er wirkt in sich gekehrt, aber sehr aufmerksam dafür, was in der Gruppe geschieht. Seine Klänge flicht er vorsichtig in die Improvisation ein, ohne offensichtlich eine direkte Interaktion einzugehen. Am Ende der Improvisation berichtet er, während der Musik sei bei ihm das innere Bild eines herbstlichen Gartens aufgetaucht, in dem Blätter im Wind wehen und Vögel umherfliegen. Das habe sich für ihn friedlich angefühlt. Seit diesem Tag nimmt er häufig an der Musiktherapie teil und er scheint immer sicherer im Kontakt mit anderen zu werden. Seine Stimmung wirkt innerhalb der Musiktherapie zunehmend positiver, des Weiteren treten hier keine wahnhaften Inhalte zutage, sogar wenn andere Profis auf der Station diesbezüglich eine Verschlechterung wahrnehmen. ◂

Die Wirksamkeit der Musiktherapie in der Behandlung psychotischer Erkrankungen konnte bislang vor allem in Bezug auf die Negativsymptomatik nachgewiesen werden. Langjährige klinische Erfahrungen liegen vor und anders als früher angenommen kann vor allem Musiktherapie bei akuter psychotischer Symptomatik zur Verbesserung der Symptome beitragen. Dabei müssen Patientinnen und Patienten im Kontakt mit anderen nicht unmittelbar miteinander interagieren, was innerhalb von Psychosen oft mit Angst und Hemmung verbunden und bei zu viel Nähe sogar zur psychischen Überlastung führen kann. Dennoch wird ein Raum eröffnet, der auf musikalischer Ebene Begegnung und Gemeinsamkeit zulässt, während die notwendige Möglichkeit, jederzeit die Distanz zu verändern, gewahrt bleibt. Der offene Charakter von musikalischen Improvisationen erlaubt emotionalen Ausdruck auf symbolischer Ebene und das nonverbale Teilen von Gefühlen in der Gruppe. Für viele Patientinnen und Patienten mit psychotischer Erkrankung erscheint das weniger bedrohlich, als sich über die Wortsprache auszudrücken. Bevor sie sich verletzlich machen, ziehen sie sich eher in sich zurück oder halten andere durch aggressive Entgegnung oder wahnhafte Äußerungen von sich fern. Musiktherapie erweist sich als ideal in der Psychosenbehandlung, da sie einen Raum bereitstellt, innerhalb dessen auf musikalisch-symbolischer Ebene Gefühle zum Ausdruck kommen oder entfaltet werden können, und weniger angstbesetzte Begegnung ermöglicht.

▸ Herr J. hat mehrere Wochen geprüft, ob es in der Musiktherapie für ihn sicher genug ist, bevor er teilnahm. In der Musiktherapiegruppe konnte er genügend Abstand zu den anderen wahren, z. B. indem er Gespräch oder Blickkontakt vermied und auch musikalisch nur sehr vorsichtige Töne wagte, die keinen direkten Dialog anstießen. Gleichzeitig bekam er selbst Raum oder konnte sich einen solchen schaffen. Er fühlte sich in der Gruppe wohl, wie das von ihm beschriebene innere Bild erahnen lässt. In späteren Sitzungen entstanden erkennbare musikalische Interaktionen und Herr J. konnte nach einiger Zeit über Ängste und andere Gefühle sprechen. ◂

Aufgabe von Musiktherapeutinnen und -therapeuten in der Behandlung psychotischer Erkrankungen ist also, innerhalb der therapeutischen Begegnung und insbesondere innerhalb der Musik Patienten auf sensible Weise Freiraum zu geben und gleichzeitig unter anderem durch musikalischen Halt Sicherheit zu vermitteln. Musik ist ein prädestiniertes Medium, um dies herstellen zu können. Die sich darin zeigende Haltung und Wirkweise lässt sich jedoch auf Interaktionen jeder Form übertragen.

→ *Musik und Musizieren können in allen Formen wichtige Bausteine bei der Medikamentenreduktion sein. Musik hören ist vor allem geeignet, um in anstrengenden Situationen abzuschalten. Musizieren und Musiktherapie können spezifisch helfen, mehr Antrieb und mehr Selbstverständlichkeit im Miteinander zu entwickeln und zu üben.* ←

Alle Formen von Körper- und Musikarbeit sind eng miteinander verbunden. Dies zeigt sich nicht nur daran, dass das Beispiel zur Klangschalentherapie in beiden Abschnitten hätte stehen können. Sondern es zeigt sich auch darin, dass Musizieren mit körperlicher Aktivität verbunden ist und den Körper erschöpft. Auch das genaue Hinhören auf Musik ist einer Meditation oder Achtsamkeitsübung verwandt. Nicht umsonst arbeiten viele Achtsamkeits- und Entspannungsübungen mit Klängen, Glocken oder eben Musik. Und nicht zuletzt gilt dieser Punkt von Klanglichkeit und Tönen auch für die verbalen Therapieformen. Die akustische Atmosphäre, die Stimmen der Beteiligten und deren Klang und Ton sollten in ihrer Bedeutung für die Erzählräume ebenso wenig unterschätzt werden wie die Körperlichkeit der Beteiligten und deren Anordnung und Bewegung im Raum. Hierüber entscheidet sich manchmal, ob wir eine Person sympathisch finden oder nicht, ob »die Chemie stimmt« und ein genesungsförderliches Miteinander möglich wird.
Profis sollten deshalb nicht nur auf ihre körperliche Erscheinung, sondern auch auf ihre Stimmbildung Wert legen und ihre Stimme als Hinweisgeber für die eigene Ausstrahlung (gelassen oder aufgeregt) im Blick haben. Dabei geht es nicht um Schauspielerei – das bemerken die Betreffenden sowieso –, sondern um Authentizität im Miteinander.

▸ Wenn ich [J.S.] im therapeutischen Miteinander ängstlich und aufgeregt bin, rutscht meine Stimme oftmals hoch, bevor ich selbst meine Angst und Aufregung überhaupt richtig bemerke. Für mich ist dies ein wichtiger Hinweis auf ein möglicherweise noch latentes Gefühl, das es zugleich als Gegenübertragungsgefühl anzuerkennen gilt (siehe S. 124). Dies sollte bitte nicht missverstanden werden: Die eigene Angst und Aufregung können ganz reale Gründe haben, aber die Angst und Aufregung des Gegenübers sollten wir dennoch nicht übersehen. ◂

Bildnerisches Gestalten und Kunsttherapie

Die meisten Menschen schaffen Bilder – in fast allen Lebensphasen. Es gibt kaum ein Kind, das nicht malt, und es gibt kaum einen Erwachsenen, der nicht zumindest gelegentlich irgendetwas vor sich hin kritzelt. Dies gilt auch für Menschen mit Psychoseerfahrung. Im bildlichen Gestalten findet das nacheinander Gearbeitete zu einer Gleichzeitigkeit im bildlichen Objekt. Bildnerisches Gestalten bietet insofern ganz eigene Ausdrucksmöglichkeiten. Es greift direkt auf oft schon in der Kindheit angelegte Ressourcen zurück. Man kann sich Zeit lassen und das Werk jederzeit und immer wieder überarbeiten. Und darum kann es auch im therapeutischen Rahmen genutzt werden.

Werkstattbericht: Die Collagentechnik

Birgit Barz

Die Collagentechnik bietet Menschen, die unter dem Verlust von Interesse, Antrieb und Tatkraft leiden, vielfältige Möglichkeiten, sich verlorenen Fähigkeiten oder ihrer Kreativität wieder anzunähern. In der Kunstwerkstatt werden Holzkästen in den Formaten A3 oder A4 mit Papier beklebt. Die Kästen lassen sich auch als Tablett benutzen. Vor dem Start gibt es ein einführendes, inhaltliches Gespräch zwischen dem Klienten bzw. der Klientin und der Kunsttherapeutin über die Art der Collage. Möglich sind z.B:

- Farbcollage
- Themencollage (z. B. Naturmotive, Rezepte, Autozubehör)
- Comics (z. B. »Asterix«, »Micky Maus«)

Der erste Schritt ist die Suche nach passenden Papierstücken in Zeitschriften. Dabei beginnt unmerklich das Hierarchisieren der Bilder. Die persönlichen Vorlieben werden sichtbar und spürbar. Der Kasten als dreidimensionales Objekt hat mit seinem Außen und Innen sowie einem Oben und Unten sehr viel mehr Potenzial als eine Fläche. Unmerklich treten die Fähigkeiten des betreffenden Klienten zur Strukturierung zutage oder sie werden als abwesend erfahren. An dieser Stelle beginnt dann oft der Dialog zwischen Kunsttherapeutin und Klient über den persönlichen Weg, das Werkstück zu bearbeiten. Dabei können die gesammelten Erfahrungen konzentriert als technische Beratung durch die Kunsttherapeutin weitergegeben werden:

» Ich rate Ihnen mit dem Bekleben der Kanten zu beginnen, so haben Sie die Möglichkeit, sich in die Technik einzuarbeiten, ohne sich um das Aussehen kümmern zu müssen. Als zweiten Schritt können Sie dann alle Papierstücke, die Ihnen wichtig sind, auf die sichtbaren Flächen kleben, wobei der Boden möglichst als letzte Fläche beklebt wird. Sie haben bis dahin genug Erfahrung gesammelt, die Hauptfläche so zu gestalten, wie es Ihnen wirklich gefällt. «

Auf die Frage »Was ist für Sie das Wichtigste bei der Collagentechnik?« geben viele Patientinnen und Patienten an:

- die Wiederholungen der Arbeitsvorgänge, ohne eintönig zu werden, durch Wiederholung entsteht Erfahrung
- die Selbststrukturierung der aufeinanderfolgenden Arbeitsschritte
- die Selbstbestimmung des Tempos (keine Zeitvorgabe)
- die Möglichkeit zur Reflexion mit dem Therapeuten oder der Therapeutin über die Arbeitsschritte

Die Collagentechnik erlaubt ein bildnerisches Gestalten ohne relevante künstlerische Grundkenntnisse im eigenen Tempo und gemäß den eigenen Ressourcen. Das Ziel der Collagentechnik ist keineswegs, künstlerisch wertvolle Resultate zu erlangen. Es geht um das Wiedergewinnen einer Verlässlichkeit im Tun mit der dinglichen Welt des Materials, um thematische Anregungen und kognitives Training. Es handelt sich quasi um Ergotherapie in Perfektion und das Vorgehen spielt in die Kunsttherapie hinein. Die Collagentechnik zeigt uns, worum es in der Genesung von Psychosen geht: um den vereinfachenden, verlangsambaren und sichernden Umgang mit dem Verlust der Selbstverständlichkeiten.
Gerade diese eigenen Ausdrucksformen für den Verlust der Selbstverständlichkeiten hat, entgegen Jaspers' abwertender Beurteilung, die

»breite Masse der dichtenden, zeichnenden, malenden, schnitzenden Schizophrenen in den Irrenanstalten« (1922/1949, S. 175) gefunden. Hans PRINZHORN sammelte als Assistenzarzt in der Heidelberger Uniklinik vom 30. Januar 1919 bis zum 15. Juli 1921 ca. 5000 Bilder und Objekte vorwiegend von Anstaltspatienten mit sogenannter Schizophrenie. In seinem 1922 erschienenen Buch »Bildnerei der Geisteskranken« ging es nicht primär um die Verschrobenheit der Werke, sondern insbesondere um deren Originalität. Wie auch immer diese Werke unter kunsthistorischer Perspektive gesehen werden sollten – aus einer therapeutischen Perspektive waren sie sicherlich von hoher Relevanz für die Betreffenden. Es ist naheliegend, bildnerisches Gestalten therapeutisch zu nutzen. Dabei zeigten zwei Studien, dass Kunsttherapie einen mildernden Einfluss auf die sogenannte Negativsymptomatik bei Personen mit Schizophrenie-Diagnosen hatte, dies aber keine Verbesserung der Lebensqualität oder des psychosozialen Funktionslevels nach sich zog (RUDDY, MILNES 2005). Eine weitere groß angelegte Studie mit zwölfmonatiger Behandlungsdauer und 24-monatiger Beobachtung konnte allerdings keinerlei statistisch signifikante Vorteile oder Nachteile einer intensiven wöchentlichen Kunsttherapie nachweisen (CRAWFORD u. a. 2012; LEURENT u. a. 2014). Auf der anderen Seite konnte eine Studie die aus Therapieverläufen bekannten Verbesserungen in der Hochphase von Psychosen durch Kunsttherapie im Verlauf von sechs Wochen zeigen (MONTAG u. a. 2014). Über einen typischen Therapieverlauf einer Kunsttherapie in einer solchen Akutphase berichten DIX und KOCH (2010):

▶ Ein an Schizophrenie erkrankter junger Mann reflektiert seinen Therapie- und Bildverlauf: »Die Bilder muss ich auf jeden Fall mitnehmen, sie sind genauso, wie ich mich gefühlt habe und werden von Woche zu Woche besser.« Im weiteren Gespräch wurde deutlich, was der Patient mit »besser« meinte. Anfangs, während einer bereits abklingenden psychotischen Phase des Patienten, waren in seinen Bildern vor allem die perspektivische Verschobenheit und undefinierbare Bildelemente erkennbar, wie sie auch in seinem Denken und seinen verbalen Äußerungen z. T. noch vorhanden waren. Nach und nach schienen sich die Bildelemente formal aufzulösen, hatten keinen formalen Bezug zueinander, erschienen nur als Fragmente. Erst gegen Ende der Therapie gelang es ihm, den Bildern eine Struktur zu geben, wodurch auch von außen betrachtet die Gestaltung einen Zusammenhang aufwies. Die sichtbare Steigerung war für ihn besonders wichtig, weil er in seiner Stimmung immer wieder

Schwankungen unterlag und die Bilder ihm zeigten, wie viel besser sein Zustand nun doch im Vergleich zum Beginn seines Aufenthaltes war. Gleichzeitig motivierten ihn die Bilder, sich durch mögliche Rückfälle nicht aufzugeben. ◂

Bildnerisches Gestalten ist für viele Menschen mit Psychoseerfahrung auch im langfristigen Genesungsverlauf ein Bedürfnis. Das Bedürfnis kann auch kunsttherapeutisch begleitet werden, die Begleitung sollte aber respektvoll bleiben. »In der kunsttherapeutischen Arbeit geht es nicht darum, in die entstandenen Bilder hineinzudeuten, sondern gemeinsam mit den PatientInnen aus den Bildern etwas herauszulesen, um zu erfahren, was sie (beide) mitzuteilen haben. In Bilder fließen, bei aller rationalen Überlegung, immer auch ungesagte und ungedachte Momente mit ein. Manches Detail entdeckt man erst später, obwohl es immer schon offensichtlich war; es war ›noch nicht reif‹ und blieb tabuisiert. Für den Verlauf einer Therapie ist es von großer Bedeutung, mit diesem ›blinden Fleck‹ angemessen umzugehen« (TITZE 2013, S. 224).
Kunsttherapie kann auch als Performance verstanden werden, so wie sich ja auch die Kunst szenisch oder gar rein durchführend versteht (= Performancekunst). In diesem Sinne ist vermutlich auch Schauspiel, sei es als Dramatherapie, Laienschauspiel oder Improvisationstheater, für manche psychoseerfahrene Personen wertvoll (RUDDY, DENT-BROWN 2007; WHETSTONE 1986; GUTRIDE u. a. 1973). Obwohl die Studienlage nicht besonders klar ist bezüglich aller künstlerischen Therapien, gilt wie immer für die Genesung: Entscheidend ist, was der- oder diejenige selbst will und kann. Manchen Personen helfen Theaterübungen, um im alltäglichen Miteinander mit anderen Menschen sicherer zu werden. Manchen Personen hilft bildnerisches Gestalten, ob mit oder ohne kunsttherapeutische Begleitung.

→ *Bildnerisches Gestalten, sowohl abseits von als auch in einer Kunsttherapie, kann ein wichtiges, unterstützendes Element im Zusammenhang mit einer Medikamentenreduktion sein. Dabei ist das Ausdrucksbedürfnis individuell unterschiedlich und das individuelle Bedürfnis entscheidend.* ←

Manche psychoseerfahrene Personen sind schlicht und einfach Künstler. Dann steht eher die Frage nach einem Atelier und Material im Raum denn nach einer eventuellen therapeutischen Begleitung. Beispielsweise trifft dies aus unserer Sicht auf Dorothea Buck zu. Sicherlich wird ihr die

Kunst geholfen haben, von ihren Psychosen zu genesen. Themen, die sie viel beschäftigt haben, fanden auch Eingang in ihre Kunst, z. B. das Thema »Mutter und Kind«. Aber das Zusammenspiel von Psychoseerfahrungen, den Beschädigungen durch die Psychiatrie (z. B. Zwangssterilisation) und ihrem bildnerischen oder künstlerischen Tun ist ihre ganz eigene Gestaltungsleistung. Dies wird deutlich an Bucks Plastik »Geleitetes Kind« (Buck-Zerchin 2005, S. 202):

» Nach vielen kleineren Versuchen modellierte ich schließlich eine überlebensgroße Gruppe. Das Kind wagt seine ersten Schritte heraus aus der Geborgenheit bei der Mutter, die wie eine dunkle Höhle hinter ihm steht und es behutsam an den Händen führt. ›Das müsste in einer Kapelle stehen‹, meinte unser Lehrer spontan, als er die Plastik zum ersten Mal sah. ›Machen Sie am Kind nichts mehr!‹ Und tatsächlich sah es glücklich aus an der leitenden Hand der Mutter. Daß der Lehrer für diese unsakrale Plastik einen sakralen Raum vorschlug, traf genau das, was ich hatte ausdrücken wollen. «

Selbstverständlich hat das Thema der Selbstständigkeit des Vorangehens auf dem Lebensweg bei gleichzeitigem Geborgenbleiben bei den wichtigsten anderen viel mit Genesung zu tun. Aus unserer Sicht stellt es das zentrale Thema von Genesung dar. Es gilt ja dieses allgemein-menschliche Dilemma von Dazugehören-Wollen und Eigenständig-sein-Wollen auf ein lebbares Spannungsniveau zu bringen. Aber die bildnerisch-künstlerische Gestaltung der Skulptur bedeutete für Dorothea Buck nicht bereits die umfassende Genesung. Diese erfolgte erst nach der letzten Psychose einige Jahre später, in der sie die ganze Tragweite von Psychoseerfahrungen und Genesung erfassen konnte: »Mir wurde klar, daß eine Heilung nur durch ein Verständnis des aufgebrochenen Unbewußten und seine Einbeziehung in das Bewußtsein möglich sein konnte. Ich fing an, Sinnvolles vom Unsinnigen zu scheiden, versuchte aber, mir die abklingenden, nur noch schwachen Impulse [zu einer ihr unverständlichen Handlung] zu erhalten, indem ich bei allem, was ich tat, auf sie achtete und ihnen folgte. Ich fühlte mich durch sie lebendiger und sicherer bis in die alltäglichsten Verrichtungen hinein. So im Einklang mit dem Ganzen wünschte ich mir bleiben zu können. Ich sagte mir: Wenn Du Dein Unbewußtes nie mehr unterdrückst, sondern aus seinen Impulsen lebst, wird es nicht mehr als gestaute Kraft in einem neuen Schub aufbrechen müssen. Deshalb war es für mich so wichtig, daß mein letzter Schub nicht medikamentös verdrängt wurde, denn so konnte ich mir ebenso wie beim vorausgegangenen Schub die Impulse erhalten« (Buck-Zerchin 2005, S. 227 f.). Wenige Jahre später hörten diese unverständlichen, von ihr nur mühsam zu verstehenden Impulse mit einer letzten Traumfolge auf.

Dorothea Buck berichtet nachvollziehbar, wie sie ihre Psychoseerfahrung integrierte und anschließend wieder als Künstlerin selbstständig tätig war. Allerdings brauchte sie keine Medikamentenreduktion vorzunehmen, sondern konnte die psychotische Krise eben ohne Neuroleptika hinter sich lassen, wie ihr dies ja auch vorher wiederholt gelungen war und wie es vermutlich 40 Prozent der psychotischen Personen gelingen würde, wenn sie in diesen Hochphasen adäquat begleitet würden (vgl. Mosher u. a. 1994; Ciompi, Hoffmann 2004). Dies wäre selbstredend die optimale Variante, aber sie ist eben nicht jeder psychotischen Person möglich. Leider kann niemand bislang vorhersagen, wem es ohne und wem es mit Neuroleptika gelingen wird, die Hochphase seiner Psychose hinter sich zu lassen.

Schlafen ist die beste Medizin

Schlafstörungen kommen bei Reduktionsschritten besonders häufig vor. Dies ist ungünstig, da Schlafen zur Regeneration unserer Psyche von wesentlicher Bedeutung ist. Die generelle Schlafempfehlung, möglichst viel zwischen 22 Uhr abends und 6 Uhr morgens zu schlafen, gilt auch im Rahmen von Medikamentenreduktionsprozessen. Natürlich gibt es Lebensphasen, in denen es nachvollziehbarerweise schwierig ist, ausreichenden Nachtschlaf in dieser Zeit zu bekommen. Beispielsweise wenn man ein kleines Kind hat, Angehörige in einer Krise stecken oder anderweitige Notfälle dazwischenkommen. Aber gerade dann gilt aus unserer Erfahrung: Eine schlechte Nacht mag noch gehen, aber zwei schlechte Nächte sind oftmals eine schlechte Nacht zu viel. Zwar mag man früher mit wenig Schlaf ausgekommen sein, aber wie für so viele frühere Ansprüche gilt aus unserer Sicht auch hier, sich von diesem harten Umgang mit sich selbst zu lösen. Wir Menschen sind nun einmal Pausentiere. Wir benötigen genügend Schlaf und können nur für den Preis der in die (psychotische) Krise führenden Erschöpfung über längere Zeit 130 Prozent leisten. Gerade dieser Anspruch an sich selbst ist aus unserer Erfahrung vielen psychoseerfahrenen Menschen eigen (siehe S. 176). Sich hiervon zu lösen, ist anstrengendes Geschäft, tut weh und erfordert Einsicht in die eigenen Leistungsgrenzen.

Don't: Schlecht schlafen

Reduktions- bzw. Genesungsprozesse von Psychosen sind ja harte Arbeit. Und bekanntlich muss derjenige gut und ausreichend schlafen, welcher harte Arbeit leistet. Auch wenn es zuweilen nicht so wirken mag: Es ist enorm anstrengend, die aufkommenden Bedeutungen, Bedürfnisse, Gefühle und Wünsche immer wieder zu ordnen und zu sortieren. Es gilt zu bedenken, ob und wie diese in das aktuelle Miteinander, in die aktuelle Situation eingebracht werden können. Im Verlauf der Reduktion kommen außerdem oftmals Erinnerungen an die Psychose auf, die irritierend und beschämend sein können (siehe z.B. S. 31 f.). All dies erfordert Energie. In diesem Sinne gilt für Reduktions- und Genesungsprozesse das Sprichwort: Schlafen ist die beste Medizin.

→ *Wer hart arbeitet, muss auch hart schlafen. Reduktions- und Genesungsprozesse von Psychosen sind harte Arbeit.* ←

Schlaf ist daher aus unserer Sicht ein ganz wesentlicher Faktor, wenn es um das Gelingen einer Reduktion geht. Schlaf kann für einen Menschen das wichtigste Maß sein, an dem er seine Genesung messen kann. Schließlich bedeutet gut zu schlafen nicht nur gut einzuschlafen, am Abend zur Ruhe zu kommen, kein Gedankenkreisen im Kopf zu haben. Gut zu schlafen bedeutet auch, nachts nicht aus Albträumen zu erwachen, nach nächtlichem Erwachen schnell wieder einzuschlafen, am frühen Morgen nicht lange wach zu liegen. Gut zu schlafen heißt außerdem und vor allem, morgens erfrischt aufzuwachen. Da die Reduktion von Neuroleptika dazu führt, dass es insgesamt mehr zu bedenken gibt und dass einen am Tage zusätzlich mehr berührt, ist aus unserer Erfahrung zu erwarten, dass direkt nach einer Reduktion schlafen schwierig ist. Oftmals betrifft dies das Einschlafen, da das Abschalten beim Zubettgehen nicht gelingt oder der Schlaf so leicht ist, dass wiederholtes nächtliches Erwachen die Folge ist. Dies ist insbesondere beim Reduzieren müde machender Neuroleptika ein echtes Problem. Manchmal stellen sich für einige Zeit Albträume ein. Da es aus unserer Sicht ungünstig ist, mehr als eine richtig schlechte Nacht hintereinander zu haben, ist unser Fazit: Bereiten Sie sich, Ihren Patienten, Ihre Patientin oder Angehörigen auf die Herausforderung des schlechten Schlafens vor. Es gilt, Rituale zur Nachtruhe bereits vor dem Reduktionsschritt einzuführen. Dies kann über ganz allgemeine Grundregeln der sogenannten Schlafhygiene geschehen, aber auch eine heiße Milch mit Honig oder ein Beruhigungstee (siehe S. 146) können hilfreich sein. Nicht zuletzt ist es aus unserer Sicht empfehlenswert, vor jedem weiteren Reduktionsschritt darauf zu warten, dass sich der Schlaf wieder einige Wochen normalisiert hat.

Allgemeine Anregungen für die Verbesserung der eigenen Schlafhygiene

- fester Tagesrhythmus
- minimierter Tagesschlaf, allenfalls Nickerchen oder ein »Power Nap« (Dauer ca. 20 Minuten)
- Schlafzimmerhygiene: kühler Schlafraum, gelüftet, evtl. Duftlampe am Abend, kein Fernseher, PC oder Smartphone am Bett
- Leibesübungen oder Sport im Tagesverlauf (mit mindestens einer Stunde Abstand zum Einschlafen, wenn mit körperlicher Anstrengung verbunden)
- feste Einschlafroutine (ggf. völlig neu entwickeln!)
- Tagesrückblick (z. B. Abendspaziergang, Tagebuch als Einschlafhilfe)
- warmes Gute-Nacht-Getränk (Milch oder Tee, mit oder ohne Honig)
- warme Socken oder bequeme Schlafanzüge
- keine bewegten Bilder bzw. keine Nachrichten vor dem Einschlafen (mind. 30 Minuten Abstand)
- die persönliche Erreichbarkeit dosieren, z. B. Mobiltelefon auf Flugmodus, Türklingel ausschalten (mind. 30 Minuten vor dem Einschlafen)
- keine Problemgespräche direkt vor dem Zubettgehen
- das Bett nur zum Schlafen aufsuchen (Bett als ruhiger Rückzugsort)
- »Gute-Nacht-Sagen« (anderen, dem Tag, in einem Gebet o. ä.)
- Buch, Comic, Hörbuch, Musik als Einschlafhilfe (ggf. bereits Vertrautes, das eine gute Stimmung anregt)
- Notizbuch bereitlegen (um sich ggf. hartnäckige Gedanken oder aufwühlende Träume zu notieren)
- bei längerem Wachliegen kurz aufstehen, das Schlafzimmer verlassen und nach einer kurzen Verschnaufpause neu ansetzen (tief Ein- und Ausatmen, etwas trinken, Toilettengang, hartnäckige Gedanken notieren)

Manchmal helfen auch die besten Einschlafrituale nicht, um nach einem Reduktionsschritt einen ausreichenden Nachtschlaf (oft ab der zweiten oder dritten Nacht) zu gewähren. Dann ist es aus unserer Erfahrung sinnvoll, die Angelegenheit als Krise zu betrachten (siehe S. 104 ff.). Es sollten alle Hilfsmittel, Abschalttechniken und Ruheoasen zum Einsatz

kommen, die für eine Krise vorbereitet wurden. Dies kann die Verordnung einer Auszeit sein (ggf. mittels einer Arbeitsunfähigkeitsbescheinigung durch den behandelnden Haus- oder Facharzt), der Einsatz von Bedarfsmedikamenten bzw. Schlafmitteln oder die Rückkehr auf die vorige Neuroleptikadosis (was aus unserer Sicht nicht gegen weitere Reduktionen in der Zukunft spricht, aber gegen die zuletzt gewählte Reduktionsgeschwindigkeit und -dosis).
Die Erhöhung der Neuroleptika auf die vorherige Dosis ist aus unserer Erfahrung der entscheidende Schritt, wenn trotz des Einsatzes von Schlafmitteln keine ausreichende innere Ruhe am Tage vorhanden ist oder im Gegenteil eine Tendenz zur intensiven Aktivität aufkommt oder fortbesteht. Nicht zuletzt ist es in Krisen wichtig, sich Gutes zu tun und Angehörige, Bekannte und Sozialprofis zu haben, die gelassen reagieren und unaufgeregt begleiten. Dies ist manchmal viel verlangt, sodass es in bestimmten Krisen einen Rückzug in einen professionellen Raum braucht (Krisenpension, Krisenzimmer, Station; siehe S. 104 ff. bzw. 178 ff.).

Schlaf- und Beruhigungsmittel (pflanzliche Präparate, Benzodiazepine, Z-Drogen, Cannabidiol)

Die Verordnung und Auswahl der richtigen Bedarfsmedikamente und Schlafmittel sollte gemeinsam zwischen Betroffenem und der begleitenden Fachärztin überlegt werden. Zwar gibt es nicht verschreibungspflichtige Substanzen, die einen nachweislichen Effekt der Sedierung haben. Diese sind im Falle leichterer Unruhe oder Schlafstörungen meistens ausreichend. Aber im Fall einer schwereren Krise sind verschreibungspflichtige Medikamente oftmals nicht verzichtbar (siehe Tab. 2, S. 151). Als Psychiater oder Psychiaterin sollten wir an dieser Stelle offen und transparent sein, schließlich stehen wir der Krise genauso hilflos gegenüber wie die betreffende Person. Dies heißt nicht, dass wir Ärzte nichts tun können. Im Gegenteil. Wir können gelassen bleiben, Raum geben, Kontaktreflexionen (siehe S. 116 ff.) anbieten und wir können zugeben: Ohne Benzodiazepine möchten wir nicht Psychiater oder Psychiaterin sein. Aber letztlich muss es die Person aushalten, die in der Krise ist. Ihre Anspannung und Hilflosigkeit gilt es anzuerkennen, auszuhalten und gegebenenfalls zu verbalisieren. Jedenfalls ist es unfruchtbar, auf schnelle Erfolge zu drängen. Viel besser ist es, gelassen zu bleiben, auf die Wirkung der Schlafmittel zu vertrauen und sich nach spätestens zwei Tagen wieder zu treffen oder zumindest kurz zu telefonieren, eine SMS zu senden oder zu mailen. Wenn dann immer noch keine Besserung der Verfassung eingetreten ist, sollten die Neuroleptika wieder auf die vorige Dosis erhöht werden – auch wenn der letzte Reduktionsschritt schon zwei bis drei Wochen her ist. Vielleicht sind wir hier zu vorsichtig, aber aus unserer Erfahrung ist Vorsicht in diesen Situationen tatsächlich die Mutter der Porzellankiste. Ab S. 153 finden Sie Details zu den einzelnen Schlafmitteln. Wie Sie sehen werden, wirken die allermeisten Schlafmittel über das sogenannte GABAerge System. Der Neurotransmitter Gamma-Aminobuttersäure (GABA) kommt in fast allen Hirnarealen vor und ist der direkt hemmende Transmitter im zentralen Nervensystem. Zwischen 30 und 40 Prozent aller Rezeptoren im Gehirn sind GABA-Rezeptoren. Es handelt sich also um ein Botenstoffsystem im Gehirn, das in den unterschiedlichsten neuronalen Netzwerken »tätig« ist. Die Grundprinzipien der GABA-Synapsen sind vergleichbar mit den dopaminergen Synapsen: Der Botenstoff wird von einer präsynaptischen Zelle hergestellt, in kleinen Bläschen (Vesikeln) gespeichert und bei entsprechender Erregung der Zelle in den synaptischen Spalt ausgeschüttet, wodurch dann eine Bindung an einen GABA-Rezeptor auf der Synapsenoberfläche der postsynaptischen Zelle erfolgt. Durch die Bindung wird der Rezeptor aktiv. Hierdurch wird letztlich das elektrische Potenzial über der Zellmembran stabilisiert, d. h., die Zelle wird schwerer erregbar durch andere Zellsynapsen. Der Botenstoff wird nach der Ausschüttung sofort wieder in die präsynaptische Zelle aufgenommen, sodass die Bindung an den Rezeptor nur für kurze Zeit besteht. In der Zelle wird der Botenstoff entweder durch ein Enzym (GABA-Transaminase) abgebaut oder er wird neu in Vesikel verpackt, wobei das jeweilige Verhältnis zwischen beiden Varianten durch die Anzahl der abbauenden Enzyme reguliert wird. Auch die sogenannten Gliazellen, welche die Synapse direkt umgeben, nehmen GABA auf und »entsorgen« es in ihrem eigenen Zellstoffwechsel.

Auch beim GABA-Rezeptor gibt es verschiedene Varianten. Der für uns interessante GABA-Rezeptor ist der sogenannte GABA-A-Rezeptor (Lackovic 2003). Es handelt sich dabei um einen Ionenkanal für das Chloridion, der normalerweise geschlossen ist. Bindet GABA an den Rezeptor, öffnet sich der Kanal für einen kurzen Moment und Chloridionen strömen ungehindert durch den Kanal in die Zelle. Dies führt zu einer Stabilisierung des elektrischen Potenzials an der Zellmembran (sog. Hyperpolarisation). Die Nervenzelle ist nun schwerer erregbar. Der GABA-A-Rezeptor ist nach dem Abdocken des GABAs und Schließen direkt wieder einsatzbereit. An den GABA-A-Rezeptoren gibt es noch weitere substanzspezifische Bindungsstellen, nicht nur für den Botenstoff selbst (siehe Abb. 7). Dabei beeinflussen die anderen Bindungsstellen bei entsprechender Belegung die Wirkung des Rezeptors auf spezifische Weise. Die bekanntesten körperfremden Substanzen, die eine solche Wirkung über eine spezifische Bindungsstelle vermitteln können, sind Benzodiazepine und Barbiturate. Benzodiazepine erhöhen die Frequenz, mit der sich der Kanal bei gleichzeitiger Anwesenheit von GABA öffnet. Es handelt sich also um eine indirekte Wirkung, weshalb Benzodiazepine auch als »inverse Agonisten« bezeichnet werden. Der Begriff »Agonist« (von altgriech. agonistís: der Tätige, Handelnde) bezeichnet die positiv antreibende Wirkung der Substanz auf den Rezeptor, wobei das Adjektiv »invers« ausdrückt, dass diese Wirkung nicht direkt, sondern gewissermaßen »verkehrt herum« erfolgt (lat. inversus: andersherum, umgekehrt). Im Unterschied dazu erhöhen Barbiturate die reale Öffnungszeit und können dies auch ohne eine gleichzeitige Bindung von GABA tun. Die sedierende (und auch angstlösende und krampflösende) Wirkung von Barbituraten ist deshalb ungleich höher als die von Benzodiazepinen. Allerdings führen sie auch viel schneller zu potenziell tödlichen Überdosierungen, weshalb sie vernünftigerweise nur noch in absoluten Notfällen bei der Behandlung von epileptischen Anfällen zum Einsatz kommen.

ABBILDUNG 7

Die verschiedenen Bindungsstellen am GABA-A-Rezeptor

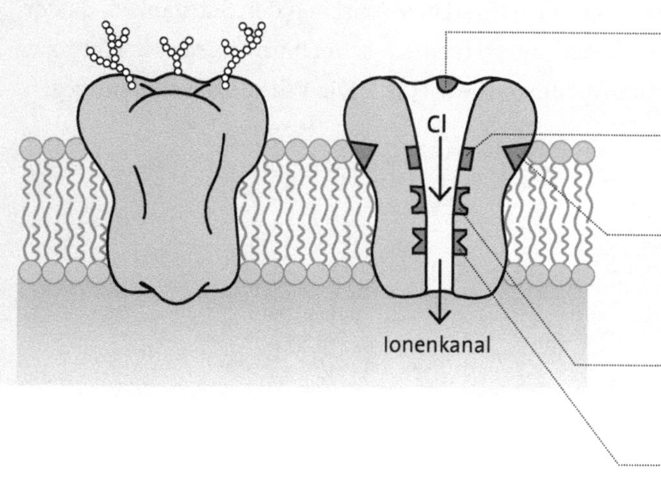

Bedeutsam ist nun, dass die Zufuhr von Substanzen, die die GABA-Wirkungen verstärken, zu einer Anpassungsreaktion auf neurophysiologischer Ebene führen. Bei Benzodiazepinen ist diese Anpassungsreaktion gut erforscht. Aber auch bei anderen Substanzen, die einen Einfluss auf das GABAerge System nehmen, ist davon auszugehen, dass solche Anpassungen erfolgen. Eine gewisse Gewöhnung ist aus unserer Erfahrung auch bei weniger stark wirkenden pflanzlichen Präparaten zu beobachten, auch wenn die »Holprigkeiten« nach dem Weglassen hier meist wesentlich geringer sind. Solche »Holprigkeiten« bestehen oft aus einem für einige Zeit erhöhten Angstniveau bzw. verschlechtertem Nachtschlaf. Während diese Beschwerden im Benzodiazepin-Entzug massiv werden können (siehe S. 151 f.), sind die »Holprigkeiten« nach den uns bekannten Berichten »kaum spürbar«, wenn beispielsweise Baldrian nach monatelanger Einnahme schlagartig weggelassen wird. Dennoch ist dies aus unserer Sicht beachtenswert. Denn die bessere Verträglichkeit der meisten pflanzlichen Präparate hat nichts mit ihrem natürlichen Ursprung zu tun. Natürlichen Ursprungs sind auch die Giftstoffe des Fingerhuts, der Herbstzeitlosen oder des Knollenblätterpilzes, die bereits bei kleinen Mengen lebensgefährlich sind. Die bessere Verträglichkeit beruht stattdessen oft auf der geringeren Dosierung einzelner Wirkstoffe und den oft gegenläufigen Effekten der vielen verschiedenen Wirkstoffe in den »pflanzlichen Präparaten« (siehe S. 153 ff.).

Benzodiazepine sind also gewissermaßen die »Reinsubstanzen« der GABAergen Beeinflussungsmöglichkeit mittels körperfremder Substanzen. Ihre Wirkung setzt bei oraler Einnahme rasch innerhalb von 30 bis 60 Minuten ein und hält für eine relativ gut definierte Zeit von mehreren Stunden mit schließlich nachlassender Intensität an. Dabei unterscheidet sich die Wirkungsdauer zwischen den Substanzen, da der Körper die Substanzen unterschiedlich schnell unwirksam macht bzw. über den Urin ausscheidet (siehe S. 158 f.). Die Wirkungen sind hingegen vergleichbar.

TABELLE 2
Wirkungen der Benzodiazepine, dazugehörige Fachbegriffe und die neuronalen Netzwerke, die die Wirkung vermitteln

Wirkung	Fachbegriff	Neuronales Netzwerk
angstlösend	anxiolytisch	Hippocampus, Amygdala
unterbricht oder verhindert epileptische Anfälle	antikonvulsiv	Neokortex
muskelentspannend	muskelrelaxierend; zentrale Muskelrelaxation	Basalganglien
beruhigend	sedativ, sedierend	Neokortex
schlaffördernd	hypnotisch (Wirkverlust nach ca. 4 Wochen)	Neokortex
verursacht für die Zeit der Wirkdauer Erinnerungslücken oder es werden weniger Details erinnert	amnestisch	vermutlich Hippocampus
stimmungsaufhellend, rosarote Brille	euphorisierend (meist nur bei gelegentlicher Nutzung)	unklar

Die Wirkungen der Benzodiazepine verlieren sich teilweise im Verlauf der Nutzung, jedenfalls schwächt sich deren Intensität ab. Dies hat mit den Anpassungsleistungen auf synaptischer Ebene zu tun. Nachdem es bis in die 1980er Jahre strittig war, ist mittlerweile Konsens, in diesem Zusammenhang von einer Abhängigkeit zu sprechen. Die tritt bereits nach einer mehrwöchigen kontinuierlichen, d. h. mindestens einmal täglichen Nutzung auf, wobei die Zeiträume individuell sind und zwischen vier und acht Wochen schwanken (Gomez u. a. 2002; Miller u. a. 1988b; Lamb, Griffiths 1985). Bei Mäusen sieht man beispielsweise bereits nach sieben Tagen kontinuierlicher Lorazepam-Gabe eine Verminderung der an der Synapse vorhandenen GABA-A-Rezeptoren, deren Anzahl vier Tage nach Absetzen wieder ansteigt und nach sieben Tagen wieder das Ausgangsniveau erreicht hat (Miller u. a. 1988a, b). Die Verminderung der Rezeptoranzahl führt dazu, dass eine ausreichende bzw. »normale« GABA-Wirkung in den entsprechenden neuronalen Netzen nur noch dann gegeben ist, wenn die noch vorhandenen GABA-A-Rezeptoren eben auch maximal »bedient« werden. Dann (bei GABA-A-Rezeptor-Herunterregulierung) ist deren Wirksamkeitssteigerung durch Benzodiazepine tatsächlich erforderlich. Die Folge sind entsprechende Entzugssymptome beim zu starken Reduzieren oder zu raschen Absetzen der genutzten Benzodiazepine. Solche Entzugserscheinungen finden sich bei ca. zwei Dritteln aller Nutzerinnen und Nutzer, die eine körperliche Abhängigkeit entwickelt haben (siehe Tab. 3).

TABELLE 3 Benzodiazepin-Entzugssymptome (nach LAUX, KÖNIG 1985)

Beschwerden	**Prozent (n = 61 Personen)**
Übelkeit und Erbrechen	74 Prozent
Krankheitsgefühl, Schwäche	
Kopfschmerzen	
Schlafstörungen	
Angst	49 Prozent
Tremor	46 Prozent
Schwitzen	44 Prozent
Schwindel	34 Prozent
Tachykardie	
Kreislaufstörungen (Hypotonie)	10 Prozent
Psychomotorische Unruhe	7 Prozent
Halluzinationen, Illusionen	
Paranoide Vorstellungen	
Delir	
Andere Psychosen	2 Prozent
Krampfanfälle (Grand mal)	

Bei allen Nutzerinnen und Nutzern mit längerer Einnahmedauer, manchmal aber auch schon nach nur mehrtägiger Nutzung, findet sich eine sogenannte Rebound-Insomnie (= Absetz-Schlaflosigkeit) für ein bis zwei Tage nach Weglassen der Benzodiazepine. Diese findet sich auch bei den Substanzen der sogenannten Z-Linie (= Z-Drugs: Zolpidem, Zopiclon) (WARE u. a. 1997). Das bedeutet nicht zwingend, dass der oder die Betreffende gar nicht schlafen kann. Es bedeutet vielmehr, dass das Ein- und Durchschlafen etwas erschwert ist und sich nach ein bis zwei Tagen wieder normalisiert. Diese kurze Normalisierungszeit gilt aber nur für eine kurzzeitige Einnahme von Tagen oder wenigen Wochen. Im Folgenden stellen wir Ihnen die einzelnen Schlaf- und Beruhigungsmittel jeweils kurz vor. Insbesondere schwangere Frauen und stillende Mütter müssen bitte vor dem Einsatz eine Verträglichkeit der Substanzen mit ihrem Arzt überprüfen.

Pflanzliche Präparate

Baldrian *(Valeriana officinalis):* Sowohl die getrocknete Baldrianwurzel (z. B. als Tablette) als auch ihre wässrigen Auszüge (z. B. als Tee) haben eine, auch im Tierversuch nachgewiesene, beruhigende Wirkung (Hattesohl u. a. 2008; Subhan u. a. 2010). Alkoholische Auszüge verlieren ab einer gewissen hohen Dosis im Tierversuch ihren beruhigenden Effekt (Subhan u. a. 2010). Die beruhigende Wirkung scheint auch die in Studien nachgewiesene Verbesserung des Nachtschlafs zu vermitteln (Bent u. a. 2006; 225 bis 1215 mg als Einschlafdosis mit ca. 80 Prozent erhöhter Wahrscheinlichkeit eines besseren Schlafs). Jedoch ist die Studienlage nicht eindeutig, insbesondere eine langfristige Verbesserung des Nachtschlafs ist unwahrscheinlich (Culpepper, Wingertzahn 2015). Diese Studien sind allerdings nicht spezifisch für Personen mit Psychoseerfahrung. Die Wirkungsweise einer kleinen Anzahl der Inhaltsstoffe ist bekannt. So wirkt beispielsweise das Lignan Hydroxypinoresinol wie ein Benzodiazepin. Im ätherischen Öl enthaltene Monoterpene haben einen ungeklärten Wirkmechanismus auf bestimmte Hirnareale, wohingegen Sesquiterpene den Abbau des Neurotransmitters GABA durch GABA-Transaminase hemmen. In wässrigen Extrakten der Pflanze ist zudem direkt GABA enthalten (Houghton 1999).

Passionsblume *(Unterart: Passiflora incarnata):* Die wässrigen Auszüge (z. B. als Tee) und die getrockneten Blätter (z. B. als Tablette) der genannten Unterart haben eine beruhigende und einschlafördernde Wirkung. Beispielsweise konnte in einer randomisiert-kontrollierten Studie mit 41 gesunden Personen eine Verbesserung des Nachtschlafs und eine Verringerung der Ängstlichkeit im Verlauf einer einwöchigen Nutzung eines Passionsblumentees vor dem Zubettgehen gezeigt werden (Ngan, Conduit 2011). Konkrete Untersuchungen zur Wirksamkeit bei psychoseerfahrenen Personen sind uns nicht bekannt. Überdosierungen sind möglich und führen neben Übelkeit, Erbrechen und Benommenheit zu kardialen Beschwerden (Fisher u. a. 2000). Die Wirkweise einer kleinen Anzahl der vielfältigen Inhaltsstoffe (u. a. Flavonoide, Harman-Alkaloide) ist bekannt, aber die konkreten Inhaltsstoffe können zwischen den verschiedenen Typen der Unterart abweichen. Kriterium für die Qualität arzneilicher Produkte ist der Gehalt an Flavonoiden. Von der Vielzahl enthaltener Flavonoide konnte beispielsweise für 5,7-Dihydroxy-Flavonoid (Chrysin) im Tierversuch ein Andocken an der Benzodiazepin-Bindungsstelle am GABA-A-Rezeptor gezeigt werden (WOLFMAN u. a. 1994). In Tierversuchen haben verschiedene Extrakte, die vermutlich unterschiedliche Flavonoide enthalten, sowohl angstlösende als auch angstverstärkende Effekte gezeigt (ELSAS u. a. 2010; LI u. a. 2012). Weitere theoretisch gesundheitsfördernde Effekte durch oral aufgenommenes Chrysin (u. a. in Honig oder Karotten) treten vermutlich aufgrund der geringen Bioverfügbarkeit nicht ein (NABAVI u. a. 2015; SAARINEN u. a. 2001; GAMBELUNGHE u. a. 2003; BRAVE 2016).

Hopfen *(Humulus lupulus)*: Wässrige Auszüge und die getrockneten Hopfenzapfen der Blüte enthalten neben Flavonoiden (s.a. Passionsblume) und Bitterstoffen (Humulone, Lupulone) auch Isoprenoide. Die Wirkweise der Inhaltsstoffe ist weitgehend unbekannt. In manchen Studien verbessert eine Kombination mit Baldrian den Schlaf (SALTER, BROWNIE 2010). Dies scheint insbesondere für kurzfristige Effekte zu gelten (DIMPFEL, SUTER 2008), obwohl andererseits die Ansicht verbreitet ist, dass Hopfen keinen raschen einschlaffördernden Effekt hat. Auch für alkoholfreies Bier konnte außerdem bei ansonsten gesunden Studierenden ein gezielt schlaffördernder Effekt über 14 Tage gezeigt werden (FRANCO u. a. 2014).

Melisse *(Melissa officinalis)*: Getrocknete Blätter sowie deren wässrige Auszüge enthalten verschiedene zitronenartig riechende Substanzen (ätherische Öle wie Citral, Geranial, Neral und Citronella) sowie Flavonoide und Bitterstoffe. Die genaue Wirkung der meisten Substanzen ist nicht bekannt. Melissenextrakt konnte im Tierversuch (Mäuse) einen schlafanstoßenden Effekt bei höheren Dosen nachweisen (HAJHASHEMI, SAFAEI 2015).

Lavendel *(Lavandula angustifolia)*: Zubereitungen der Lavendelblüten enthalten vor allem die ätherischen Öle Linalylacetat und Linalool, aber auch Flavonoide, Cumarine und Gerbstoffe. Das ätherische Öl hat in klinischen Studien (tägliche Dosis von 80 bis 160 mg) und in Tierversuchen eine gut dokumentierte angstlösend-beruhigende, emotional distanzierende (= antidepressive) und schlafanstoßende Wirkung gezeigt (KASPER 2013; KASPER u. a. 2015; HAJHASHEMI, SAFAEI 2015; RAHMATI u. a. 2017). Dabei waren Lavendölkapseln (160 mg Lavendelöl/Tag) in einer zehnwöchigen Studie auch bei Personen mit einer generalisierten

Angststörung Placebo hinsichtlich Beruhigung und Schlafregulation signifikant überlegen, und sie hatten außer milden Magen-Darm-Beschwerden keine Nebenwirkungen und waren ohne Entzugszeichen wieder absetzbar (KASPER u. a. 2017). Diese Effekte erfolgen, vermutlich mit geringerer Ausprägung, auch bei einer Inhalation. Spannenderweise sind diese Effekte im Tierversuch nicht an das Riechen gebunden, sondern vermitteln sich offenbar über das mit der Atemluft über die Lungen aufgenommene ätherische Öl (CHIOCA u. a. 2013; TAKAHASHI u. a. 2014). Die molekularen Wirkungsweisen der ätherischen Öle sind nur teilweise bekannt. So hemmt Linalool den präsynaptischen Serotonin-Wiederaufnahme-Transporter – darin ist es den sogenannten Antidepressiva vom Typ selektiver Serotonin-Wiederaufnahme-Hemmer vergleichbar –, wohingegen sowohl Linalool als auch Linalylacetat eine Blockade des NMDA-Rezeptors verursachen (LÓPEZ u. a. 2017). NMDA-Rezeptoren (= ionotrope Glutamat-Rezeptoren) sind die Rezeptoren für den im Gehirn weit verbreiteten erregenden Botenstoff Glutamat. Glutamat ist gewissermaßen der Gegenspieler zu GABA, sodass eine Blockade von NMDA-Rezeptoren eine Modulation des Verhältnisses der GABAergen und glutamatergen Einflüsse auf einzelne Nervenzellen in neuronalen Netzen darstellt.

Hinweis:
Johanniskraut hat formal eine Kontraindikation für psychoseerfahrene Personen, da es Psychosen antriggern kann. Dies gilt auch für andere Substanzen, die im dopaminergen System »wildern« (L-Dopa, Buproprion) bzw. die Rate der supersensitiven Dopamin-2-Rezeptoren erhöhen können (Amphetamine, Delta-9-THC, z. B. in natürlichen Cannabispräparaten; SEEMAN u. a. 2005; siehe S. 157 f.). Ob der Einsatz dennoch aus anderen medizinischen Gründen notwendig ist, ist im gegebenen Fall dann individuell nach Rücksprache mit dem Arzt oder der Ärztin zu entscheiden. Aus meiner Sicht (J.S.) kommen solche Situationen nur extrem selten vor (z. B. L-Dopa beim Morbus Parkinson, oral niedrigdosiertes Methylphenidat bei adulter ADHS und abgeklungener, streng drogeninduzierter Psychose bei ehemaligem Kokain- oder Amphetamin-Missbrauch).

Bei all den genannten pflanzlichen Wirkstoffen ist zu bedenken, dass ein heißer Tee bereits durch das heiße Wasser im Magen einen beruhigenden Effekt hat, so wie auch eine heiße Milch mit Honig. Bei genutzten

Tabletten oder Dragees sollte der Placeboeffekt nicht vernachlässigt werden. Dieser Effekt ist so bedeutsam, dass in manchen Studien keine Unterschiede zwischen Nutzerinnen und Nutzern eines pflanzlichen Präparats (Baldrian, Hopfen) und eines Placebos zur Verbesserung des Nachtschlafs gefunden werden konnten (CORNU u.a. 2010; SCHOLEY u.a. 2017). Insbesondere wenn es um eine langfristige Verbesserung des Nachtschlafs geht, ist im Vergleich der Einsatz von verzögert freigesetztem Melatonin der nebenwirkungsärmste und erfolgversprechendste Weg (CULPEPPER, WINGERTZAHN 2015). Allerdings hat Melatonin meist erst nach einigen Tagen eine schlafanstoßende Wirkung. Im Falle von Schlafstörungen im Genesungsprozess und vor allem bei soeben erfolgter Neuroleptika-Reduktion geht es jedoch üblicherweise um rasche Effekte. Fassen wir das Gesagte zusammen, so scheint aus unserer Erfahrung im Krisenfall die Nutzung eines Tees oder einer Tablette auf pflanzlicher Basis für ein oder zwei Nächte gerechtfertigt. Gelingt hiermit jedoch kein ausreichend erholsamer Nachtschlaf, ist aus unserer Erfahrung der Einsatz eines Benzodiazepins bzw. einer Z-Drug zur Schlafinduktion in der folgenden Nacht sinnvoll. Außerdem ist im Verlauf der nächsten Tage bei Ausbleiben einer deutlichen Besserung des Schlafens auch eine Rückkehr auf die vorherige Neuroleptika-Dosis zu prüfen.

→ *Pflanzliche Präparate können zur Beruhigung und zur Ein-/Durchschlafförderung genutzt werden. Dabei konnten Lavendel (++), Baldrian (+), Passionsblume (+) und Hopfen diese Wirkung in unterschiedlichem Ausmaß in Studien zeigen. Auch bei (kleineren) Krisen können diese Präparate – idealerweise nach individueller Vorauswahl in besseren Zeiten – hilfreich sein.* ←

Don't: Weiter kiffen, weiter koksen

Bevor wir auf Benzodiazepine und Z-Drogen eingehen, ist es notwendig, über **Cannabis** zu sprechen. Viele Personen nutzen Cannabis, um sich zu beruhigen. Dies ist jedoch für Menschen mit Psychoseerfahrung bzw. Psychoseanfälligkeit problematisch, da käufliche Cannabispräparate üblicherweise THC enthalten. THC steigert, jedenfalls vom neurophysiologischen Standpunkt her, das Psychoserisiko. Zwar mag es keine epidemiologischen Beweise geben, dass eine zunehmende Verbreitung von Cannabis zu einer Zunahme der Psychosen in der Bevölkerung führt. Aber neurophysiologisch ist eindeutig, dass THC als primärer Cannabinoid-Rezeptor-1-Agonist zu einer erhöhten Rate von supersensitiven D2-Rezeptoren führt, was wiederum das entscheidende neurophysiologische Korrelat für Psychosen ist (GINOVART u.a. 2012). Bei Nagetieren dauert es mehrere Tage, bis sich dieser Effekt im mesolimbischen System wieder normalisiert, sodass – bei allen Schwierigkeiten der Übertragung von neurophysiologischen Effekten von Nagetieren auf Menschen – auch eine gelegentliche THC-Nutzung für die Betreffenden problematisch sein kann. So jedenfalls auch unsere Erfahrung. Da THC den rauschhaften Effekt des »Kiffens« (v. a. vermehrter Einfallsreichtum) verursacht und sein Anteil in den käuflichen Präparaten und den hierfür genutzten Züchtungen des Cannabis sativa in den letzten Jahrzehnten massiv erhöht wurde, gilt aus unserer Erfahrung, dass eine fortgesetzte Nutzung von Cannabis (THC), aber eben auch von anderen die D2-Rate erhöhenden Substanzen (v. a. Amphetamine, Kokain) mit einer Genesung von Psychosen nicht vereinbar ist.

Cannabidiol

Anders als mit THC verhält es sich mit Cannabidiol. Cannabidiol ist die zweitwichtigste Substanz in Cannabis sativa und hat eine grundsätzlich andere Wirkung. Es ist primär beruhigend bzw. schlafanstoßend, angstlösend sowie antipsychotisch und hat einen Einfluss auf das Immunsystem (Mechoulam u. a. 2002). Cannabidiol zeigt Effekte an einer Vielzahl von Rezeptoren (u. a. CB2, GPR55, TRPV1 und 5-HT1A; Campos u. a. 2012), die aber bislang hinsichtlich ihrer Bedeutung für die klinisch beobachteten Effekte nicht vollständig aufgeklärt sind. Cannabidiol ist tatsächlich direkt antipsychotisch wirksam, da es – zumindest im Zellmodell – die Bindung des stärker aktivierenden natürlichen Neurotransmitters Dopamin an den supersensitiven Dopamin-2-Rezeptoren durch eigene Bindung verlässlich verhindert (Seeman 2016). Diese supersensitiven Dopamin-2-Rezeptoren sind bekanntlich das neurophysiologische Korrelat auf synaptischer Ebene für psychotische Syndrome. Dies entspricht auch der klinischen Erfahrung und konnte in zwei größeren Studien an 88 (McGuire, vgl. Davenport 2016) bzw. 42 Patientinnen und Patienten (Leweke u. a. 2012) gezeigt werden. Hier erwies sich Cannabidiol sowohl als unterstützendes Mittel als auch als Ersatz für Neuroleptika sowohl in akuten als auch in chronischen Phasen schizophren-psychotischer Störungen als gleichwertig bzw. – hinsichtlich der kognitiven, motorischen und stoffwechselassoziierten Nebenwirkungen – überlegen. Das günstige Nebenwirkungsprofil ist insbesondere hinsichtlich kognitiver Effekte (sog. sekundärer Negativsymtpome durch Neuroleptika) relevant, da diese dosisabhängigen Nebenwirkungen der (allermeisten) Neuroleptika besonders ungünstig für den weiteren Genesungsverlauf sind. So fand sich bei einmaligem Einsatz von Cannabidiol bei Personen mit Psychoseerfahrung keine kognitive Verschlechterung auch bei hohen Dosen von 300 mg bzw. 600 mg (Hallak u. a. 2010). Allerdings sind die genutzten Dosen in akuten Phasen sehr hoch, wenn der Ersatz des Neuroleptikums angestrebt wird (ca. 550–1100 mg pro Tag, Seeman 2016). Aus unserer Erfahrung sind solche Dosierungen für einen leichten beruhigenden und geringen antipsychotischen Effekt in Krisen nicht notwendig. Vielmehr bewegen sie sich im ein- bis zweistelligen Milligrammbereich mit einer großen individuellen Variation.

→ *Cannabidiol ist eine antipsychotisch wirksame, beruhigende und gut verträgliche Substanz, die im Reduktionsprozess in verschiedener Hinsicht zum Einsatz kommen kann.* ←

Derzeit wird Cannabidiol von den Krankenkassen mit Verweis auf Neuroleptika üblicherweise nicht finanziert, auch wenn Ausnahmen die Regel bestätigen. Da es jedoch derzeit in Deutschland frei verkäuflich ist – es unterliegt aufgrund seiner fehlenden Rauschwirkung nicht dem Betäubungsmittelgesetz –, kann es für manche Personen sowohl als Unterstützung in der Reduktion als auch als Ergänzung oder sogar als (partieller) Ersatz für Neuroleptika zum Einsatz kommen. Unsere Erfahrung bestätigt die Möglichkeit einer solchen Nutzung. Zu bedenken ist jedoch, dass auch hier Gewöhnungseffekte einsetzen dürften. Reduktionen des Cannabidiol sollten also zumindest bei mehrwöchiger Nutzung ebenfalls nur langsam und mit Geduld vorgenommen werden. – Wenden wir uns nun den Benzodiazepinen im Einzelnen ein wenig genauer zu.

Benzodiazepine

Diazepam: Klassische Benzodiazepin-Wirkung mit guter Verlässlichkeit. Die Studienlage zeigt, dass viele psychotische Krisen mit Benzodiazepinen allein ausreichend medikamentös behandelt werden können (etwa die Hälfte; Dold u. a. 2012). Aufgrund der ebenfalls wirksamen Stoffwechselprodukte (sog. aktive Metaboliten: Desmethyldiazepam, Temazepam, Oxazepam) hat Diazepam eine sehr lange Halbwertszeit von über zwanzig und bis zu 72 Stunden (Halbwertszeit: Zeit, in der der Körper die Hälfte der wirksamen Substanz ausgeschieden oder durch Stoffwechselprozesse inaktiviert hat). Diese Zeit ist individuell unterschiedlich und sie verlängert sich, je älter jemand ist. Auch die benötigte Dosis ist individuell. Es empfiehlt sich, die Substanz in kleinsten Mengen von 0,5 bis 2 mg auszuprobieren, um im Bedarfsfall die Wirkung besser einschätzen zu können. Übliche Dosen im Notfall liegen zwischen 2 und 10 mg. Diazepam ist als Tablette oder als Tropfen zur noch feineren Dosierung erhältlich.

Oxazepam: Klassische Benzodiazepin-Wirkung mit guter Verlässlichkeit. Aktiver Metabolit des Diazepams mit relativ kurzer individueller Halbwertszeit von fünf bis 15 Stunden. Dadurch vermutlich raschere Gewöhnung im Vergleich zu Diazepam. Oftmals nicht lange genug wirksam, um einen ausreichenden Nachtschlaf zu induzieren. Die benötigte Dosis ist individuell verschieden, wobei es sich empfiehlt, die Substanz in kleinsten Menschen von 5 bis 10 mg auszuprobieren, um die Wirkung im Notfall besser einschätzen zu können. Übliche Dosierungen liegen zwischen 10 und 80 mg.

Lorazepam: Klassische Benzodiazepin-Wirkung mit guter Verlässlichkeit. Relativ kurze Halbwertszeit von sechs bis 16 Stunden, die aber vermutlich mit einer rascheren Gewöhnung im Vergleich zum Diazepam einhergeht. Außerdem oftmals nicht lange genug wirksam, um einen ausreichenden Nachtschlaf zu induzieren. Nutzerinnen und Nutzer von Sublingual-Tabletten berichten oft einen rascheren Wirkungseintritt. Diese lassen sich außerdem mit der Schere in kleinste Dosierungen zerschneiden. Es empfiehlt sich, die Substanz in Dosierungen von 0,125 bis 0,25 mg auszuprobieren, um im Bedarfsfall die Wirkung besser einschätzen zu können. Die im Notfall benötigte Dosis ist sehr individuell und reicht von 0,25 bis 2,5 mg, wobei übliche Dosierungen zwischen 0,5 und 1 mg liegen.

Schlafmittel der Z-Linie, Z-Drugs

Diese Stoffe binden wie Benzodiazepine ebenfalls an die α1-Untereinheit des GABA-A-Rezeptors im Neokortex (= Großhirnrinde) und im Cerebellum (= Kleinhirn). Sie wirken aber offenbar weniger angstlösend, weniger muskelrelaxierend und weniger krampflösend als Benzodiazepine. Bei ihnen erfolgt ebenfalls eine Gewöhnung im Verlauf von Wochen. Die Entzugserscheinungen sind dann vergleichbar mit denen der Benzodiazepine. Außerdem gibt es auch bei den Z-Drugs nach mehrtägiger Einnahme eine sogenannte Absetz-Insomnie in den ersten ein bis zwei Nächten nach dem Weglassen. Trotz dieser Vergleichbarkeit hinsichtlich Wirkungen, Gewöhnung und Absetzproblemen sind diese seit den 1990er

Jahren verfügbaren Substanzen chemisch nicht mit den Benzodiazepinen verwandt.

Zopiclon ist ein Cyclopyrrolon-Derivat und liegt in zwei stereoisomeren Varianten vor. Stereoisomere Varianten von Molekülen haben chemisch den gleichen Aufbau. Sie sind aber dennoch biologisch unterschiedlich, da diese Moleküle eine kreisförmige Anordnung der verschiedenen Molekülteile um ein Zentrum des Moleküls aufweisen. Dabei können die verschiedenen Molekülteile sowohl im Uhrzeigersinn (rechtsdrehend) als auch gegen den Uhrzeigersinn (linksdrehend) angeordnet sein. Sie sind hierin den menschlichen Händen vergleichbar, bei denen die Finger ebenfalls entweder »rechts-« bzw. »linksdrehend« angeordnet sind. Von den beiden Varianten des Zopiclon ist nur der sogenannte linksdrehende S-Typ (= S-Enantiomer) biologisch aktiv. Die verschreibungsfähigen Tabletten in Deutschland und Europa enthalten immer beide Varianten, was für die Wirkung und Verträglichkeit der Substanz aber keinerlei Unterschied macht. Die Halbwertszeit (siehe S. 158) der Substanz beträgt ca. fünf Stunden, sodass eine ausreichend lange Wirkung in der Nacht zum Durchschlafen meist gegeben ist. Übliche Dosierungen liegen zwischen 1,625 und 7,5 mg.

Zolpidem ist ein Imidazopyridin-Derivat und hat eine sehr kurze Halbwertszeit von zwei bis drei Stunden. Diese sehr kurze Halbwertszeit führt dazu, dass die Substanz üblicherweise nicht ausreicht, um ein Durchschlafen zu ermöglichen. Die üblichen Dosierungen liegen zwischen 5 und 10 mg.

→ *Benzodiazepine und Z-Drugs sind verlässliche Beruhigungs- und Schlafmittel. Ihr Einsatz sollte im Vorfeld eines Kriseneinsatzes gut überlegt und idealerweise in kleinster Dosis ausprobiert werden. Sie sollten im Krisenfall wegen des Wirkverlusts nach ein bis zwei Monaten (= Abhängigkeit) so kurz wie möglich genutzt werden.* ←

Benzodiazepine sowie Z-Drugs können bei manchen Menschen auch zu Unruhe, Erregung und Angst führen. Diese sogenannte *paradoxe Reaktion* kann insbesondere bei älteren Menschen und bei Personen mit einem hirnorganischen sowie einem demenziellen Syndrom beobachtet werden. In diesen Fällen erscheint uns der Einsatz dieser Substanzen nicht empfehlenswert. Überhaupt ist die Wirkung dieser Substanzen idealerweise im Vorfeld eines Kriseneinsatzes zu testen, um keine unliebsame Überraschung fehlender oder gar paradoxer Wirkung zu erleben. In einem solchen Falle, oder auch im Falle einer (voraussichtlich) mehrwöchigen oder gar mehrmonatigen Nutzung eines Schlafmittels, können außerdem bestimmte, kaum neuroleptisch wirksame sogenannte niedrigpotente Neuroleptika zum Einsatz kommen. Hier kommen aus unserer Erfahrung insbesondere *Melperon* und *Pipamperon* in Betracht. Beide Substanzen sind chemisch Butyrophenone. Sie sind nicht anticholinerg wirksam, sodass sie im Vergleich zu anderen niedrigpotenten Neuroleptika weniger kognitive Einschränkungen verursachen (zu den genauen Rezeptorwirkungen siehe Tab. 6, S. 239 und Tab. 7, S. 241).

→ *Im Krisenfall, vor allem wenn schon andere Techniken oder Schlafmittel auf pflanzlicher Basis für ein bis zwei Nächte ohne durchschlagenden Erfolg ausprobiert wurden, ist der Einsatz von Benzodiazepinen, Schlafmitteln der Z-Linie oder bestimmten niederigpotenten Neuroleptika zur verlässlichen Schlafinduktion und/oder Beruhigung für einige Zeit indiziert. Die Substanz sollte in besseren Zeiten getestet worden sein. Die Nutzung sollte mit der Gewissheit einhergehen, dass eine (schwere) Krise besteht. Dies bedeutet, sich selbst gegenüber eine entsprechend liebevolle Haltung einzunehmen, Kontakte mit hilfreichen Personen aus dem privaten und professionellen Netz aufzunehmen sowie sich an Orte der Genesung zurückzuziehen.* ←

Natürlich darf auch die Placebowirkung beim Einsatz von Schlafmitteln und Bedarfsmedikamenten nicht unterschätzt werden. Darum plädieren wir für die Nutzung von Beruhigungstees statt Beruhigungspillen und für einen vorsichtigen Einsatz von Bedarfsmedikamenten. Vorsicht kann aus unserer Erfahrung am besten dadurch erreicht werden, dass die betreffende Person um die Gefahren und Risiken beispielsweise einer weiteren Abhängigkeitsentwicklung (Benzodiazepine) oder einer Fortsetzung der Abhängigkeit (niedrigpotente Neuroleptika) weiß und dass ihr der Sinn von alternativen Abschalttechniken erläutert wird. Eine sorgfältige Aufklärung führt bei Betroffenen aus unserer Erfahrung immer dazu, dass sie die Krisenmedikamente zurückhaltend und mit Bedacht einsetzen. In jedem Fall ist es sinnvoll, ihnen zu glauben, dass es notwendig war, wenn sie eingesetzt wurden. Schließlich tun sie dies nicht ohne Grund. Im ruhigen Gespräch gelingt es im Rückblick eigentlich immer, zu eruieren, ob es eventuell frühere Warnzeichen gibt, die im nächsten Fall eine alternative und noch frühzeitigere Umgangsweise mit einer aufkommenden Krise möglich machen könnten. Damit erfolgt eine Verständigung darüber, was in welchem Krisenszenario hilfreich ist, und zugleich die Anerkennung, dass es der oder die Betreffende am besten selbst einschätzen kann, was wann wie hilft.

→ *Die Entwicklung und die Einübung eines individuellen Schlafrituals sind wichtig, um einen guten und ausreichenden Nachtschlaf zu haben. Zuweilen ist es notwendig, den Schlaf durch Tees, Düfte (Lavendel) oder Tabletten zu unterstützen. Bei mehr als zwei schlechten Nächten ist es sinnvoll, eine (kleine) Krise auszurufen.* ←

Gut essen und trinken

Don't: Sich schlecht ernähren

Viele Menschen, die Neuroleptika nutzen, erleiden eine Gewichtszunahme. Je nach Studie sind es 15 bis 72 Prozent der Betreffenden. Sicherlich liegt es nicht nur an den Medikamenten, an den durch sie verursachten Heißhungerattacken und dem veränderten Stoffwechsel, wenn Menschen in schweren seelischen Krisen oder bei beschwerlichen Genesungswegen an Gewicht zulegen: Weniger Bewegung und ungünstige Ernährung spielen ebenfalls eine wichtige Rolle. Und manchmal braucht man eben einfach etwas Süßes, um sich was Gutes zu tun. Dennoch ist festzustellen, dass Neuroleptika-Nutzerinnen und -Nutzer einen ungünstigen Einfluss auf ihre Stoffwechsellage durch die Medikamente erleiden. Dies betrifft eben nicht nur das manifeste Gewicht, sondern auch andere Stoffwechselparameter, die im Labor zu bestimmen sind (sog. metabolisches Syndrom: Nüchternblutzucker, Langzeitzucker/HbA1c, Blutfette/Cholesterin und Triglyceride; De Hert u.a. 2011). Neuroleptika sind nicht nur ein Risikofaktor für eine Gewichtszunahme, sondern eben auch für einen manifesten Diabetes mellitus, für Gefäßerkrankungen und damit auch für eine koronare Herzkrankheit und nachfolgende Herzereignisse (u.a. Herzinfarkt; siehe Tab. 4, S. 163).

TABELLE 4

Risiko für ein metabolisches Syndrom und Gewichtszunahme bei einigen besonders häufig verwendeten Neuroleptika (nach De Hert u.a. 2011)

Hohes Risiko eines metabolischen Syndroms	**Geringes Risiko eines metabolischen Syndroms**
Chlorpromazin (Megaphen®)	Aripiprazol (Abilify®)
Clozapin (Leponex®)	Haloperidol (Haldol®)
Olanzapin (Zyprexa®)	Ziprasidon (Zeldox®)
Quetiapin (Seroquel®)	
Amisulprid (Solian®)	
Risperidon (Risperdal®)	
Häufig deutliche Gewichtszunahme (> 10 kg Körpergewicht)	**Häufig moderate Gewichtszunahme (5 bis 10 kg Körpergewicht)**
Quetiapin (Seroquel®)	Amisulprid (Solian®)
Risperidon (Risperdal®)	Aripiprazol (Abilify®)
Chlorpromazin (Megaphen®)	Fluphenazin (Fluanxol®)
Clozapin (Leponex®)	Haloperidol (Haldol®)
Olanzapin (Zyprexa®)	Ziprasidone (Zeldox®)

Die Veränderungen des Gewichts sind letztlich von hoher Bedeutung, da übergewichtige Personen erhöhte Risikoraten für eine ganze Reihe von körperlichen Erkrankungen gegenüber der sonstigen Bevölkerung haben (= relatives Risiko, RR). Bei einem Body-Mass-Index von über 30 kg/m2 gilt dies für Diabetes mellitus (dreifach erhöhtes RR), kardiovaskuläre Krankheiten (zwei- bis dreifach erhöhtes RR), Hypercholesterinämie (dreifach erhöhtes RR), Bluthochdruck (zwei- bis dreifach erhöhtes RR), Atemwegs- und Lungenbeschwerden (dreifach erhöhtes RR), Störungen des Geschlechtshormonhaushalts (ein- bis zweifach erhöhtes RR) und bestimmte Krebsformen, u. a. Dickdarmkrebs (ein- bis zweifach erhöhtes RR). Dabei ist es bemerkenswert, dass Haloperidol erstaunlich gut im Vergleich zu den neueren Neuroleptika der zweiten Generation – gerne auch als Atypika betitelt – abschneidet. Bei entsprechend niedrigen Dosierungen kann Haloperidol also durchaus eine echte Alternative zu »moderneren« Neuroleptika sein (für die Äquivalenzdosen, siehe S. 244).
Nach Studienlage können bestimmte Neuroleptika eine Gewichtsreduktion nach Umstellung und sogar ohne Dosisreduktion ermöglichen, namentlich Aripiprazol und Ziprasidon. All dies bedeutet aus unserer Sicht üblicherweise nicht, dass eine Umstellung auf ein anderes Medikament

die Lösung ist. Zwar kann zunächst eine Umstellung erwogen werden. Dabei ist aber zu bedenken, dass die Substanzen zwar hinsichtlich ihrer Dopamin-2-Rezeptor-Blockade direkt vergleichbar sind (siehe Äquivalenztabelle, S. 244), dass sie aber hinsichtlich ihrer vielfältigen anderen Rezeptoreffekte sehr unterschiedlich sind (siehe Tab. 6, S. 239; Tab. 7, S. 242). Eventuell verträgt man also das neu eingesetzte Medikament hinsichtlich anderer Nebenwirkungen schlechter (sexuelle oder motorische Nebenwirkungen) oder es fehlen Wirkeffekte, die individuell besonders bedeutsam sind (z. B. eine schlafanstoßende Wirkung). Aus diesen Gründen ist die Gewichtszunahme durch Neuroleptika vielmehr ein weiteres Argument für eine Reduktion des jeweils genutzten Neuroleptikums.

→ *Neuroleptika führen zu einer veränderten Stoffwechsellage, die bei vielen zur Entwicklung eines metabolischen Syndroms und zu einer Gewichtszunahme führt. Dies gilt insbesondere für Neuroleptika der zweiten Generation. Die Gewichtsabnahme ist zwar letztlich entscheidend für die Verringerung der körperlichen Erkrankungsrisiken, für eine Zunahme an Bewegung und damit wiederum für ein anderes Körpergefühl. Damit können nicht nur körperorientierte Abschalttechniken leichter entwickelt, sondern eben auch Muskeln aufgebaut werden, was wiederum die Stoffwechsellage verbessert und eine Gewichtsreduktion erleichtert. Aber dennoch: Der Schlüssel dafür ist die Reduktion der Neuroleptika. Spätestens an dieser Stelle kommt aus unserer Sicht die Ernährung ins Spiel. Sich gut zu ernähren, ist durchaus (zeit-)aufwendig: einkaufen, vorbereiten, zubereiten. Dies kann die eigenen Kräfte überfordern. Die Folge ist dann oftmals eine unausgewogene Ernährung mit schnellen Kohlenhydraten, gesättigten Fettsäuren, wenig Pflanzenfasern und wenig Vitaminen. Neuroleptika, insbesondere zu hochdosierte, tragen durch das Auslösen von Heißhungerattacken, eine Antriebsminderung und kognitive Einschränkungen erheblich dazu bei. Aber auch die Dämpfung der erfahrbaren Sinnlichkeit von Essen und Getränken spielt aus unserer Erfahrung eine wichtige Rolle.* ←

▸ Meine Sinne waren stark beeinträchtigt. Ich konnte nahezu nichts riechen, auch nicht mich selbst. Das wurde besonders dann zum Problem, wenn ich kaum Kraft zum Duschen hatte und darüber hinaus einfach nicht merkte, dass es nötig gewesen wäre.

Oder beim Essen, denn die Zunge nimmt hauptsächlich vier Geschmacksrichtungen wahr: süß, salzig, sauer, bitter. Ein einigermaßen gleichförmiger Speiseplan ist die nachvollziehbare Folge. Und in Kombination mit dem veränderten Stoffwechsel und mangelnder Motivation erklären sich auch die veränderten Körpermaße. ◀ (Thelke Scholz)

Gewichtsreduktionen sind oftmals wichtige Treiber, um eine Reduktion von Neuroleptika anzugehen (siehe S. 172 ff.). Wir halten dies für eine gute Motivation, auch wenn sie sich im Verlauf der Reduktion eventuell verändern wird. Jedoch wird es aus unserer Sicht nicht ohne eine Umstellung der Ernährung gehen. Hierbei gelten die üblichen Regeln: wenig schnelle Zucker, möglichst wenig Fleisch, viele ungesättigte Fettsäuren, ausreichend Pflanzenfasern. Tendenziell sollte es also in Richtung einer fleischarmen, fisch-, obst- und gemüsereichen mediterranen Kost mit viel pflanzlichen Ölen und wenigen schnellen Kohlenhydraten gehen. Ob man sich zusätzlich an die alte FDH-Regel (= »Friss die Hälfte«) oder die modernere 16:8-Regel (= 8 Stunden essen, 16 Stunden fasten) halten will, um eine Gewichtsreduktion zu erreichen, ist natürlich letztlich eine persönliche Entscheidung. Aus unserer Erfahrung ist es wichtig, wieder mit dem eigenen Bauch in ein liebevolles Verhältnis zu treten. Denn entscheidend ist ja auch, dass es schmeckt und dass wir das Essen genießen.

▶ Wie bereits erwähnt, ist das Gespür für den eigenen Körper und eigene Bedürfnisse durch die Neuroleptika abgeschnitten worden. Dieses Gespür wieder zu entdecken ist ein wichtiger Bestandteil der Genesung. Wie fühle ich mich nach dem Verzehr von Kürbis? Ingwer? Schokolade? Bin ich gestärkt nach der Pizza oder nach dem Brot? Ein Spaziergang durch eine Obst- und Gemüseabteilung, bestenfalls wenn das Geschäft ruhig ist, kann zur Entdeckungstour werden. Woran bleibt mein Blick hängen? Bei welchem Anblick oder Geruch produziert mein Mund Speichel? Die Wahrnehmung des eigenen Appetits und des eigenen Bauchgefühls muss wieder erlernt werden, wie so vieles. Es bedarf Zeit und Geduld und immer wieder Ausprobieren. Ein solcher Spaziergang kann ja zunächst auch erfolgen, ohne dass überhaupt etwas gekauft wird. Nur als Sinnen-Schule. ◀ (Thelke Scholz)

Wenn wir uns intensiver mit unserem Bauch beschäftigen, nehmen wir die basalen Empfindungen von Hunger, Durst und Sättigung prägnanter wahr. Aber auch feine Abstufungen von »tut mir gut« oder »tut mir nicht gut« können besser erspürt werden. Dies ist oftmals wichtig, da auch kleine Unterschiede des Befindens einen Unterschied für die weitere Gestaltung der Situation, des Tages oder des Lebens machen können. Zusätzlich zu den bekannten Ernährungstipps sollten Betroffene also wieder lernen, auf ihren Bauch zu hören. Im Bauchraum, unserer Mitte, befindet sich nämlich abseits aller physiologischen Fragen auch eine Art emotionales Zentrum, in unserem Kulturkreis gerne als Bauchgefühl bezeichnet. Aus diesem Zentrum, welches bei vielen konzentrativen Techniken im Fokus der Aufmerksamkeit steht, beziehen wir oftmals eine ganz eigene Widerstandskraft.

Die tiefergehende Beschäftigung mit der eigenen Ernährung, angeregt durch intensiveres Schmecken und Riechen und ein genaueres Empfinden von Hunger, Durst und Sättigung, eröffnet auch neue Betätigungsfelder. In deren Mittelpunkt steht zwar das Stillen basaler Bedürfnisse, aber Kochen kann ebenso Abschalttechnik werden wie die Küche zum Ort der Genesung. Das konzentrierte Schnippeln von Gemüse, das ruhige Simmern im Kochtopf, die sich entfaltenden Gerüche, der Schluck Wein beim Kochen – all dies kann eine Atmosphäre der tiefsten Konzentration und Entspannung hervorbringen, eine Erfahrung von fließendem Verbundensein mit den Dingen ermöglichen und am Ende steht auch noch ein wohlschmeckendes Gericht. Bestimmte Gerichte können Geborgenheitserfahrungen aus der Kindheit wachrufen, oftmals durch Geruch und Geschmack vermittelt. Man kann dies gezielt einsetzen, um in schwierigen Zeiten abzuschalten und Kraft zu tanken. Es empfiehlt sich aus unserer Erfahrung, Krisenszenarien durchzuspielen und die Zubereitung der Gerichte zu üben oder die Nahrungsmittel möglichst immer vorrätig zu haben, die in einem solchen Moment benötigt, gekocht oder gegessen werden sollen. Möglicherweise ist es hilfreich, für kritische Phasen eine vertraute Person zu bestimmen, die den Einkauf oder das Kochen übernehmen kann, wenn die Anforderungen des Alltags die Betroffenen überfordern. So wäre weiterhin die gewohnte (gesunde, förderliche) Ernährung gesichert. Unserer Erfahrung nach begeben sich Menschen in kritischen Phasen bisweilen auch aus diesem Grund in die Klinik. Den seelischen Aufruhr könnten sie (mehr oder weniger) selbstständig bewältigen, der Alltagsaufwand aber übersteigt die Kräfte.

Gemeinsam kochen und essen lädt auch andere Menschen ein: in der therapeutischen Wohngruppe, in der Kochschule, bei Freunden oder in der Familie. Dabei ist das Miteinander beim gemeinsamen Essen von äußerster Fragilität und Direktheit, vergleichbar mit dem musikalischen Miteinander. Wer mit am Tisch sitzt, gehört dazu. Die Person kann sich den anderen nicht verweigern und ihre Art und Weise zu essen und zu trinken ist für alle anderen sichtbar. Sie kann sich zwar ausgeschlossen fühlen, beispielsweise wenn bestimmte Themen am Tisch nicht angesprochen werden, oder angespannt sein, beispielsweise wenn strenge Tischsitten herrschen, aber sie ist dennoch ganz offenbar dabei. Es ist nahezu unmöglich, am Tisch sitzend die Eigenständigkeit und das Gesicht zu wahren, wenn man sich unwohl, angespannt oder beschämt fühlt. Manchmal hilft da nur die komplette Verweigerung – notfalls auch des Essens, wenn Aufstehen nicht geht. Zuweilen muss erst ein weniger dilemmatisches Miteinander für das gemeinsame Essen entwickelt werden, um den Essenstisch als positiven Erzähl- oder zumindest Aufenthaltsraum zu erleben. Diese Herausforderung ist insbesondere bei milieutherapeutischen Angeboten durch Sozialprofis und als Angehöriger im alltäglichen Miteinander zu beachten.

→ *Im Verlauf der Neuroleptika-Reduktion eröffnen sich neue Dimensionen von Schmecken und Riechen, von Kochen und Ernähren, aber auch von (gemeinsamem) Essen. Typischerweise zieht die Reduktion eine Umstellung der Ernährung nach sich. Dies kann zur Entwicklung hilfreicher Abschalttechniken, wichtiger Elemente für Ruheoasen und wertvoller Erzählräume führen.* ←

Neuroleptika führen auch im Magen-Darm-Trakt zu Rezeptorblockaden und entsprechenden Anpassungen. Oftmals bedarf es nach einem Reduktionsschritt einiger Wochen, bis sich die Verdauung und die Verträglichkeit von Lebensmitteln wieder normalisiert haben. Dies gilt aus unserer Erfahrung insbesondere für die Neuroleptika der zweiten Generation (u. a. Quetiapin, Olanzapin), die sehr stark serotonerge Synapsen beeinträchtigen. Allerdings gibt es auch Berichte von ehemaligen Neuroleptika-Nutzern und -Nutzerinnen, dass nach dem Absetzen der Medikamente deren Verdauung und Verträglichkeit bestimmter Lebensmittel nachhaltig gestört blieb. Uns liegen Berichte vor, denen zufolge noch fünf bis sieben Jahre nach der letzten Tablette massive Beschwerden im Bauchraum bestanden, etwa Allergien und Unverträglichkeiten. Uns ist nicht klar, wie dies zu verstehen ist und ob es sich beispielsweise um immunologische Vorgänge handelt. Jedenfalls sind diese Berichte ein Hinweis darauf, dass die Verträglichkeit dieser Medikamente kritisch diskutiert werden muss und eine sorgsame Aufklärung über Risiken und Nebenwirkungen bei kurzzeitiger und längerfristiger Nutzung zu erfolgen hat (siehe S. 178 ff. sowie S. 248 ff.).

Nur kurz erwähnt sei der positive Effekt von regelmäßigem, zumindest einmal wöchentlichem Ausdauersport auf das Körpergewicht und die körperliche Fitness bei psychoseerfahrenen Personen im Genesungsprozess (Pearsall u. a. 2014; Gorczynski, Faulkner 2010). Es gibt hierzu zwar nur wenige Studien, sodass sporttherapeutische Interventionen einen schweren Stand haben. Jedoch mutet es aus unserer Sicht ungewöhnlich an, anzunehmen, dass keine Bewegung primär die körperliche Fitness verbessert. Selbstverständlich kann in manchen Phasen körperliche Schonung und Ruhe vordringlich sein (z. B. bei Verletzungen). Auch die passenden Bewegungsarten sind individuell verschieden. Die konzentrativen »Sportarten« wie Yoga, Tai-Chi, Qigong oder Pilates wurden immerhin in Studien untersucht und sie sind hinsichtlich der sogenannten Negativsymptome bei psychoseerfahrenen Menschen wirksam (siehe S. 126 ff.). Und doch mag es für manche passend sein, mit Winston Churchills Credo »First of all, no sports at all« durchs Leben zu gehen. All dies zeigt nur, dass es eine individuelle Entscheidung ist, ob und in welcher Weise sportliche Betätigung zur eigenen Lebensführung gehört.

→ *Auch wenn Neuroleptika nicht der einzige Grund für Gewichtszunahmen und die Entwicklung eines metabolischen Syndroms bei Nutzerinnen und Nutzern sind, so ist eine Verbesserung der Stoffwechsellage fast immer an eine Reduktion der Neuroleptika gebunden.* ←

Nahrungsergänzung

Gute Ernährung kann, jedenfalls in der Theorie, immer noch verbessert und ergänzt werden. Und in der Tat ist nachgewiesen, dass die Nahrungsergänzung mit **Omega-3-Fettsäuren** langfristig über Jahre hilft, Neuroleptika einzusparen (Peet, Stokes 2005; Amminger u. a. 2015). In den meisten Studien wurden 700 mg EPA (Eicosapentaensäure) und 480 mg DHA (Docosahexaensäure) verabreicht, was in etwa auf dem Level der aktuell von der Deutschen Gesellschaft für Ernährung empfohlenen Dosis an Omega-3-Fettsäuren liegt (DGE 2018). Mit der zusätzlichen Gabe würde also die empfohlene Dosis eventuell überschritten, wenn sich der oder die Betreffende sowieso sorgsam ernährt. Offenbar wird aber erst eine Dosierung ab 3000 mg Omega-3-Fettsäuren am Tag problematisch (Ehrlich 2015). Allerdings ist auch anzuerkennen, dass keine der erwähnten Studien explizit die Vor- oder Nachteile einer zusätzlichen Einnahme von Omega-3-Fettsäuren bei einer Reduktion von Neuroleptika im Genesungsverlauf untersucht hat. Bei den vermutlich eher kleinen Effekten, die die Nahrungsergänzung mit Omega-3-Fettsäuren auslösen könnte, ist eine Aussage zu den Vor- oder Nachteilen aus methodischen Gründen schwierig. Letztlich scheint uns aber das Argument wichtig, dass offenbar keine Gefahren bei den infrage stehenden Mengen einer Nahrungsergänzung bekannt sind. So bleibt es tatsächlich der einzelnen Person überlassen, ob sie einen vermutlichen kleinen Vorteil für sich nutzen will oder sich einfach auf eine gute Ernährung verlässt.

→ *Omega-3-Fettsäuren können als Nahrungsergänzung einen unterstützenden Effekt bei der Medikamentenreduktion haben.* ←

Acetylcystein (ACC) ist ein die Blut-Hirn-Schranke überwindendes Vorläufermolekül für Glutathion, ein körpereigenes Antioxidans. ACC ist schon lange im Zusammenhang mit bestimmten Vergiftungen und auch in der Intensivmedizin als hilfreich bekannt. In den letzten Jahren findet ACC aber auch zunehmend Eingang in die (ergänzende) Behandlung psychischer Störungen. In einer randomisiert doppelblinden Studie mit 140 Teilnehmenden zeigte sich im sechsmonatigen Verlauf eine Verbesserung der Negativsymptome und der motorischen Beschwerden unter kontinuierlicher Gabe von 1000 mg ACC pro Tag (Berk u. a. 2008). Die positiven Effekte verschwanden jedoch nach einem Monat, wenn ACC nicht mehr genutzt wurde. Bemerkenswert ist auch, dass die Teilnehmenden an dieser Studie allesamt als »therapieresistent« galten.

Der Wirkmechanismus von ACC scheint auf zwei Wegen vonstatten zu gehen. Einerseits gibt es den antioxidativen Effekt, der dazu beiträgt, dass Zellen ihren Erhaltungsstoffwechsel leichter durchführen können. Andererseits führt aber die Gabe von ACC auch zu einer Normalisierung des Glutamat-Stoffwechsels im präfrontalen Kortex. Hier finden sich bei Personen mit Schizophrenie-Diagnose verringerte Glutamat-Level, die mit kognitiven Einschränkungen in Zusammenhang gebracht werden (Marek u. a. 2010). Führt man sich vor Augen, dass kognitive Fertigkeiten der entscheidende Vorhersagefaktor für eine gute Genesung sind (Galderisi u. a. 2014), dass kognitive Einschränkungen sowohl im Zusammenhang mit der psychotischen Störung (sog. Negativsymptome) als auch mit der (zu hohen) Dosierung von Neuroleptika stehen, wird die Relevanz dieser Befunde deutlich. Nicht umsonst gilt ACC als eine der vielversprechendsten Behandlungsstrategien zur Verbesserung der Genesung bei psychoseerfahrenen Personen (vgl. die groß angelegten, derzeit noch laufenden Studien an der Universität von Kalifornien in Los Angeles, YANG 2018, sowie an der Technischen Universität in Melbourne, Australien, ROSSELL u. a. 2016). Nach unserer Erfahrung zeigt sich der Effekt des ACC oftmals direkt als Abschwächung der inneren Anspannung. Der Effekt tritt üblicherweise direkt am Tag der Einnahme ein und verschwindet im Verlauf einiger Tage bis Wochen, wenn man das ACC weglässt. Oftmals ist der Effekt aber diskret, wird nur indirekt und verzögert bemerkt. Da aber bisher in der Vielzahl an Studien (bei nicht schwangeren Personen) keine schädliche Wirkung des ACC gezeigt werden konnte, scheint es aus unserer Sicht überlegenswert, die Substanz auch bei kleineren Effekten zu nutzen.

* Martin S. und Alberto Rosa sind Pseudonyme. Beide erteilten eine informierte Einwilligung, dass die Texte veröffentlicht werden können.

▶ Martin S.* nutzt ACC 600 mg täglich seit einigen Monaten und berichtet einen für ihn eindeutig positiven Effekt: »Es ist eher subtil – hat eine angenehme förderliche Wirkung. Es nimmt ein wenig soziale Ängste, Hemmungen einfach, und macht etwas aktiver.« ◀

▶ Alberto Rosa*, psychoseerfahren, lebt seit Jahren in einer therapeutischen Wohngruppe und wird seit Jahrzehnten mit Medikamenten behandelt. Er befindet sich seit vielen Jahren im Reduktionsprozess von Neuroleptika und Antidepressiva. In den letzten drei Jahren konnte die Dosierung von Risperidon 12 mg / Tag, Aripiprazol 30 mg / Tag und Venlafaxin 300 mg / Tag auf mittlerweile Risperidon 4 mg / Tag und Venlafaxin 195 mg / Tag herabgesetzt werden. Inzwischen hat er eine gewisse »Stabilität« seines Befindens entwickelt, sodass er in der Tat seither keinen stationär-psychiatrischen Aufenthalt mehr hatte. Außerdem ist er aktiver, wacher und zugleich gnädiger mit sich selbst geworden, er erlaubt sich Pausen und Ruhezeiten und muss diese nicht nur wegen seiner ausgeprägten Antriebsproblematik gezwungenermaßen aushalten. Auf meine (J.S.) Anregung beginnt Alberto Rosa mit der zusätzlichen Einnahme von ACC 600 mg / Tag. Er berichtet direkt am selben Tag von einer Verbesserung, er erlebe sich in seiner therapeutischen Wohngruppe von den anderen weniger gestresst. Im Verlauf der nächsten Tage stabilisiert sich das Befinden weiter, die etwas verbesserte soziale Belastbarkeit bleibt bestehen und führt dazu, dass Alberto Rosa eine ganze Stunde mit den anderen Bewohnern der therapeutischen Wohngruppe gemeinsam gut aushalten und gestalten kann. Der nächste Reduktionsschritt auf nunmehr

Risperidon 3,25 mg / Tag verläuft mit weniger Entzugserscheinungen als die vorigen. Er kommentiert dies so: »ACC hilft mir besser als alle Psychopharmaka.« ◂

Viele beschreiben die Effekte von ACC ähnlich: weniger innere Unruhe und Anspannung, bessere Belastbarkeit in sozialen Situationen. Unsere Erfahrungen entsprechen damit weitgehend den ersten Nachweisen einer günstigen Wirkung und weiteren publizierten anekdotischen Berichten, die über eine positive Wirkung von ACC hinsichtlich einer Verringerung innerer Unruhe und Anspannung sowie einer Verbesserung der kognitiven Leistungsfähigkeit berichten (Bulut u. a. 2009). Allerdings ist ACC kein Wundermittel. Die Effekte sind oft diskret. Und nicht für alle Nutzerinnen und Nutzer sind diese diskreten Effekte derart hilfreich wie für Alberto Rosa oder Martin S. Eventuell wird der Effekt auch erst im Verlauf spürbar, wenn wieder mehr Bezug zur eigenen Leiblichkeit aufgenommen werden konnte.

→ *ACC kann als ergänzende Behandlung einen positiven Effekt auf das Befinden und die Beschwerden haben. Dabei sind die Effekte häufig eher subtil, können aber auch dann im individuellen Fall einen Unterschied für die Genesung machen.* ←

Schwieriger gestaltet sich eine Aussage zur Frage, ob die Ergänzung von **Folsäure** oder **B-Vitaminen** hilfreich ist. Es gibt immerhin Hinweise darauf, dass es bei manchen Personen nützlich sein kann, aber die Effekte sind verhältnismäßig klein (Arroll u. a. 2014). Andere Nahrungsergänzungen sind noch unsicherer einzuschätzen. **Resveratrol** wird allgemein mit einer Verringerung von Herz-Kreislauf-Erkrankungen in Zusammenhang gebracht. Es ist vor allem in den Schalen von Weintrauben enthalten und kommt deshalb insbesondere in rotem Traubensaft und Rotwein vor. Jedoch bietet es nach jetzigem Kenntnisstand bei üblicher Nahrungsergänzung (200 mg / Tag) keine Vorteile hinsichtlich der Stoffwechsellage bei Personen mit neuroleptischer Medikation (Zortea u. a. 2016). Dies spricht nicht gegen einen moderaten Konsum Resveratrol-haltiger Getränke im Rahmen einer sogenannten mediterranen Kost, aber es zeigt, dass eine gezielte Nahrungsergänzung den nachteiligen Effekt der Neuroleptika auf die Stoffwechsellage nicht ausgleichen kann.
Die Nahrungsergänzung mit anderen **Antioxidantien** (Polyphenole aus grünem Tee oder Ginkgo biloba) zeigten in zwei Studien eine statistisch signifikante Verbesserung tardiver Dyskinesien – also der bei

manchen Neuroleptika-Nutzern vorhandenen, anhaltenden motorischen Spätfolgen von Neuroleptika (Trebatická, Ďuračková 2015). Ob dies auch auf Resveratrol oder ACC als Antioxidantien zutrifft, ist unklar. Jedenfalls scheint angesichts der geringen Risiken die gezielte Einnahme von Antioxidantien bei bestehenden tardiven Dyskinesien oder einer hochdosierten Nutzung von Neuroleptika einen Versuch wert (ggf. auch über einen moderaten Konsum von grünem Tee oder ACC).

Von den vielen Substanzen, die derzeit zur Verbesserung des Befindens und zur Unterstützung der Genesung im Bereich der Nahrungsergänzung diskutiert werden, scheint uns **L-Theanin** noch erwähnenswert. Diese Aminosäure ist vor allem in grünem und, in etwas verringerter Menge, in schwarzem Tee enthalten, wobei in Maßen genossener grüner Tee ganz allgemein als gesundheitsförderlich diskutiert wird (u.a. hinsichtlich Ängstlichkeit und Arbeitsgedächtnis; Mancini u.a. 2017). Daneben gibt es spezifische Studien zum Theanin bei psychoseerfahrenen Personen. Zwei randomisiert-kontrollierte Studien konnten bei einer Nahrungsergänzung mit Theanin über acht Wochen eine Verbesserung des Befindens, vor allem des Schlafs und der Ängstlichkeit zeigen (250 mg / Tag, Ota u.a. 2015; 400 mg / Tag, Ritsner u.a. 2011). Die Wirkung von Theanin wird offenbar über Einflüsse im glutamatergen System des zentralen Nervensystems vermittelt, was die Verbesserung der kognitiven Leistung und Minderung der Ängstlichkeit verständlich machen könnte. Allerdings gilt aus unserer Erfahrung auch hier, dass die Wirkungen subtil sind.

Es bleibt also hinsichtlich der Frage einer Ergänzung der Nahrung bei den simplen Empfehlungen, dass Omega-3 und ACC einen nachgewiesen günstigen Effekt haben. Ansonsten empfehlen sich, wie für alle anderen Menschen auch, eine sogenannte mediterrane Kost und der moderate Konsum von grünem oder schwarzem Tee.

Die Frage »Wozu?«

Reduzieren oder sogar Absetzen ist nicht das neue Mantra der Psychiatrie. Gar nicht zu reduzieren nach dem (oft hochdosierten) Einsatz von Neuroleptika in Akutphasen ist aber üblicherweise eben auch keine Lösung. Die neuen Mantren einer humanen Psychiatrie sind Partizipation, Begleitung und Authentizität. Partizipation heißt, diejenigen, um die es geht, an der konkreten Begleitung (oder Behandlung), aber auch an der Forschung, Weiterbildung und Lehre so zu beteiligen, dass ihre Bedürfnisse, Interessen und Perspektiven die jeweiligen Prozesse gestalten und kontrollieren. Dies unterstreicht den auf die jeweils betreffende Person zugeschnittenen und diese Person zum authentischen Leben ermächtigenden Projektcharakter aller psychosozialen Assistenzsysteme. Der Partizipationsgedanke stellt sich allen Tendenzen dieser Systeme entgegen, sich zu Giganten zu entwickeln, die alle Bedürfnisse befriedigen. Wir brauchen schließlich auch im ambulanten Feld keine totalen Sozialinstitutionen, sondern einen Weg in die Normalität abseits des Profisystems. Dies bedeutet Unterstützung von und Orientierung an Authentizität. Authentizität heißt, Dinge tun und verfolgen zu können, die einem am Herzen liegen (Schlimme 2017). Unterstützungssysteme und das Reduzieren von Medikamenten sind immer nur Bausteine auf dem Weg, den jemand einschlägt, um seine übergeordneten Ziele zu verfolgen. Als solche Ziele können z. B. gelten: eine Familie zu haben und tätig zu sein.

Uns geht es explizit um das Begleiten. Behandeln ist etwas für Notfälle und dramatische Ausnahmesituationen mit akuten Gefährdungen von Menschen. In diesen Situationen ist eine paternalistische Fürsorge sinnvoll. Aber abseits solcher dramatischen Krisen ist die paternalistisch geprägte Behandlung kein brauchbares Modell des Miteinanders. Und im mittel- und langfristigen Verlauf psychischer Störungen ist es allemal unbrauchbar. Behandeln versetzt das Gegenüber in die Rolle des passiven Empfängers einer Handlung. Auf diese Weise kann das Gegenüber aber niemals zu einer selbstbestimmten und ihm gemäßen Lebensführung gelangen. Außerdem negiert Behandeln, dass die Begegnung auch die Behandelnden verwandelt. Die Zeit des Miteinanders bringt alle Beteiligten einander näher. Beide bzw. alle bringen etwas ein und der oder die Betreffende lässt die Sozialprofis daran teilhaben, lädt sie ein und erlaubt ihnen die Begleitung. Das therapeutische Miteinander beim mittel- und langfristigen Begleiten einer psychoseerfahrenen Person wirkt gerade deshalb oft privat. Schließlich stellt es einen gemeinsam verteidigten Rückzugs- und Erzählraum abseits aller kompetitiven Elemente dar, in dem auch Ungewöhnliches Platz findet. Obwohl es ja nicht wirklich privat ist. Und es ist wichtig, dass diese Doppelgesichtigkeit des Miteinanders Thema bleibt und besprochen wird. Sozialprofis befinden sich also in einem besonderen Spannungsfeld, das es zu beachten gilt.

Aus unserer Erfahrung ist von großer Bedeutung für das erfolgreiche Reduzieren der Neuroleptika, dass sich die betreffende Person darüber

Don't: Reduzieren nur um des Reduzierens willen

Gedanken macht, wohin die Reise gehen soll. Welches sind die inneren Beweggründe, um diese Strapazen auf sich zu nehmen? Bestimmte Nebenwirkungen sind sicher der erste Grund, der vielen hierzu einfällt. Zunächst ist das ein guter Grund, auch wenn manche Nebenwirkungen nur schwer wieder loszuwerden sind (z. B. Gewichtszunahme, tardive Dyskinesie). Allerdings ist dieser Grund oft nicht von nachhaltiger Wirkung. Denn was treibt einen weiter, wenn die störende Nebenwirkung (weitgehend) verschwunden ist? Oder wenn sie sich hartnäckig weigert, zu verschwinden? Wie kann das Ziel dann aussehen? Weder die fortgesetzte Abwesenheit eines vergangenen Zustands noch die sich ins Utopische verflüchtigende Aussicht, das gesetzte Ziel erreichen zu können, sind aus unserer Erfahrung stabile Motivatoren, um in anstrengenden oder herausfordernden Situationen beharrlich auf dem eingeschlagenen Weg zu bleiben.

Es gilt also im Prozess immer wieder neu über Ziele nachzudenken, sich aber auch den dahinterliegenden Herzenswünschen zu stellen. Herzenswünsche sind die langfristigen Motivatoren. Aus unserer Erfahrung haben sie fast immer mit menschlichem Miteinander zu tun: Respekt, Geborgenheit, Partnerschaft, Familie. Dies scheinen Motoren zu sein, die ausgesprochen nachhaltig wirken und gute Chancen bieten, an der Reduktion trotz Rückschlägen, kleineren oder größeren Krisen dranzubleiben. Oft muss sich die betreffende Person selbst verändern und entwickeln, um ihre Herzenswünsche umsetzen zu können. Nähe muss ausgehalten und Sehnsüchte müssen dosiert ins Miteinander eingebracht werden können. So kann jeder Herzenswunsch ein guter Motor sein, aber es bedarf eben vieler kleiner Zwischenschritte auf dem Weg. Um den unbedingt erforderlichen langen Atem zu bewahren, sind wiederum jeweils (Zwischen-)Ziele nötig.

Die Reise geht also, im besten Fall, in Richtung eines authentischen Lebens (siehe S. 204 ff.). Authentisch meint dabei sowohl ein Gefühl des eigenen Authentischseins als auch die reflexiv gesicherte Gewissheit, den Interessen zu folgen, die einem am Herzen liegen. Selbstverständlich kann kein Mensch zu allen Zeiten und gewissermaßen ständig diese Authentizität spüren oder stets den wichtigsten Interessen folgen. Vielmehr ist es notwendig, die sich regelhaft einstellende Spannung zwischen diesen Interessen und dem möglichen oder unmöglichen Verfolgen in einer gegebenen Situation anzuerkennen, auszuhalten und auf eine Weise auszugleichen, mit der man wiederum einverstanden sein kann. Freilich stellt sich gerade an diesem Punkt das Dilemma erneut ein. Denn auch die Art und Weise dieses Ausgleichs steht unter derselben Spannung, welche folglich niemals einer endgültigen Lösung zugeführt werden kann. Erneut gilt es, dieses Dilemma anzuerkennen und auszuhalten. Insofern sind auch immer wieder neue Vermittlungen zwischen eigenen Bedürfnissen, Sehnsüchten und Wünschen und den gegebenen Lebenssituationen zu entwickeln. Authentizität ist insofern immer Weg. Ein umfassend authentisches Leben kann es also streng genommen zu keinem Zeitpunkt des Lebens geben. Irgendetwas bleibt immer liegen, irgendetwas geht immer in die falsche Richtung. Es geht also darum, mit den zwar minimierten, aber dennoch stets bleibenden Spannungen zu leben.

Was aber, wenn die Betreffenden resigniert haben und sich mit ihrer Situation weitgehend abgefunden haben oder wenn sie ihre Einschränkungen selbst gar nicht mehr bemerken, da sie sich im Neuroleptika-induzierten Zustand einer toxischen Anosognosie befinden (siehe S. 65)? Ist es dann nicht zu viel verlangt, ein derartig großes Ziel zu formulieren? Wir denken: nein. Denn auch der Wunsch nach etwas mehr Wachheit oder ein wenig mehr Energie kann authentisch sein, kann ein erster von vielen weiteren Schritten sein. Ziele können und sollen immer wieder überdacht, eventuell angepasst oder sogar ganz neu formuliert werden. Ist das erste Ziel z. B., das Zimmer verlassen zu können, um in der Küche die Mahlzeiten einzunehmen, so ist nach dessen Erreichen bestimmt ein neues Ziel vorstellbar. Auf diese Weise entwickelt sich der Weg beim Gehen.

→ *Die Medikamentenreduktion und der Genesungsprozess sind eine anstrengende Aufgabe, die sich über Jahre erstreckt. Die nötige Disziplin, Beharrlichkeit und Durchhaltekraft gewinnen alle Beteiligten aus den Zielen, auf die sie in diesem Prozess hinstreben. Diese Ziele sollten einem am Herzen liegen und sie sollten über den simplen Wunsch der Reduktion oder des Absetzens der Medikamente hinausgehen.* ←

Sich Zeit lassen

Don't: Alles auf einmal nachholen

Das große Ziel der Genesung – und damit ja auch der Medikamentenreduktion – ist ein selbstbestimmtes, authentisches Leben. Oftmals orientieren sich die Betreffenden, aber auch das private soziale Netz, zunächst an der Situation vor der Psychose. Dies ist absolut verständlich und sinnvoll. Aber letztlich ist es natürlich erforderlich, nicht so weiterzumachen wie vorher. Das Motto »Ich will endlich wieder so leben wie vor der Erkrankung« löst den trouble générateur der Psychosenbefähigung und damit das erneute Risiko für eine Psychose nicht auf. Es gilt also, anders weiterzumachen. Wie dies aussehen kann, ergibt sich aber natürlich erst auf dem Weg. Insofern plädieren wir für eine Offenheit, die althergebrachten Wünsche, Bedürfnisse und Ziele im Verlauf immer wieder ins Spiel zu bringen, sie im Lebensalltag zu testen und mit anderen in aller Ruhe zu reflektieren. Man kann weder alles nachholen, was man scheinbar verpasst hat, noch kann man so weitermachen wie vorher.

Dies gilt auch für den einzelnen Reduktionsschritt. In den ersten Wochen nach einem Reduktionsschritt zeigt sich oftmals eine gewisse Unruhe. Die kann auch ganz willkommen sein, insbesondere dann, wenn die betreffende Person zuvor viel zu wenig Energie für ihren Alltag hatte. Dennoch ist besondere Vorsicht geboten. Da viele psychoseerfahrene Personen unfassbar hohe Ansprüche an sich selbst haben – man könnte von einem rigiden Gewissen (Über-Ich) sprechen –, neigen sie dazu, immer 130 Prozent zu geben. Insofern kann dieses Mehr an Energie in eine rastlose Aktivität führen, die fast zwangsläufig in die nächste Krise mündet. Dies ist aus unserer Erfahrung auch noch viele Wochen nach einem Reduktionsschritt möglich. Vielleicht ist dann die Energie aufgebraucht, die beim übereifrigen Verfolgen der (scheinbar) lebenswichtigen Ziele notwendig war. Wichtiger ist deshalb aus unserer Erfahrung, die frei werdende Energie zum Üben neuer oder zur Vertiefung bereits bekannter Abschalttechniken zu nutzen. Es gilt, aktive Formen der Ruhe aufzusuchen, den Körper kennenzulernen, den Sinnen nachzuspüren. Und nicht zuletzt gilt auch hier: Wer hart arbeitet, muss auch hart schlafen.

Manchmal ist auch ein gewisser Rückzug, eine Neuordnung der Interessen und der Situationen nötig. Hier geht es um das Level der Bedeutungsdosis, des Sinnumlaufs in der eigenen Lebenswelt. Nicht nur der gelegentliche

Rückzug aus der Öffentlichkeit und die Dosierung von Kontakten sind zu bedenken. Auch der gezielte Rückzug aus dem Informationsfluss kann wichtig sein! Genau und klug entscheiden, was ich lese, sehe, höre.

▶ Nachrichten machen mir Angst, bestimmte Bücher lassen mich mit depressiven oder ängstlichen Gefühlen zurück, Fernsehen insgesamt überfordert mein Gehirn. So wie manche Menschen mir nicht guttun, so schaden mir auch gewisse Stimmungen, die über Musik oder Literatur an mich herangetragen werden. Besonders in Krisenzeiten habe ich eben nicht diesen Schutzwall um mich herum. Alles dringt in meine Welt ein, Gefühle und Stimmungen von außen werden zu meinen. Wenn ich das noch merke, ist es ein bizarres und beängstigendes Gefühl. Ein zweigleisiges Erleben, welches sich vielleicht mit den geeigneten Gegenmaßnahmen wieder in meine eigene Spur bringen lässt. Wenn ich nicht mehr merke, dass dies gar nicht meine Gefühle sind, habe ich den Kontakt zu mir bereits verloren und die Krise ist nicht mehr abzuwenden. ◀ (Thelke Scholz)

So bietet jeder Reduktionsschritt neue kleine oder größere Herausforderungen, welche sich aber nur selten in echte Krisen auswachsen. Der Reduktionsschritt sollte sowohl hinsichtlich Zeitabstand zum vorherigen Schritt als auch in Sachen Dosierung so gewählt werden, dass die Veränderungen des Befindens, und damit auch der Zuwachs an Energie, gerade so spürbar sind. Die dann wieder merklichen Gefühle, Sehnsüchte und Wünsche bedürfen einer Antwort. Dabei ist die Art und Weise des aufgreifenden Antwortens individuell, speist sich aus den Ressourcen und wird durch die situativen Umstände gebahnt. Das Antworten bewegt sich in den allgemein-menschlichen Dimensionen des Körperlichen und des Miteinanders, findet selbstverständigenden und mitmenschlichen Ausdruck im leiblichen, bildnerischen, musikalischen und sprachlichen Gestalten. Es kann sich auch an Abschalttechniken und Therapien orientieren. Oft ist diese Antwort aber auch durch die soziale Empfindsamkeit, das Dilemma des Miteinanders, den trouble générateur der Psychose geprägt. Dann sind Erzählräume von großer Bedeutung, um das sich vollziehende Leben in annehmenden Proberäumen respektvollen anderen gegenüber zu ordnen, Erfahrungen und eigene Zutaten neu zu rahmen und Schmerzhaftes einzugestehen.

→ *Die vielen kleinen Schritte erfordern Beharrlichkeit und Mut. Mancher Umweg ist nötig. Es gilt, sich Zeit zu lassen. Denn sowohl bei Reduktionen von Neuroleptika als auch bei der Genesung von Psychosen gilt: Nur die Langsamen kommen ans Ziel.* ←

Exkurs in die Klinik

Uwe Gonther

Wozu braucht es die Klinik?

Psychiatrische und psychotherapeutische Behandlungsangebote sollten vorrangig ambulant organisiert sein. Es geht bei dem, was wir Psychiatrie nennen, fast immer um chronische Probleme, um langfristige Entwicklungen von Menschen auf ihrem Lebensweg. Die Krisen, Krankheiten und Behinderungen der Seele ereignen sich in der Alltagswelt, in Beziehungsgeflechten oder am Arbeitsplatz der betroffenen Menschen und nur dort kann sich auch eine gesunde Weiterentwicklung, eine Lösung der Probleme zeigen und bewähren. Dennoch haben psychiatrisch-psychotherapeutische Kliniken einen wichtigen Platz im Gesamtspektrum der Hilfen. Wenn sie gut sind, sind sie heilsame Orte, an denen Menschen von Menschen unterschiedlicher Berufsgruppen professionelle Hilfe bei der Bewältigung ihrer Krisen und Krankheiten erfahren. Wie wir alle wissen, gibt es im Zusammenhang mit psychischen Problemen ein Bedürfnis nach Auszeiten. Es müssen die in den Kliniken angebotenen Hilfen bei der Selbstverständigung der Betroffenen in guter Kooperation mit den ambulanten Hilfen stehen. Was so einfach klingt, scheitert im Alltag schon oft an fehlenden Sprechzeiten und an Missverständnissen. Wir sollten weiter nach einer gemeinsamen trialogisch sich entwickelnden Sprache suchen, an dieser arbeiten. Noch gibt es bei dem Wunsch nach Auszeiten nur wenige Alternativen zum klinischen Hilfesystem wie Krisenpensionen und Weglaufhäuser. Viele niedergelassene Ärztinnen und Ärzte vermitteln ihre Patientinnen und Patienten lieber in psychosomatische Rehakliniken als in die regionale Psychiatrie. Zudem erwächst für sogenannte psychotherapiefähige Betroffene ein neues Angebot in den psychosomatischen Abteilungen an Allgemein- und Fachkrankenhäusern. Dennoch birgt das klinische Setting auch in der Psychiatrie Chancen für alle Beteiligten, besonders auf die begleitenden körperlichen Krankheiten und die Wirkungen und Störwirkungen der Psychopharmaka Acht zu geben und die regionale Vernetzung zu nutzen. Im multiprofessionellen Team arbeiten mit guten Gründen ausgebildete Pflegekräfte, Ärztinnen und Ärzte. Zur Vollständigkeit eines psychiatrischen Teams gehören immer auch psychologische Psychotherapeutinnen und -therapeuten, Profis aus dem Bereich der Ergo-, Kunst- und Bewegungstherapie, Sozialdienst und heutzutage auch Genesungsbegleiterinnen und – begleiter mit EX-IN-Ausbildung (UTSCHAKOWSKI 2015). In dieser Form gut aufeinander abgestimmt gibt es derart komplexe multiprofessionelle Teams mit solch weitreichendem Versorgungsanspruch derzeit nur in Kliniken oder Abteilungen für Psychiatrie und Psychotherapie. Doch müssen sich diese Einrichtungen im Sinne von Recovery Fragen der Nutzerinnen, Nutzer und ihrer Angehörigen gefallen lassen, inwieweit ihre Hilfen die langfristige Entwicklung von Menschen mit psychischen Krisen und Krankheiten günstig beeinflussen. Dann kann von Aufenthalten in solchen Hospitälern schon eine geringfügige Kursänderung während der Auszeit genügen, um auf längere Sicht zu einer erheblichen, möglichst günstigen Veränderung der Zielrichtung auf dem Lebensweg der Betroffenen zu führen. Heute ist es nicht mehr notwendigerweise so, dass jede und jeder, die oder der in der psychiatrischen Klinik Zuflucht sucht, dort auch mediziert werden muss. Es gibt eine Psychiatrie ohne Medikation. Gerade auch das Aushalten von Krisen, das Absetzen von Medikamenten, das Beginnen einer neuen Form von Psychotherapie oder auch das Aufgreifen psychisch aufwühlender Themen in der Kunsttherapie kann die Indikation für eine stationäre Etappe auf dem langen Weg begründen. Im Sport werden Time-outs genommen, um etwas auf dem Spielfeld zu ändern.

Besinnungspause zu Beginn des Ausflugs

Bei unserem Ausflug hinein in ein derartiges Sanatorium (= heilsamer Ort) können wir an dieser Stelle schon einmal innehalten, denn es lohnt sich die Frage zu stellen: Was ist die Psyche? Es ist unumgänglich, auf diese Frage eine persönliche Antwort zu formulieren. Denn sonst finden wir weder geordnet hinein in eine Psychiatrie als Heilkunde der Seele noch findet je ein Mensch wieder aus ihr heraus. Ohne eine Klärung dieses zentralen Wortes macht auch das Reden über »psychische« Krankheiten keinen Sinn. Die grundlegende Frage stellt sich, ob es überhaupt psychische Krankheiten gibt oder lediglich solche, die so aussehen, als ob sie »psychisch« wären, in veritas jedoch neurologisch zu verstehen sind. Die Verwirrung an den Grundbegriffen könnte mit dazu beitragen, dass gerade das Herausfinden aus dem Hilfesystem in der komplexen

Versorgungslandschaft in Deutschland schwer geworden ist für die einmal von einer psychiatrischen Diagnose betroffenen Menschen. Es hat sich eingebürgert, von der *Psyche* zu sprechen, wenn wir wissenschaftliche Aussagen treffen wollen oder pathologische, also psycho-pathologische, während wenn die Gesundheit und die Ressourcenorientierung im Vordergrund stehen, oft auf das gute alte deutsche Wort *Seele* zurückgegriffen wird, z. B. »Zentrum für seelische Gesundheit«. Diese Bezeichnung wird in letzter Zeit schon fast inflationär gebraucht. Dabei sind die Begriffe Psyche und Seele nicht wirklich voneinander zu unterscheiden. Beide bezeichnen den subjektiv erlebten menschlichen Innenraum. Wir können sagen, es geht um das Sich-Empfinden und Sich-Verhalten. Wie das jedoch jeweils aussieht bzw. sich anfühlt, wissen nur die einzelnen Menschen selbst. Und auch diese Selbstverständlichkeit ist nicht immer zu jedem Zeitpunkt gegeben, sondern kann durch das, was wir psychische Krankheit nennen, so erschüttert werden, dass die davon Betroffenen ihre Selbstverständlichkeit verlieren. Mittels Kunst, Philosophie, Religion und auch Alltagserzählungen tauschen sich Menschen über ihre jeweilige seelische Innenwelt aus. Die Wissenschaften der Psyche versuchen den schillernden Schmetterling zu fangen, wobei sie ihn allzu oft auch mit Nadeln erstechen oder zwischen Objektträgern zerdrücken. Zwar kann nur jede und jeder selbst sich erfahren, doch genau darin sind wir einander alle gleich und somit miteinander verbunden. Wir können uns darüber informieren, wir können in der Therapie fragen, wie fühlt es sich an, Du zu sein, was ist deine Wahrheit? Wir müssen in der Planung, Evaluierung und praktischen Durchführung der Psychiatrie die Betroffenen zu Wort kommen lassen. Auch deren Angehörige gehören angehört, denn »Psyche« findet auch zwischen Menschen statt.

Wenn wir nach der subjektiven und intersubjektiven Wahrheit nicht suchen, werden wir von den uns in der Therapie begegnenden Menschen nichts verstehen, geschweige denn ihm oder ihr bei der Selbstverständigung helfen können. Wie Ursula Plog und Klaus Dörner es in »Irren ist menschlich« (Dörner, Plog 1984, S. 204) sagten: »Ich verstehe mich auf Dich« ist streng genommen die einzig zulässige Aussage in der Psychotherapie, denn wir können uns nicht wirklich in den oder die andere hineinversetzen. Von Kierkegaard stammt der tiefsinnige Satz, »das Selbst ist ein Verhältnis, das sich zu sich selbst verhält«. Das bedeutet, die Antwort auf unsere Frage »Was ist die Psyche?« lautet: ein Gespräch. Oder, um an Kierkegaards Satz anzuschließen: ein Selbstgespräch. Es ist ein Gespräch, welches dieses leib-seelische Wesen – das erste Verhältnis, das wir nach

Kierkegaard sind – mit sich selbst führt. Ohne (Selbst-)Gespräch, und das heißt damit auch ohne Reflexion miteinander, ist eine Annäherung an seelische Themen ausgeschlossen: »seit ein Gespräch wir sind und hören voneinander« (HÖLDERLIN 1953, S. 429; soziale Selbstverständigung).

Was behandeln wir: Gehirnkrankheiten oder Psychosomatosen?

Kann Medizin ohne Gespräch funktionieren? Ja, unter bestimmten Umständen sind körperliche Therapien und Operationen denkbar ohne Kommunikation. Wir wissen allerdings heute, dass die Erfolge auch bei solchen Maßnahmen, wie z. B. Bypassoperationen, eingebettet in ein kommunikatives Konzept unter Berücksichtigung der Ängste und Befürchtungen der Betroffenen und mit Vermittlung realistischer Erwartungen bezüglich der angestrebten Verbesserung, dass die Ergebnisse solcher Maßnahmen deutlich besser sind als ohne. Psychiatrie allerdings kann ohne Gespräch ganz und gar nicht funktionieren oder sie wird mörderisch. Diese Überlegungen sind nicht spezifisch für die stationäre Situation. Da sie jedoch häufig ein besonders komplexes Kommunikationsgeflecht darstellt, muss das hier berücksichtigt werden. In der ambulanten Situation gibt es sehr viel häufiger Eins-zu-eins-Kontakte, aber auch dann ist es notwendig, diese z. B. im Open Dialogue in Gruppen wieder zusammenzuführen. Wie wir auch aus Balint-Gruppen wissen, ist die gemeinsame Reflexion oftmals der Weg, um in verfahrenen Situationen neue Entwicklungsmöglichkeiten und Auswege zu erkennen. Dabei ist kennzeichnend, dass es auch differenzialdiagnostisch und therapeutisch um körpermedizinische Techniken geht. Diese haben dort ihren Raum, sind jedoch nicht getrennt vom Gesamtkonzept sinnvoll und hilfreich für die Betroffenen.
Die spezifische Rolle der Medikamentenbehandlung bei psychischen Krankheiten besteht eben nicht darin, dass die ohnehin bis heute unbekannten patho-physiologischen Vorgänge bei Traumafolgestörungen, Süchten, Ängsten, Depressionen, Persönlichkeitsstörungen, Psychosen zielgenau behoben werden könnten, wie dies leider immer noch suggeriert wird von der Werbung der pharmazeutischen Industrie. Sondern sie besteht vielmehr darin, eine unspezifische, möglichst wenig schädigende Unterbrechung in negativen Gefühlsketten und Grübelspiralen zu bewirken, um dann mittels supportiver und teilweise auch spezifischer psychotherapeutischer Technik Weiterentwicklung zu ermöglichen.

Paradoxerweise kann also die Gesprächsfähigkeit der Betroffenen bei schweren psychischen Krankheiten gerade dadurch, dass sie zeitweise medikamentös beeinträchtigt und unterbrochen wird, wiederhergestellt werden, allerdings eher dann, wenn diese Intervention zeitlich begrenzt ist. Dies ist von Person zu Person und von Substanz zu Substanz unterschiedlich und schwer festzulegen. Bei einigen Substanzen wie den Benzodiazepinen sind es nur Wochen, in denen der Gebrauch bis zur Abhängigkeit führen kann, während andere Substanzen wie Antidepressiva und Neuroleptika offenbar erst nach Monaten zu einer Gewöhnung und längerfristigen affektiven Verflachung führen (Breggin 2012). Die alte klinische Beobachtung, wie sie z. B. in der sogenannten neuroleptischen Schwellendosis nach Haase (1954) transportiert wurde, steckt auch heute noch in vielen biologischen und pharmakotherapeutischen Strategien, nämlich dass aus einer psychischen Problematik eine somatische gemacht wird. Dies hat für die Beteiligten, die Betroffenen und deren Familien, aber auch für die behandelnden Teams, insbesondere die auf Körpermedizin spezialisierten Ärzte, anfangs durchaus etwas Beruhigendes, wird dann aber über die lange Zeitdauer der Anwendung der Substanzen zunehmend zum Problem, da die anfängliche Wirkung, die häufig als Entlastung empfunden wird, verblasst und die unangenehmen Wirkungen wie die Gewichtszunahme deutlicher werden. Dem wird begegnet durch Dosiserhöhung und mittels Medikamentenkombinationen. Allerdings wirkt auch das neue Medikament, die neue Kombination oder die höhere Dosierung schon nach einigen Monaten wieder ähnlich. Weil sich in der Praxis einfach zeigt, dass sich seelische Probleme nicht durch den Einsatz von Substanzen lösen lassen, sondern dass nach einer Lösung in der Lebenswelt gesucht werden muss.

Dennoch ist der Effekt der Selbstdistanzierung bei der akuten Medikation nicht gering einzuschätzen und er kann lebensrettend sein. Gleichzeitig sind viele dieser sehr wirksamen Substanzen, die ja tatsächlich in den Stoffwechsel der Neurotransmitter eingreifen, entweder im zentralen Nervensystem oder an sonstigen Organsystemen, potenziell gefährlich. Deshalb dürfen sie nicht wie Lutschbonbons verteilt werden. Als Indikation gelten meines Erachtens Gefühle und Gedanken, die so unangenehm geworden sind, dass Menschen sie nicht mehr ertragen. Das kann oftmals nur medikamentös unterbrochen werden, so wie auch manche Schmerzen nur durch Analgetika überstanden werden können. Aber auch bei Schmerzen ist es so, dass eine dauerhafte Unterdrückung des Schmerzes selbst weitere Schmerzen induzieren kann und zudem in der Regel nicht wirksam ist, sofern die Quelle des Schmerzes nicht ermittelt und abgestellt wird. So gesehen lässt sich das Mantra der naturwissenschaftlichen Psychiatrie, formuliert von Wilhelm GRIESINGER (1861), »Geisteskrankheiten sind Gehirnkrankheiten«, besser verstehen als eine Art trotziger Ausruf des biologisch orientierten Arztes im Sinne von: Geisteskrankheiten sollen Gehirnkrankheiten sein, damit ich sie als Arzt verstehen und behandeln kann.

Tatsächlich ist es aber nicht so, sondern psychische Krankheiten sind kommunikative Phänomene, mit Stavros MENTZOS (2009) können wir sie auch verstehen als Psychosomatosen des Gehirns. Zu ihrer Überwindung brauchen wir gerade aus körpermedizinischer Sicht die gesunden, flexiblen Eigenschaften, die das Gehirn so lange, wie wir leben, zu bieten hat. Durch die Dauerverordnung von Psychopharmaka riskieren wir, dass diese gesunden, selbstregulatorischen Prozesse im zentralen Nervensystem, die ja durch die Psychosomatosen des Gehirns nicht vollständig außer Kraft gesetzt sind, unterdrückt werden und als Ressource zur Heilung verloren gehen. Und auf der Seite der Kommunikation gehen wir das Risiko ein, dass wir die Botschaft der Unverständlichkeit, die in den psychischen Symptomen enthalten ist, überhören.

Konsequenzen für die klinische Praxis der Medikamentenbehandlung bei psychischen Krankheiten

Vor diesem Hintergrund haben wir uns in unserem Klinikum entschieden, die Betroffenen, die zu uns kommen, um ein komplexes Hilfeangebot aus Medizin, Psychotherapie, Pflege, Kunst-, Ergo-, Bewegungstherapie und Sozialdienst in Anspruch zu nehmen, konsequent über die Möglichkeiten und Risiken einer Medikamentenbehandlung von psychischen Krankheiten aufzuklären. Dies geschieht im Gespräch und wird mittels eines in Teilen vorformulierten Aufklärungsblattes schriftlich den Betroffenen zur Verfügung gestellt. Sie unterzeichnen im Laufe des Behandlungsprozesses, dies zur Kenntnis genommen zu haben, und können mit persönlichen Bemerkungen das Thema ergänzen (Aufklärungsbögen Antipsychotika, Pfalzklinikum u. a. (ohne Datum); siehe S. 248). Allein durch diese Anpassung der klinischen Praxis an das seit 2013 geltende Patientenrechtegesetz (Bundesgesetzblatt 2013) geht die Verordnung von Psychopharmaka hier kontinuierlich zurück. Der Einsatz von Genesungsbegleiterinnen und -begleitern auf den Stationen führt sowohl in deren Recoverygruppen als auch in gemeinsamen Fortbildungen und im Stationsalltag zu einem vorsichtigeren Umgang mit Psychopharmaka. Es ist nach wie vor eindrucksvoll, wenn Betroffene aus eigener Erfahrung von Überdosierung und auch Dauerbetäubung durch Psychopharmaka berichten. Natürlich gilt bei uns, dass es keine Werbeprodukte der pharmazeutischen Industrie gibt und kein Sponsoring von Veranstaltungen. Medikamente werden nur mit gültiger Indikation eingesetzt. In jedem Fall der versuchten günstigen Beeinflussung von vegetativen Befindlichkeitsstörungen wie Schlafstörungen, nervöser Unruhe und Ähnlichem wird zunächst der Einsatz von Naturheilkunde praktiziert. Wenn doch Psychopharmaka im eigentlichen Sinne zum Einsatz kommen, wird mit den Betreffenden der zu erwartende Zeitraum der Verordnung besprochen und verhandelt. Die möglichst niedrigste Dosis wird eingesetzt. Im Zusammenhang mit dem Auftreten von unerwünschten Wirkungen oder auch mit dem Fortschreiten der Entwicklung der zur Aufnahme führenden Problematik werden Reduktionsschritte vereinbart. Auch die Möglichkeit des kompletten Ausschleichens und Absetzens einer solchen neuen Medikation wird jeweils diskutiert. Als hilfreich hat sich in jüngster Zeit das Buch von Peter LEHMANN u. a. (2017) erwiesen.

Eine weitere Besonderheit sind Aufnahmen in die Klinik, die schon mit der Aussicht auf eine geordnete, vorsichtige Medikamentenreduktion erfolgen, denn nach mehrjähriger Einnahme solcher Substanzen gestaltet sich das Absetzen oft selbst bei guter psychosozialer Konstellation als ein körperlich ausgesprochen schwieriger Vorgang. Es gibt Absetzsymptome, Rebound-Phänomene und das Wiederauftreten eigener echter unangenehmer Gefühle im komplexen Wechselspiel. Darauf müssen die Betroffenen und ihre betreuenden Angehörigen und Profis vorbereitet sein (DGSP 2014). Und darüber muss man miteinander im Gespräch bleiben und Strategien verabreden. In diesem Zusammenhang kann wiederum Naturheilkunde hilfreich sein, aber auch das gezielte Erlernen von Skills. Wir haben insbesondere im Bereich der Dialektisch-Behavioralen Therapie (DBT) nach Marsha Linehan die Erfahrung gemacht, dass zahlreiche Menschen mit der Diagnose einer emotional-instabilen Persönlichkeitsstörung vom impulsiven oder Borderline-Typus, obwohl für diese Störung gar keine Medikamente zugelassen sind, mit horrenden Medikamentenkombinationen zu uns kommen. Die Erfahrung lehrt, dass das Absetzen solcher Kombinationen dann zwar nicht das einzige Thema der Behandlung sein darf, aber allein schon Wochen schwerpunktmäßig die Betroffenen in Anspruch nehmen kann. Wir sehen gerade in diesem Feld durch die 24/7-Betreuung in der Klinik mit Rund-um-die-Uhr-Erreichbarkeit des ärztlichen Bereitschaftsdienstes für besonders kritische Phasen des Reduktionsprozesses eine Indikation zur stationären Behandlung. Außerdem kann in einem klinischen Setting mit Angeboten für Sport und Bewegungstherapie sowie künstlerischen Angeboten manches von den auftretenden, auch unangenehmen Gefühlen in einer lebendigen Auseinandersetzung bewältigt werden. Zudem ist es in einer Gruppe von Menschen mit ähnlichen Themen erfahrungsgemäß einfacher, als mit dieser Problematik ganz allein zu Hause zu sitzen (Breggin 2012). Im Übrigen dauern auch solche Prozesse unter Umständen Jahre und sollten natürlich nicht ausschließlich stationär behandelt werden. Allerdings kann vom stationären Aufenthalt aus Motivation ausgehen und die Planung des weiteren Weges erfolgen, so wie wir dies auch von motivierender Entgiftungsbehandlung im Suchtbereich kennen (Gøtzsche 2016).

Ein drittes Feld mit Indikation zur stationären Reduktion von Medikationen bzw. Medikamentenkombinationen ist die Absetzschocktherapie bei psychiatrischen Notfällen. Heutzutage begegnen uns in der psychiatrischen Notaufnahme häufig Patientinnen und Patienten, die in ihren ambulanten oder Wohnheim-Versorgungsstrukturen bereits in Hochdosis und in Kombination mit Neuroleptika mehrerer Art plus Antidepressiva therapiert werden. Ihr Problem besteht nicht darin, die Medikamente weggelassen zu haben, sondern dass sie im Sinne eines Kontinuitätsdelirs unter gleichbleibend hoher Dosis dennoch in Erregungszustände geraten sind. Oftmals sind diese Patientinnen und Patienten zusätzlich Benzodiazepin-intoxikiert oder haben als Selbstbehandlungsversuch Alkohol und Cannabis eingenommen. Es hat sich gezeigt, dass in diesen Fällen ein abruptes Weglassen sämtlicher Medikamente, da man auch vernünftigerweise in einen derart mischintoxikierten Organismus nicht ohne weiteren Schaden anzurichten zusätzliche Medikamente verabreichen darf, die beste Therapie darstellt. Dies führt nicht selten zu einem heilsamen »Schock«. Auch hier ist es wichtig die Betroffenen und ihre Angehörigen kommunikativ einzubinden. Wenn die Betroffenen die Erfahrung machen, dass auf ihre Krisensituation nicht mit weiterer Medikation, sondern mit deren Weglassen reagiert wird, wenn mit ihnen gesprochen wird, sie begleitet werden, entwickeln sich solche krisenhaften Zustände oft schnell zurück, was nicht bedeutet, dass die Krankheiten sofort dauerhaft geheilt sind. Oft zeigen sich wenige Tage später die gefürchteten Entzugserscheinungen und über eine wohldosierte Substitution bzw. Wiederaufnahme einer reduzierten Vormedikation muss dann verhandelt werden.

Noch ein Wort zur sogenannten Zwangsmedikation: Seit mehr als drei Jahren haben wir in unserem Klinikum mit pro Jahr von der Polizei zugeführten mehr als 140 Aufnahmen nach dem Bremer PsychKG auf Medikation gegen den Willen der Betroffenen bzw. auf Zwangsinjektionen vollständig verzichtet. Auch dies bedeutet nicht, dass es keine schwierigen Interaktionen besonders mit mischintoxikierten Patienten mehr gäbe. Dennoch können wir dieses Vorgehen anderen empfehlen, da sich insgesamt zwischen Betroffenen und Behandelnden eine Übereinkunft im Sinne von Gewaltvermeidung herausbildet. Durch das Konzept »Safewards«, das wir aus England übernommen haben, lässt sich diese Übereinkunft weiter ausbreiten und auch präventiv einsetzen (www.safewards.net). Dies geschieht z. B. durch das tägliche Dokumentieren positiver Eigenschaften oder Verhaltensweisen bezogen auf alle Patientinnen und Patienten, gerade auch bezogen auf die schwierigen. Allein schon mit dieser kleinen Änderung in unseren kommunikativen Strukturen lassen sich Gewalt und Medikation in der Psychiatrie reduzieren. In Netzwerkgesprächen müssen Entlassungen vorbereitet und kommuniziert werden. Ebenso können Wiederaufnahmen für bestimmte Etappenziele verabredet werden. Dazu sind Behandlungsvereinbarungen im gemeindepsychiatrischen Verbund ein sinnvolles Instrument. Gerade die medikamentenbezogene Behandlungsstrategie ist ansonsten ein Stein des Anstoßes für niedergelassene ärztliche Kolleginnen und Kollegen. Wir haben leider mehrfach die Erfahrung gemacht, dass Betroffene, die es im Schutze des Klinikums mit unserer Hilfe geschafft haben, einen Reduktionsschritt z. B. bei Azvorherige Dosis wieder einnahmen. Auf diese Weise ist eine spiegelverkehrte Situation zu früheren Zeiten entstanden. Waren Niedergelassene einst, auch durch Budgets eingeschränkt, oftmals entsetzt über die Medikamentenkombinationen, mit denen ihre Patienten aus der Psychiatrie wiederkamen, sind sie heute erschrocken, wenn die Betroffenen mit weniger oder ohne Medikamente aus der Psychiatrie zurückkommen.

Wenn wir nun zu einem Ende unseres Ausflugs in die Klinik kommen wollen, so geht dies nur, wenn wir auch wissen, wie es danach im »richtigen« Leben weitergeht. Manchmal allerdings stellt auch ein Ausflug an einen exotischen Ort, an dem nach anderen Regeln gespielt wird, eine kreative Bereicherung für die Reisenden dar. Sie erfahren Impulse für ihre persönliche Weiterentwicklung.

→ *Wenn wir über Medikamente gegen psychische Krankheiten reden, reden wir nie nur über Medikamente, sondern immer auch über die individuelle Psyche und das Setting, in dem wir Substanzen ansetzen. Zum Ansetzen gehört neben der Indikation die persönliche Aufklärung, mündlich und schriftlich. Zur längeren Gabe gehört die Suche nach der möglichst niedrigen Dosis, eine bewegliche Dosierung ist wohl angemessener als die starre Einstellung. Das Monitoring der Nebenwirkungen, das Ernstnehmen der Schilderungen der Betroffenen ist dauerhaft zu gewährleisten. Absetzwünsche müssen vernünftig beachtet und gegebenenfalls fachlich empfohlen und begleitet werden. Primum non nocere (lat.: Erstens nicht schaden).* ←

Andere Psychopharmaka

Viele Menschen mit Psychoseerfahrung nutzen neben Neuroleptika auch noch andere Psychopharmaka. Manche dieser anderen Medikamente kommen nur vorübergehend bzw. in kleineren oder größeren Krisen zum Einsatz, wie beispielsweise Benzodiazepine, Cannabidiol oder andere Beruhigungsmittel (siehe S. 147 ff.). Oftmals werden andere Psychopharmaka parallel zu einem Neuroleptikum aber auch längerfristig eingenommen. Dies betrifft zum einen weitere Neuroleptika, aber auch Antidepressiva und Mood-Stabilizer. Im Folgenden werden wir Antidepressiva und Mood-Stabilizer vorstellen und anschließend zur Frage der Reduktion bei Psychopharmaka-Kombinationen Stellung nehmen.

Die Reduktion dieser zusätzlichen Medikamente ist mindestens ebenso herausfordernd wie die Reduktion einer Solomedikation mit einem Neuroleptikum. Dies betrifft auch die Reduktion eines zweiten oder dritten Neuroleptikums. Polypharmazie mit zwei oder mehr Neuroleptika bietet für den Nutzer oder die Nutzerin keinen generellen Vorteil hinsichtlich der Beschwerden im mittelfristigen Verlauf, wenn man sich die wissenschaftliche Evidenz nach Studienlage ansieht (TAYLOR, SMITH 2009; GALLING u. a. 2017). Dennoch mag es im Einzelfall und in Akutphasen solche Vorteile geben. Andererseits steigen dabei das Risiko und die Intensität der Nebenwirkungen, sodass es für eine langfristige Indikation solcher Kombinationen nur selten eine Begründung geben dürfte. Zuweilen verursachen solche Kombinationen auch delirante Zustände, welche eine rasche Reduktion zumindest einiger Medikamente erfordert. Dies sollte aber im stationären Rahmen erfolgen, da nur hier die 24/7-Begleitung gegeben ist, um die eventuell sich ergebenden (psychischen, körperlichen) Krisen adäquat zu begleiten.

Allerdings kommen Kombinationen von Neuroleptika (v. a. Amisulprid, Aripiprazol) u. a. mit Clozapin als zweitem Neuroleptikum häufiger und auch langfristig vor. Oft entstehen solche Kombinationen in Akutphasen, in denen eine stationäre Behandlung notwendig war, und werden dann, gegen die wissenschaftliche Evidenz, im weiteren ambulanten Behandlungsverlauf beibehalten, anstatt eine begleitete Dosisreduktion vorzunehmen. Aus unserer Sicht ist dies nicht nur wegen der vermehrten Nebenwirkungen ungünstig, sondern auch wegen der Inkaufnahme von

Gewöhnungseffekten an diese höhere Dosis. Letztlich bedeutet dies, dass in der nächsten Krise noch mehr D2-antagonistische Substanzen notwendig werden. Der kurzfristige Vorteil einer solchen Kombination im Krisenfall mag gerechtfertigt sein, sollte aber den langfristigen Nachteil der Kombination nicht unterschlagen. Aus unserer Sicht stellt dies einen klaren Auftrag für eine sorgsam, ausreichend langsame Dosisreduktion auf eine Solomedikation dar.

→ *Kombinationen von mehreren Psychopharmaka stellen im mittel- und langfristigen Verlauf fast nie einen Vorteil für die Betreffenden dar und sollten Anlass zu Dosisreduktionen und schließlich zum Absetzen überflüssiger Psychopharmaka geben.* ←

Antidepressiva

Antidepressiva ist der Oberbegriff für eine sehr vielfältige Gruppe von Psychopharmaka. Ihnen allen ist gemein, dass sie zur Behandlung von depressiven Episoden zugelassen sind und dass sie im Stoffwechsel der monoaminergen Neurotransmitter (insb. Serotonin, aber auch Dopamin und Noradrenalin) eingreifen. Sie haben dabei verschiedene Wirkmechanismen, was eine einheitliche Darstellung ihrer neurophysiologischen Wirkwege nahezu unmöglich macht. Einige Antidepressiva kommen auch bei Menschen mit Psychoseerfahrung zum Einsatz. Folgt man den Kriterien der evidenzbasierten Medizin, betrifft dies vor allem sogenannte SSRI (= Selektive Serotonin-Reuptake/Wiederaufnahme-Inhibitoren; u. a. Citalopram, Sertralin) oder Mirtazapin. In Ausnahmefällen sind SSRI oder Mirtazapin als begleitende medikamentöse Behandlung von sogenannten Negativsymptomen und insbesondere depressiven Symptomen sinnvoll (Helfer u. a. 2016). Das Risiko einer Zunahme psychotischer Symptome scheint durch den Einsatz dieser Medikamente nicht relevant erhöht zu sein. Der Einsatz von Antidepressiva sollte jedoch nur in Ausnahmefällen erfolgen, da die Wirkung oft eher schwach ist und andere Hintergründe dieser Beschwerden (u. a. Lebensumstände, sekundäre Nebenwirkungen zu hochdosierter Neuroleptika) primär in der Behandlung und Begleitung angegangen werden sollten (u. a. durch Musiktherapie, Körperarbeit oder -therapie, Netzwerkgespräche oder Familientherapie, Anpassung der sozialen Umstände, Reduktion der Neuroleptika). Erst wenn diese Angebote und Maßnahmen nicht ausreichen, kommt die Nutzung dieser

Medikamente (SSRI, Mirtazapin) überhaupt in Betracht. Es gibt also nur wenige Anlässe, in denen der Einsatz eines Antidepressivums bei einer psychoseerfahrenen Person erwogen werden sollte.

Die Nutzung von Antidepressiva bietet allerdings nicht für alle und wenn, dann zudem nur für eine gewisse Zeit von einigen Monaten eine nennenswerte Verbesserung der Zielsymptome (üblicherweise ja sogenannter Negativsymptome). Dabei gilt aus unserer Erfahrung, dass eine Wirkung vor allem dann erlebt wird, wenn die Beschwerden sehr ausgeprägt waren. Dies entspricht der Erfahrung bei Menschen mit depressiven Verstimmungen, bei denen auch nur bei schwerst depressiv verstimmten Personen eine relevante Verbesserung des Befindens unter dem Einsatz der Medikamente beobachtet werden kann (Jakobsen u. a. 2017). Oftmals berichten die Betreffenden für einige Monate eine Verstärkung ihres Antriebs oder eine Abnahme der verspürten Angst und Unsicherheit. Es erfolgt eine emotionale Distanz im Sinne einer »Abstumpfung«. Diese ist oft zunächst hilfreich, da es wieder gelingt, in als notwendig erachteten Zusammenhängen eben wieder zu »funktionieren« (z. B. Familie, Tätigkeit; Price u. a. 2009). Die Dämpfung der Gefühle betrifft aber nicht nur negativ bewertete Gefühle wie Angst oder Depressivität, sondern eben auch positiv bewertete Gefühle wie Freude oder Lebendigkeit. Dies führt im Verlauf von Monaten oft dazu, dass die betreffende Person lustlos und uninteressiert auch an früher wichtigen Themen wird (»just not caring«; Price u. a. 2009). Dies wiederum wird von mehrjährigen Nutzern von Antidepressiva als eindeutig negativ bewertet. Eine typische Aussage ist die folgende: »Man wird auf eine Art zu ausgeglichen, wird zu einer Art Maschine, die nur ... z. B. bin ich völlig funktionsfähig, ich kann tun, was andere auch tun können, aber ich fühle nicht viel dabei.« (Sandell, Bornäs 2015, S. 7, eig. Übers.) So verliert sich der initial positive Effekt nach Monaten bzw. Jahren, sodass viele Nutzerinnen und Nutzer dann ein Absetzen der Antidepressiva wünschen.

Es zeigt sich jedoch, dass viele diese Medikamente nur mit enormen Herausforderungen wieder ausschleichen können (ca. 50 Prozent der Nutzerinnen und Nutzer; Fava u. a. 2015). Dies betrifft zunächst sogenannte Absetzsymptome bzw. Entzugssymptome, wie aus unserer Sicht präziser und ehrlicherweise gesagt werden sollte (siehe Tab. 5, S. 191). Diese Entzugssymptome beginnen oft in den ersten Tagen und halten – insbesondere bei nicht zu großen Reduktionsschritten – oft nur zwei bis drei Wochen an. Sie geben einen klaren Hinweis darauf, dass Gewöhnungsphänomene auf neurophysiologischer Ebene stattfinden. Die

Entwöhnung ist auch bei Antidepressiva ein langsamer Prozess über Wochen und Monate. Einige Personen benötigen monatelange Anpassungszeiträume an die neue reduzierte Dosis, was dann erstens zu einem kleinstschrittigen Reduzieren auffordert und zweitens zu einem sehr langwierigen, nicht selten jahrelangen Reduktionsprozess in extrem langsamer Reduktionsgeschwindigkeit führt. Außerdem haben Antidepressiva bei mehr als sechs- bis 24-monatigem Einsatz möglicherweise ungünstige Effekte auf die Stresssensitivität der (ehemaligen) Nutzerinnen und Nutzer (vgl. Fava, Offidani 2011). Diese wird, soweit man dies derzeit beurteilen kann, vermutlich über eine Reduktion der Dichte von Serotonin-Wiederaufnahme-Transportern (»Wiederaufnahmepumpe«) sowie eine (hiermit eventuell verbundene) erhöhte Sensitivität der zentralnervösen Stressachse verursacht und führt zu einer verringerten Stresstoleranz. Insbesondere dieser letzte Punkt stellt den Einsatz dieser Medikamente infrage bzw. erfordert jedenfalls eine sorgfältige ärztliche Aufklärung über diese mögliche Wirkung.

TABELLE 5

Absetz- bzw. Entzugssymptome der Antidepressiva / SSRI (nach Fava, Offidani 2011)

Allgemein	grippeähnliche Beschwerden (»Absetzgrippe«): Müdigkeit, Schwäche, Erschöpfung, Kopfschmerzen, Herzrasen, Bauchweh
Augen	verschwommenes Sehen
Ohren	Ohrensausen, Tinnitus
ZNS	Ataxie, Zittern / Tremor, Schwindel, Parästhesien, Zaps (Elektroschlag-Empfindung), Neuralgien
Psyche	Benommenheit, Konzentrationsstörungen, Vergesslichkeit Ängstlichkeit, vermehrte Panik, Unruhe, Anspannung, Irritierbarkeit, Depressivität, erhöhte emotionale Instabilität Zunahme suizidaler Gedanken, Impulsivität, Reizbarkeit visuelle oder akustische Halluzinationen oder Fehlwahrnehmungen
Schlaf	Schlaflosigkeit, vermehrtes Träumen, Albträume, Müdigkeit
Muskulatur	Muskelkrämpfe, Muskelsteifigkeit, Muskelzittern / Myoklonie, Muskelschmerzen
Magen und Darm	Übelkeit, Erbrechen, Durchfall, Appetitlosigkeit, Bauchschmerzen
Haut	vermehrtes Schwitzen, Kälteschauer, Juckreiz, Flush-Symptomatik (»Stressflecken«)
Sexualität	sexuelle Übererregbarkeit, vorzeitiger Samenerguss, Erektionsstörungen

Auch wenn weder die SSRI noch Mirtazapin im Fokus unseres Buchs stehen, möchten wir im Folgenden kurz die derzeit bekannten wesentlichen Wirkwege der SSRI darstellen. Dies ist aus unserer Sicht hilfreich, um die Herausforderungen beim Reduzieren und Absetzen besser zu verstehen. Problematisch ist, dass die Wirkungen der SSRI auf neurophysiologischer Ebene äußerst vielfältig, komplex und nicht vollkommen bekannt sind.

Zunächst erfolgt durch die SSRI eine selektive Blockade der Serotonin-Wiederaufnahme-Transporter, die den freigesetzten Botenstoff Serotonin in die präsynaptische (= freisetzende) Nervenzelle zurückpumpen, um ihn dort in Vesikel verpackt zur erneuten Ausschüttung zur Verfügung zu halten. Anders gesagt entfernt die Pumpe das Serotonin sehr rasch aus dem synaptischen Spalt und verhindert so eine weitere Bindung des Serotonins an post- und präsynaptische Serotonin-Rezeptoren (vgl. Abb. 8).

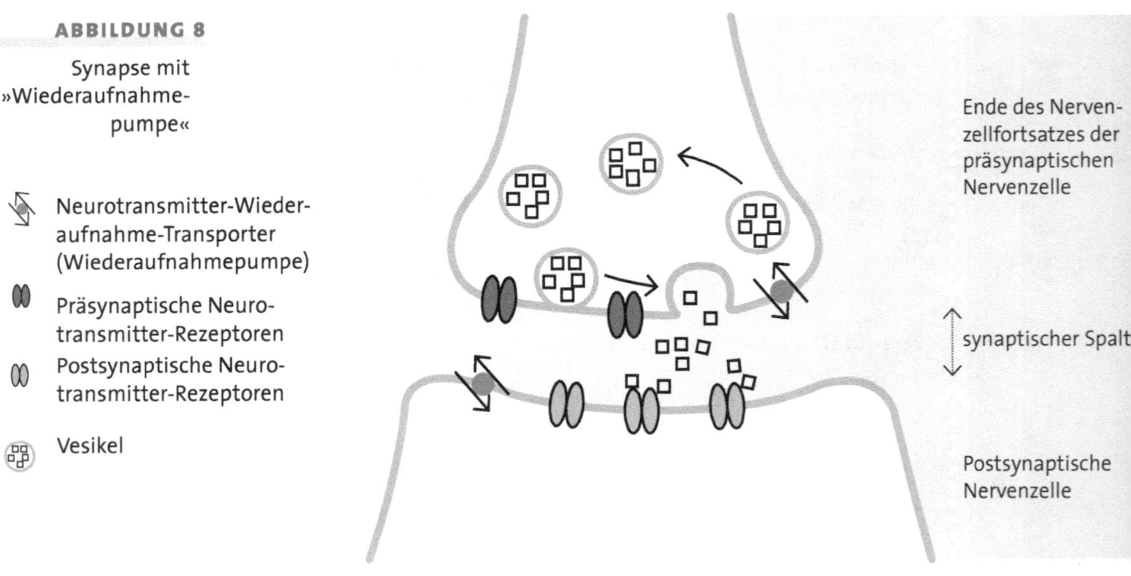

ABBILDUNG 8 Synapse mit »Wiederaufnahmepumpe«

Die Effekte der SSRI sind also zunächst eine innerhalb von Stunden einsetzende Erhöhung des Serotonins im synaptischen Spalt derjenigen Synapsen, die Serotonin als Transmitter nutzen. So erklären sich die Nebenwirkungen der sogenannten Einstellungsphase, also insbesondere Unruhe oder Schlaflosigkeit sowie bei einigen Personen auch Müdigkeit (siehe S. 243). Letzteres wird beim Mirtazapin durch eine selektive Blockade der Histamin-1-Rezeptoren verursacht. Die Serotonin nutzenden

Neurone gehen überwiegend von den sogenannten Raphe-Kernen im Zwischenhirn aus, sind also in einem bestimmten Hirngebiet lokalisiert. Sie reichen aber mit ihren Nervenzellfortsätzen in fast alle Bereiche des Gehirns und beeinflussen so eine ganze Reihe von neuronalen Netzen, insbesondere des limbischen Systems (Amygdala, Hippocampus) und des präfrontalen Kortex. Außerdem wird auch die Motorik des Magen-Darm-Trakts durch serotonerge Nervenzellverbände reguliert. Insofern kann es bei einer Behandlung mit SSRI dort ebenfalls zu Beschwerden kommen. Diese Wirkungen sind im Falle der SSRI allesamt unerwünscht, verschwinden aber oftmals nach einigen Tagen oder Wochen aufgrund der Anpassung der Nervenzellverbände an das Vorhandensein der wiederaufnahmehemmenden Substanz. Ohne Anspruch auf Vollständigkeit gibt es im Verlauf der Nutzung fünf wichtige Effekte der SSRI, die einen Teil der Wirkung und Schwierigkeiten beim Absetzen erklären können (siehe Kasten).

Mittelfristige neurophysiologische Effekte der SSRI

- Herunterregulieren der postsynaptischen Serotonin-2-Rezeptoren (5-HT2-Rezeptoren; Muguruza u.a. 2014)
- geringere Empfindlichkeit der präsynaptischen Serotonin-1-Rezeptoren (sog. desensitivierter Rezeptorzustand, im Verlauf von zwei Monaten sowohl des Untertyps 5-HT1B-Rezeptor im Bereich des präfrontalen Kortex als auch im Verlauf von ca. zwei Wochen des Untertyps 5-HT1A-R im Hippocampus bzw. im limbischen System)
- Änderungen der Dichte der in der präsynaptischen Zelle vorhandenen Serotonin-Wiederaufnahme-Transporter
- Kombination der ersten drei Effekte auf Serotonin verwendende Neuronen in der hypothalamischen Kontrolle des Cortisol-Spiegels
- Kombination der ersten drei Effekte auf Serotonin verwendende Neuronen projizierend auf noradrenerge Nervenzellverbände (hierdurch ergeben sich typische Entzugssymptome, die sich z.B. auch bei Alkoholentzügen finden)

Insbesondere die Änderung der Dichte der vorhandenen Serotonin-Wiederaufnahme-Transporter scheint bedeutsam. Dabei zeigt sich nach längerer Nutzung eine geringere Dichte der Transporter-Moleküle an den Zellmembranen. Dies wird als Hauptursache für die Wirkungsumkehr von Antidepressiva im Verlauf von sechs bis 24 Monaten angesehen.

Auch länger bestehende Entzugssymptome scheinen hier ihre Ursache zu haben, da der Effekt sich nur verzögert zurückzubilden scheint (El-Mallakh u. a. 2000; El-Mallakh u. a. 2011). Die hiermit möglicherweise verbundenen Herausforderungen zeigen sich auch im Mausmodell: Bei neugeborenen Mäusen führt bereits eine einwöchige Behandlung mit einem SSRI dazu, dass diese Mäuse vermehrt ängstliches und depressives Verhalten im Erwachsenenalter zeigen (Ansorge u. a. 2004). Andererseits reagieren junge Ratten bei zweiwöchiger Einnahme von SSRI mit einer Zunahme der Dichte der vorhandenen Serotonin-Wiederaufnahme-Transporter im präfrontalen Kortex (Wegerer u. a. 1999). Zugleich wird auch eine Neubildung von Nervenzellen im Bereich des Hippocampus durch Antidepressiva diskutiert, wobei die Effekte unspezifisch und schwer zu interpretieren sind (Nestler u. a. 2002). Bekannt ist hingegen, dass Menschen unter Stress, bei Ängsten und depressiven Verstimmungen eine anhaltende Aktivierung der zentralnervösen Cortison-Stress-Achse mit erhöhten Cortisol-Spiegeln aufweisen (Holsboer, Ising 2008). Antidepressiva scheinen durch die drei beschriebenen neurophysiologischen Effekte zu einer höheren Sensitivierung dieser Achse zu führen, womit also letztendlich eine Verringerung der Stressresilienz einhergeht (Fava, Offidani 2011). SSRI – und vermutlich alle anderen Antidepressiva – führen auf diese Weise letztlich also zu einer langfristigen Verschlechterung des Befindens, was im Übrigen dem Befund entspricht, dass Antidepressiva weder einen rezidivprophylaktischen Effekt haben noch deren massenhafter Einsatz in den letzten Jahrzehnten zu einer Abnahme depressiver Verstimmungen bzw. der Rezidivrate geführt hat.

Stimmungsstabilisierer, Mood-Stabilizer

Mood-Stabilizer werden in der klinischen Praxis häufig zusätzlich bei Personen mit Psychoseerfahrung eingesetzt. Gerade Personen mit einer starken manischen Komponente in den psychotischen Phasen wird in den Akutphasen häufig Valproat angeboten. Oft wird dann auch die Diagnose einer sogenannten schizoaffektiven Störung vonseiten der behandelnden Ärztinnen und Ärzte diskutiert. Da bipolare Störungen schon seit vielen Jahrzehnten mit Lithium (Schou 1997) bzw. Valproat behandelt werden, um erneuten Krisen vorzubeugen, ist es naheliegend, auch eine Wirkung für Personen mit der Diagnose einer schizoaffektiven Störung zu vermuten.

Allerdings gibt es diesbezüglich nur eine begrenzte Evidenz, was vor allem an einem Mangel an entsprechenden randomisiert-kontrollierten Studien liegt. Aus der klinischen Erfahrung gibt es immer wieder Einzelfälle, bei denen Personen mit Psychoseerfahrung ohne Diagnose einer bipolaren Störung von der Nutzung eines Mood-Stabilizers (v. a. Valproat) profitieren konnten. Aber es gibt auch gegenteilige Erfahrungen von Personen, die keine oder nur minimale positive Wirkungen beobachten konnten oder die Substanzen eben aufgrund der Nebenwirkungen nach einiger Zeit wieder ausschleichen möchten.

Lithium

Lithium kann hinsichtlich der rezidivprophylaktischen Wirkung bei bipolaren Störungen die beste Evidenz für sich in Anspruch nehmen. Insgesamt war die Zahl der verfügbaren Studien bei der letzten Cochrane-Analyse zwar eher gering (825 Teilnehmende in neun Studien), aber die Effekte waren jeweils gegeben (Burgess u. a. 2001; zur neueren Datenlage siehe Bschor u. a. 2014). Dies bedeutet nicht, dass Lithium für jede einzelne Person einen wirksamen Schutz vor erneuten Phasen bietet. Es bedeutet aber, dass die Nutzung eine sinnvolle Unterstützung in der langfristigen Genesung von Personen mit der Diagnose einer bipolaren Störung sein kann: Für die Gruppe der Personen mit der Diagnose bipolare Störung hat Lithium einen statistisch nachgewiesenen Vorteil gegenüber Placebos. Gegen eine Nutzung sprechen die bekannten Risiken einer mehrjährigen Lithium-Nutzung, insbesondere Nebenwirkungen hinsichtlich der Schilddrüse und der Nierenfunktion (Schou 1997). Allerdings gibt es auch eine kritische Lektüre dieser Studienevidenz, die aus meiner Sicht [J.S.] jedoch nicht immer der klinischen Erfahrung entspricht (vgl. Gøtzsche 2016). Fest steht aber, dass es bisher keine Evidenz aus randomisiert-kontrollierten Studien zur wirksamen Langzeitmedikation mit Lithium bei Personen mit sogenannter schizoaffektiver Störung gibt (Leucht u. a. 2015a). Vielmehr sind es klinische Erfahrung und offene Studien, die diese Ansicht unterstützen.

Die Wirkungen von Lithium sind oftmals subtil. Sie können zu einer Verringerung der gespürten Impulsivität und einer eher diskreten emotionalen Distanzierung führen. Viele Personen, die solche Medikamente ausschleichen, berichten von einer Intensitätssteigerung ihrer Impulse und Gefühle oder einem intensiveren Spüren ihres Körpers. Dies ist nicht immer nur angenehm, wie wir bereits ausgeführt haben. Wie genau diese gespürte Wirkung und auch die rezidivprophylaktischen Wirkungen des Lithiums physiologisch vermittelt werden, ist unklar. Bekannt sind verschiedene Effekte auf die Rezeptoren der neuronalen Netze (v. a. glutamaterger Nervenzellverbindungen) und langfristige neuroprotektive Effekte in bestimmten limbischen und frontalen Nervenzellnetzen (Lenox, Hahn 2000), auch wenn nicht alle Details aufgeklärt sind. Ob dies bereits die entscheidenden Effekte sind oder noch weitere Effekte bedeutsam sind, kann auch nach über fünfzig Jahren Lithiumforschung nicht eindeutig gesagt werden.

Lithium ist therapeutisch wirksam bei einem Blutspiegel von 0,6 bis 0,8 mmol/l Lithium im Blutplasma (Schou 1997). Wird dieser unterschritten, so jedenfalls legt es die Studienlage nahe, ist Lithium im Vergleich zum Placebo hinsichtlich des Schutzes vor einem Wiederauftreten manischer oder depressiver Episoden bei Menschen mit bipolarer Störung nicht mehr überlegen. Insofern ist ein Reduzieren oder Ausschleichen des Lithiums mit einem gewissen Risiko des (vermehrten) Wiederauftretens solcher Phasen verbunden. Jedenfalls ist ein Ausschleichen von Lithium aus unserer Erfahrung im besten Fall ein langsames Reduzieren. Sollte Lithium nach dem Ausschleichen den Betreffenden dennoch wieder notwendig scheinen, kann die vorbekannte Wirkung wieder erwartet werden. Jedenfalls sind bisher keine wissenschaftlichen Nachweise einer verringerten Wirksamkeit bei einer erneuten Nutzung gefunden worden (Schou 1997).

Im Fall des Ausschleichens vom Lithium ist es aus meiner Erfahrung [J.S.] sinnvoll, zunächst einen Lithiumspiegel im untertherapeutischen Bereich von ca. 0,4 mmol/l für drei Monate anzustreben. Oftmals erleben die Betreffenden eine größere Emotionalität, manchmal auch ein Energie- sowie ein inniglicheres und tieferes Körpergefühl. An diese Änderungen des Befindens gilt es sich anzupassen und mit ihnen umzugehen. Das Beibehalten von Routinen ist hier typischerweise hilfreich (»Der letzte Krümel«, siehe S. 206 ff.). Gelingt diese Phase der untertherapeutischen Nutzung von Lithium, kann ein vollständiges Absetzen bzw. Ausschleichen über Monate erwogen werden. Die Risiken eines Wiederauftretens manischer bzw. depressiver Phasen bestehen vermutlich unverändert weiter, auch wenn diese Monate sowohl in der Alltagsgestaltung als auch im therapeutischen Rahmen intensiv genutzt wurden. Nach dem Absetzen finden sich typischerweise über drei Monate intensivierte Gefühlsschwankungen und eine verstärkte Irritabilität (vgl. Breggin 2012). Vergleichbare Beschwerden treten meist auch schon beim weiteren

Ausschleichen der untertherapeutischen Dosis auf. Aus meiner Erfahrung [J.S.] ist es sinnvoll, einen weiteren Reduktionsschritt immer erst dann zu unternehmen, wenn diese Beschwerden abgeklungen sind. Es ist zu vermuten, dass dies auch mit Rückanpassungen durch einen fehlenden Lithiumeffekt an den benannten Nervenzellnetzen zu tun hat. Andere therapeutische Maßnahmen sind also wichtig, können aber, zumindest bei bipolaren Störungen, die Wirkung des Lithiums nicht immer unnötig machen.

Valproat

Valproat ist das zweite Medikament, welches von den Mood-Stabilizern von Personen mit Psychoseerfahrung häufig genutzt wird. Allerdings ist die Evidenz für die sogenannte Redizivprophylaxe bei bipolaren Störungen aus randomisiert-kontrollierten Studien für Valproat deutlich schwächer als für Lithium (Cipriani u.a. 2013). Allerdings wurde für Valproat, hierin Lithium vergleichbar, eine Wirkung im Akutfall (manische bzw. schizomanische Episode) nachgewiesen. Dies können weder Lamotrigin (Bschor u.a. 2014), noch Oxcarbazepin (Vasudev u.a. 2011) für sich beanspruchen. Für Personen mit der Diagnose einer Schizophrenie findet sich hingegen kein Vorteil einer zusätzlichen Valproat-, Carbamazepin- oder Lamotrigin-Medikation gegenüber einer Solomedikation mit einem Neuroleptikum (Correll u.a. 2017). Dennoch ist der Einsatz dieser Medikamente weit verbreitet.

Die Wirkwege der Antikonvulsiva sind im Unterschied zum Lithium etwas besser bekannt. Die direkte Hauptwirkung besteht offenbar im Andocken an eine spezifische Bindungsstelle des GABA-A-Rezeptors, der dadurch, ähnlich wie bei Benzodiazepinen, in seiner Wirkung verstärkt wird (Bertelsen u.a. 2018; siehe S. 147 ff.). Dies erklärt vermutlich nicht nur die antiepileptische Wirkung, sondern auch einen Teil der wahrgenommenen Wirkungen des Valproats. Gleichzeitig ist auch bekannt, dass die Wirkungen von Valproat noch weitaus komplexer sind. So sind sowohl Effekte auf die zentralnervöse Cortison-Stress-Achse (Douma u.a. 2014) als auch komplexe (epigenetische) Einflüsse auf die normalen physiologischen Effekte von Zellwachstum, Zelldifferenzierung und Zelltod bekannt (Ximenes u.a. 2012). Letzteres erklärt zumindest seine fatale Wirkung bei schwangeren Frauen auf das ungeborene Kind vor allem in den ersten Monaten der Schwangerschaft (= teratogene Wirkung). Inwiefern der erstgenannte und auch die letztgenannten

Effekte wiederum für die sogenannte rezidivprophylaktische Wirkung bei Personen mit bipolaren und eventuell schizoaffektiven Störungen relevant sind, ist aber unklar.

Reduzieren von Valproat ist aus unserer Erfahrung meist weniger problematisch, da der Valproat-Spiegel weniger strikt zu interpretieren ist als der von Lithium. Dies hat auch damit zu tun, dass sich empfohlene, therapeutisch wirksame Spiegel an den Spiegeln zur Behandlung von Epilepsien orientieren. Allerdings gibt es aus meiner Erfahrung [J.S.] individuelle Dosisuntergrenzen, ab denen die Reduktion des Valproats für die betreffende Person schwierig wird. Dies enspricht den Herausforderungen bei den untertherapeutischen Lithium-Dosen und kann ein gutes Motiv sein, die Dosis (zunächst) nicht weiter zu verringern. Auch das letztliche Absetzen von Valproat ist aus unserer Erfahrung vergleichbar mit dem Absetzen von Lithium. Es geht um eine Rückanpassung mit etwas unklarem Zeitrahmen und um eine entsprechende Routine im Alltag sowie therapeutische Maßnahmen. Ob auf die Medikation verzichtet werden kann, ist – wie immer – nicht vorhersagbar. Die gemachten Erfahrungen mit Medikamenten, Akutphasen und Krisen sollten wie immer intensiv und sorgsam berücksichtigt werden.

→ *Die Datenlage für die Nutzung von Mood-Stabilizern (v.a. Valproat und Lithium) bei Personen mit Psychoseerfahrung ohne Diagnose einer bipolaren Störung ist dünn und uneinheitlich. Bei vorhandener affektiver Komponente, im Sinne manischer oder depressiver Beschwerden während der Psychose, liegen Hinweise für eine schützende Wirkung dieser Substanzen vor.* ←

Reduktion von Psychopharmaka-Kombinationen

Medikamentenreduktionen bei Psychopharmaka-Kombinationen sind im Grundsatz den Reduktionen bei Solomedikationen vergleichbar. Alles, was wir an hilfreichen und beachtenswerten Leitgedanken für die Medikamentenreduktion von Neuroleptika dargestellt haben, gilt auch für die Reduktion bei Kombinationen. Darüber hinaus ergeben sich aber verschiedene Fragen, die noch nicht beantwortet sind:

- Welches Medikament sollte zuerst reduziert werden?
- Können die Medikamente gleichzeitig reduziert werden?
- Sollte ein Medikament zunächst ganz ausgeschlichen werden?
- Sind bestimmte Interaktionen beim Reduzieren zu beachten?

Da die positiven und negativen Effekte und die Verträglichkeit der verschiedenen Medikamente individuell sind, können diese Fragen nicht allgemein beantwortet werden. Zudem gibt es keinerlei Studien zu der Frage, welche Vorgehensweise bei bestimmten Kombinationen am besten ist. Insofern kann ausschließlich auf der Basis von gesammelter Erfahrung und einigen theoretischen Überlegungen argumentiert werden. Ausgehend von der Begleiterfahrung [J.S.] und unter Nutzung einiger Hinweise von Peter Breggin haben wir verschiedene Anhaltspunkte zur Orientierung formuliert, die hilfreich sein können, um im Prozess der Reduktion das weitere Vorgehen zu entscheiden. Uns erscheint sinnvoll, eine sogenannte Grundmedikation zu definieren, die am ehesten die relevanten Beschwerden adressiert *und* den als erforderlich angesehenen »Schutz« bietet. Dies ist bei Personen mit Psychoseerfahrung und Psychoseanfälligkeit üblicherweise ein Neuroleptikum. Problematisch ist, dass die verschiedenen Psychopharmaka (Neuroleptika, Antidepressiva) sehr ähnliche Reduktions- bzw. Entzugssymptome auslösen (vgl. Tab. 1, S. 69, und Tab. 5, S. 191). Insofern bleibt die allgemeine Grundidee einer kleinschrittigen und langsamen Reduktion in Kraft.

Hinweise zur Orientierung bei der Reduktion von Psychopharmaka-Polypharmazie (nach Schlimme 2017)

- »Grundmedikation« zuletzt (Achtung: ggf. sogar Erhöhung eines als »Grundmedikation« auserkorenen Medikaments in Kauf nehmen, um ein anderes Medikament zunächst reduzieren zu können)
- zuletzt begonnenes Medikament zuerst (Ausnahme: zuletzt begonnenes Medikament ist wirksam und nebenwirkungsärmer)
- das selektivere oder wirksamere Medikament einer Wirkgruppe zuletzt (Ausnahme: unselektives Medikament wird als wirksam erlebt, z. B. aufgrund schlafanstoßender Wirkung)
- Zwei-Zügel-Reduktion von aktivierendem und sedierendem Medikament, v. a. wenn gleichzeitig Antidepressiva und Neuroleptika genommen werden (dennoch: vollständiges Ausschleichen ab einer gewissen Dosis möglich)
- sedierendes Medikament zuletzt (dennoch: Zwei-Zügel-Prinzip beachten)
- UAW verursachendes Medikament zuerst (Alternative: ggf. UAW tolerieren oder mit anderem Medikament verringern, um die Reduktion eines problematischeren Medikaments vornehmen zu können)
- schädigendes Medikament zuerst (beachten: Unklarheit, welches Medikament besonders schädigend ist)
- vollständige Reduktion eines Medikaments einer Wirkgruppe (Ausnahme: erwünschte Wirkungen beachten, z. B. Sedierung)

Darüber hinaus sind bei der Nutzung mehrerer Neuroleptika bzw. beim Planen einer Reduktion zwei Dinge zu beachten:

1. Es gibt eine antipsychotische Gesamtdosis der beiden Substanzen. Diese lässt sich näherungsweise über die Äquivalenzdosen errechnen (siehe Tab. 8, S. 244).
2. Jede einzelne Substanz hat ein individuelles Rezeptorprofil, sodass bestimmte Reduktions- bzw. Entzugssymptome wahrscheinlicher sind bzw. intensiver ausfallen. Diese lassen sich, abgesehen von eigenen Vorerfahrungen, näherungsweise über das Rezeptorprofil der Substanzen ableiten (vgl. Tab. 6, S. 239 und Tab. 7, S. 242).

Auf der Basis dieser Überlegungen kann einerseits die 5- bis 10-Prozent-Dosis der Gesamtmenge der D2-Rezeptor-blockierenden Substanzen errechnet und auf das einzelne zu reduzierende Medikament umgerechnet werden. Zum anderen können die Herausforderungen der Reduktion des dann gewählten Medikaments besser kalkuliert werden.

- Gustav Seidel – mit grenzpsychotischen Erfahrungen und einer früheren Nutzung von Alkohol und Cannabis, unter der die grenzpsychotischen Erfahrungen dann zu hochdramatischen Verfassungen führten – nutzt über Jahre Risperidon als Depotmedikament mit der Dosis von 50 mg i.m. alle 14 Tage und Olanzapin 20 mg abends als Tablette. Daneben besteht eine Medikation mit dem Mood-Stabilizer Carbamazepin 1100 mg jeden Tag. Die erheblichen kognitiven Einschränkungen und die Gewichtszunahme motivierten Gustav Seidel, die Medikation reduzieren zu wollen. Zunächst war die Reduktion des Olanzapins gewünscht, da es am ehesten den stärksten Beitrag zur Gewichtszunahme lieferte. Auch wenn die Gesamtdosis in Olanzapin ca. 35 – 37 mg / Tag gewesen wären (Risperidon Depot 50 mg i. m. entspricht ca. 6 – 7 mg p. o. / Tag = ca. 15 – 17 mg Olanzapin), entschieden wir uns aus Vorsichtsgründen zu einem schrittweisen Reduzieren in 2,5-mg-Olanzapin-Dosis-Schritten alle sechs bis acht Wochen. Zwischendurch erfolgten längere Pausen der Reduktion, da sich Gustav Seidel als zu »empfindsam« erlebte. Diese Pausen dauerten im Schnitt drei bis vier Monate an. In dieser Zeit erfolgte meist eine kleine Reduktion des Carbamazepins, was vermutlich zu einer leichten Erhöhung des im Körper wirksamen Risperidon-Spiegels führte und die Anpassungspause an die Olanzapin-Dosis verkürzte. Nach Erreichen einer Dosis von 2,5 mg Olanzapin am Abend entschied sich Gustav Seidel, diese Dosis zu behalten, da er die schlafanstoßende Wirkung positiv erlebte. Es erfolgte das Oralisieren des Risperidons auf 5 mg am Tag, das vorübergehend auf 5,5 mg erhöht werden musste, da er sich als »zu unruhig und dünnhäutig« erlebte. Anschließend erfolgte ein kleinschrittiges Reduzieren in 0,5-mg-Risperidon-Dosis-Schritten ca. alle sechs Wochen bis zur Dosis von 1,5 mg Risperidon. Diese beabsichtigte Gustav Seidel beizubehalten, da er sonst zu empfindsam und verletzlich sei. Auch seien einige lebensgeschichtliche Themen sonst zu schmerzhaft. Von dort erfolgte wiederum eine letzte Reduktion des Carbamazepins bis auf 150 mg zur Nacht sowie des Olanzapins in zwei Zwischenschritten auf 1 mg, die Gustav Seidel mittlerweile nur mehr gelegentlich bei Einschlafstörungen nutzt (ca. einmal pro Woche). Aus seiner Sicht ist der Reduktionsprozess derzeit erst mal abgeschlossen, weitere Reduktionen des Risperidons sind nicht gewünscht. Eine Alternative zum Olanzapin als gelegentliches Bedarfsmedikament sowie ein Weglassen des Carbamazepins will Gustav

Seidel erst mal angehen. Insgesamt erlebt sich Gustav Seidel »lebendiger«, »schwungvoller«, »interessierter« und der Umwelt und den Mitmenschen »zugewandter«, zugleich wähle er seinen als notwendig erlebten sozialen Rückzug »bewusst«. Die Gewichtsabnahme von ca. 25 kg Körpergewicht wirkte sich positiv auf die körperlichen Erkrankungen (Diabetes, COPD) aus. Die Auseinandersetzung mit den schwierigen Elementen seiner Lebensgeschichte war begleitend ständiges Thema während der Reduktion und ist nicht abgeschlossen. Der gesamte Reduktionsprozess dauerte vier Jahre und sieben Monate. ◂

Bei Medikamentenkombinationen sind auch die verschiedenen möglichen Interaktionen von Substanzen zu beachten. Diese ergeben sich nicht nur aus den Rezeptorprofilen, sondern auch aus den physiologischen Abbauwegen (siehe S. Tab. 10, S. 246). Dies hat wiederum Einfluss auf das Risiko von Nebenwirkungen (z. B. QTc-Verlängerung, Gewichtszunahme, sexuelle Dysfunktion). Es hat aber möglicherweise auch einen Einfluss auf das andere Medikament. Im Falle des oben genannten Beispiels ist die Interaktion zwischen Carbamazepin und Risperidon beachtenswert, da sich die Stoffwechselwege von Carbamazepin und Risperidon kreuzen: Risperidon wird über ein Enzym in der Leber abgebaut, das aufgrund des Vorhandenseins von Carbamazepin verstärkt gebildet (= induziert) wird. Eine Reduktion des Carbamazepins führt also zu einer geringeren Induktion dieses Abbauwegs des Risperidons. So könnte die Reduktion des Carbamazepins indirekt eine Zunahme der Wirkeffekte des Risperidons verursachen. Wir haben das jedoch nicht durch Bestimmungen des Risperidon-Spiegels überprüft. Es ist also nur eine Vermutung vor dem Hintergrund der bekannten Wechselwirkungen dieser Medikamente. Gustav Seidel berichtete auch keine hierzu passenden Veränderungen seiner Erfahrung (z. B. verstärkte Müdigkeit oder Distanz zu seinen Gefühlen). Eventuell hat dies aber damit zu tun, dass die Reduktionen des Carbamazepins in die Phasen des Pausierens der Olanzapin-Reduktion gelegt wurden. Dieses Pausieren wurde vermutlich durch die etwas zu rasche Reduktion des Olanzapins nötig und so, gewissermaßen indirekt, durch eine diskrete Erhöhung des Risperidon-Spiegels ohne Einnahme einer größeren Medikamentenmenge ausgeglichen. Da keine Spiegelkontrollen des Risperidons erfolgten, ist dies aber nur eine theoretische, unbestätigte Annahme, auch wenn sie den Reduktionsverlauf an dieser Stelle nachvollziehbar macht.

→ *Die Reduktion von Medikamenten im Rahmen von Medikamentenkombinationen ist der Reduktion bei Solomedikationen vergleichbar, birgt aber dennoch besondere Herausforderungen. Diese ergeben sich aus den unterschiedlichen Wirkungen, Nebenwirkungen und Interaktionen der Medikamente und können tendenziell mithilfe einiger Grundregeln angegangen werden.* ←

Leben mit einem letzten Krümel oder ganz ohne Psychopharmaka

Bei welcher Dosis stehen bleiben?

Im Verlauf des Reduktionsprozesses stellt sich allen Beteiligten immer mal wieder die Frage, bis zu welcher Dosis das Medikament eigentlich reduziert werden sollte. Gibt es einen Punkt, an dem man aufhören sollte? An dem eine weitere Reduktion von vornherein zu gefährlich wird? Wir haben uns immer wieder vor einer Beantwortung dieser Frage gedrückt. Oder, wie wir lieber sagen würden: Wir sind ihr mehr oder weniger elegant ausgewichen, haben sie aber dennoch immer wieder indirekt gestreift. Dies hat einen einfachen Grund: Wir wissen es einfach nicht. Und da dies natürlich nicht reicht, um im Reduktionsprozess weiterzukommen, wollen wir doch eine direkte, offene und ehrliche Antwort versuchen.
Ziel des Reduktionsprozesses ist jene Dosis, die es erlaubt, den Dingen nachzugehen, die der betreffenden Person am Herzen liegen. Diese Dosis ist kein Endbahnhof. Sie muss nicht die individuelle Niedrigstdosis für alle Zeiten sein. Es kann auch sein, dass es in einem Jahr, in zwei, fünf oder zehn Jahren weitergeht. Wir wissen das nicht. Keiner weiß das. Aber wir wissen, dass es individuelle Grenzen der aktuellen Dosisreduktion gibt. Diese sind unterschiedlich, aber sie alle haben mit der Überforderung der eigenen Belastungsmöglichkeiten zu tun. Zwischen zuträglicher Anforderung, die die eigene Belastbarkeit dehnt, und Überforderung, die eine Person an ihren Grenzen scheitern lässt, liegt natürlich nur ein schmaler Grat. Diesen entlangzuwandern ist eine ständige Übung, ein stets neues Eingeständnis eigener Schwachpunkte (mit Absturzrisiko), auf die man gerne verzichten würde.
Diese Schwachpunkte kommen im Alltag oft unbemerkt. Und zwar nicht, weil die Person nicht um sie wüsste. Sondern, weil sie sie mit zunehmender Genesung weniger und weniger dauerpräsent hat. Schließlich bedeutet Genesung das immer selbstverständlichere Einwohnen in einen auf die eigenen Bedürfnisse zugeschnittenen Alltag. Dabei treten die schmerzhaften Punkte, die eigenen Grenzen und Schwächen zunehmend in den Hintergrund. Dies ist auch gut so. Aber es birgt eben auch die

Schwierigkeit, dass dieser trouble générateur der Psychoseanfälligkeit mehr und mehr in Vergessenheit gerät. Nicht umsonst gibt es Frühwarnzeichen, die mehr oder weniger früh auftreten und noch Handlungsraum erlauben. Bei manchen Personen sind diese sogenannten frühen Frühwarnzeichen geradezu klassisch. Beispielsweise ein ständiges Überforderungsgefühl, obwohl man sich noch vollkommen unauffällig durch den Berufsalltag quält. Ein zunehmender Mangel an Schlafqualität. Eine zu große Schmerzhaftigkeit der ersehnten Geborgenheit und des gespürten Mangels. Eine zu aufdringliche Heftigkeit bestimmter Erinnerungen. Sich diese schwache und verletzliche bzw. verletzte und empfindsame Seite einzugestehen, ist schwierig und schmerzhaft. Sie fordert von dem Betreffenden ihrerseits bereits ein Aushaltenkönnen, wozu derjenige dann auch noch bereit sein muss. Dies zeigt sich manchmal in ganz einfachen und zugleich schwierigen Fragen: Wo ziehe ich mich zurück? Welche Verpflichtungen kann ich guten Gewissens absagen?

Zuweilen kann die betreffende Person all dies nicht (mehr) direkt vermitteln. Sie kann dann wieder in ihrem Dilemma gefangen sein. Sie kann den Schutz der sozialen Rolle, die sie mühsam entwickelt und eingeübt hat und nun mehr auch von sich erwartet, nicht aufgeben, obwohl die Rolle ihr gleichzeitig zu viel und zu anstrengend geworden ist. Sie will dabeibleiben, obwohl sie sich vereinzeln müsste, um bei sich zu bleiben. An dieser Stelle ist dann eine Gesprächsebene im Miteinander kaum mehr möglich, da die Vermittlung der Innerlichkeit und des Äußeren zu anstrengend geworden ist und aufgegeben werden muss: Die psychotische Krise ist da. Es gilt also, auf dem Grat zu bleiben und sich die Gefahr abzustürzen immer mal wieder bewusst zu machen. Das kann auch in besonderen, eventuell ritualisierten Situationen des expliziten Dilemma-vor-Augen-Führens erfolgen (siehe z. B. S. 124 f.). Dies noch zu können, mag beim Betreffenden eben eine gewisse Dosis an Neurolepsie erfordern. Diese Fähigkeit ist von besonderer Bedeutung im Genesungsverlauf. Häufig geht damit auch eine positive soziale Identität, eine Anerkennung für Geleistetes in ganz normalen Lebensbereichen einher, da nur dies den individuellen Rückhalt bzw. das narzisstische Rückgrat bietet, um sich diese Schwäche einzugestehen. Umgekehrt erfordert dieses Dilemma vom (privaten) sozialen Netz, die besondere soziale Empfindsamkeit des Betreffenden anzuerkennen, zu respektieren und angelegentlich im Spiel zu halten, damit sie nicht zum Tabu wird.

Unsere Antwort auf die Frage »Bei welcher Dosis stehen bleiben?« ist also der Warnhinweis, dass es vollkommen in Ordnung ist, für den Moment und für eine weitere Zeit auf eine gewisse Dosis einer »panzernden Substanz« angewiesen zu sein. Uns geht es weniger um die Dosis, sondern vielmehr um die Frage, wie es der betreffenden Person geht. Wie spürbar ist ihr Dilemma? Wie gut können sie und ihr privates soziales Netz damit umgehen? Findet sich ein Grat, auf dem es weitergeht? Auf dem sie auf aushaltbare Weise ihre Sehnsüchte in ihr Leben bringt? Das bedeutet nicht zwangsläufig Stillstand im Leben und bei der Genesung. Aber manchmal ist eben eine Neuroleptika-Dosis erreicht, bei der es nicht weiter runtergeht.

Der letzte Krümel

Im Verlauf der Neuroleptika-Reduktion sind oftmals Anpassungen der Reduktionsgeschwindigkeit erforderlich. Dies hat nach unserer Erfahrung etwas mit dem Prozentanteil der reduzierten Dosis zu tun. Während 1 mg von 10 mg eben nur 10 Prozent sind, sind 1 mg von 5 mg 20 Prozent. Insofern ist es nicht immer möglich, die Reduktionsgeschwindigkeit der ersten zwei bis drei Schritte zu halten. Dies gilt vor allem dann, wenn die Dosis schon sehr lange genommen wurde. Nach unserer Erfahrung ist es aber auch dann bei der ersten Hälfte der Ausgangsdosis tatsächlich oft wenig problematisch, jene Reduktionsgeschwindigkeit durchzuhalten, die nach den ersten zwei bis drei Schritten gefunden wurde. Dies kann bedeuten, dass eine Person alle vier bis acht Wochen 10 Prozent der Ausgangsdosis verringern kann. Oftmals wird es aber im Verlauf schwieriger, die zunächst gefundene Reduktionsgeschwindigkeit unverändert fortzusetzen. Größere Zeitabstände oder kleinere Dosisschritte sind erforderlich. Insbesondere Letzteres ist aus unserer Erfahrung der entscheidende Faktor, um weitere Reduktionen vornehmen zu können.

▶ Herr John reduzierte von seinen anfänglichen 15 mg Olanzapin zunächst alle sechs Wochen 2,5 mg (Gesamtdauer ca. 18 Wochen). Von 7,5 mg auf 6 mg verringerten wir die Reduktionsgeschwindigkeit auf 1,5 mg in sieben Wochen bzw. von 6 mg auf 5 mg auf 1 mg in sieben Wochen (ca. 32 Wochen Gesamtdauer). Ab 5 mg verringerten wir die Reduktionsgeschwindigkeit auf 0,5 mg alle sechs bis acht Wochen (ca. 72 Wochen Gesamtdauer). Ab 2,5 mg reduzierten wir die Reduktionsgeschwindigkeit auf 0,25 mg alle sechs bis acht Wochen (ca. 107 Wochen Gesamtdauer). Ab 1,5 mg reduzierten wir die Reduktionsgeschwindigkeit auf 0,1 mg alle sechs

bis acht Wochen (ca. 142 Wochen Gesamtdauer). Die Gesamtdauer der Reduktion bis zur selbst gewählten Minimaldosis von 1 mg betrug also etwa drei Jahre. Ein Absetzen dieser Dosis von 1 mg wäre ein eigener Reduktionsprozess von 0,1 mg alle sechs bis acht Wochen, an dessen Ende vermutlich eine 0,1-mg-Dosis stünde, die es dann abzusetzen gälte. Dies ist aber derzeit nicht gewünscht.
Frau M. reduzierte nach einer erneuten schweren psychotischen Krise von Clozapin 300 mg auf die vorherige ambulante Dosis von 25 mg mit einer kontinuierlichen Reduktionsgeschwindigkeit von 25 mg alle vier Wochen (ca. 44 Wochen). Die Gesamtdauer der Reduktion auf die vorherige ambulante Dosis betrug also etwa ein Dreivierteljahr. Ein Absetzen dieser 25 mg wäre ein eigener Reduktionsprozess von vermutlich 2,5 mg alle sechs bis acht Wochen, an dessen Ende vermutlich eine 2,5-mg-Dosis stünde, die es dann abzusetzen gälte. Dies ist aber derzeit nicht gewünscht. ◂

Was tun, wenn die letzten 10 Prozent der Ausgangsdosis erreicht sind? Wie kann es weitergehen, wenn die betreffende Person nur noch 1 bis 2 mg Haloperidol-Äquivalent ihres Medikaments nutzt? Soll eine weitere Reduktion mit dem Ziel eines Absetzens oder zumindest einer weiteren Verminderung versucht werden? Und wie soll es weitergehen, wenn auch technisch die kleinste Dosis erreicht ist, wenn beispielsweise nur noch 0,1 mg Olanzapin, 1 mg Clozapin, 1 mg Quetiapin oder 5 mg Amisulprid genutzt werden? Wie geht es also weiter, wenn nur noch ein letzter Krümel übrig ist? Es ist ein großer Schritt, gerade auf diesen letzten Krümel zu verzichten. Einer, der vielleicht nicht oder nicht ohne Weiteres gelingen will. Es ist nur allzu verständlich, dass dieser letzte Schritt nicht nur gute Bedingungen und eine gute Vorbereitung, sondern auch ausgesprochen viel Mut erfordert.
Beim letzten Schritt der Reduktion – also das eigentliche Absetzen – müssen oft besondere innere und äußere Hürden bedacht werden. Aus unserer Erfahrung geht es um die Frage, wie es nach dem Absetzen des letzten Krümels weitergeht. Bin ich ohne Medikamente immer noch krank? Oder bin ich nach dem vollständigen Absetzen urplötzlich ganz gesund? Bin ich ohne Medikamente genug »geschützt« vor erneuten Krisen? Geht das auf neurophysiologischer Ebene nach der langen Neuroleptika-Nutzung überhaupt? Und was mache ich in einer Krise?
Letztlich geht es also darum, ob sich durch das Absetzen des letzten Medikamentenkrümels überhaupt etwas im eigenen Leben ändert. Oder ob alles eigentlich so weitergeht wie vorher? Muss ich weiterhin

auf Pausen, auf meine Grenzen oder meinen trouble générateur, meine soziale Empfindsamkeit achten? Oder kann ich endlich wieder aus dem Vollen schöpfen, so wie ich dachte, es vor der ersten Psychose tun zu können? Endlich den anderen zeigen, was in mir steckt? Aus unserer Erfahrung ist die Antwort schlicht und einfach: Es ändert sich nichts. Es gilt, eingeübte Routinen beizubehalten, Gelingendes fortzusetzen. Ebenso wie die Psychoseerfahrung weiter besteht, bestehen auch der trouble générateur und die soziale Empfindsamkeit weiter. Wenn auch oftmals mit weitaus geringerer Dynamik. Vielleicht sind also Psychosen in Zukunft nicht mehr nötig. Aber eine Garantie kann niemand aussprechen. Die eigene soziale Empfindsamkeit ist auch künftig ernst zu nehmen. Und selbstverständlich sind Krisen weiterhin möglich. Der Umgang mit diesen Krisen sollte sich insofern auch künftig daran orientieren, was bisher in Krisen hilfreich war. Frei von Medikamenten zu sein dreht also nicht die Lebensgeschichte zurück, ist nicht selbst Heilung oder Pflaster für die eigene Verletzlichkeit. Es ist allenfalls eine Art Pflaster, so wie auch Medikamente vorübergehend ein solches Pflaster, aber eben auch stets ein Stigma darstellen können.

Andererseits ändert sich dennoch viel. Dies betrifft nicht nur den simplen Umstand, dass die tägliche Erinnerung an die Medikamenteneinnahme wegfällt. Vielmehr fällt auch die ständige Erinnerung an die eigene psychische Störung weg. Dies wirft die Frage auf, ob ein Mensch ohne Medikation überhaupt krank sein kann und darf oder ob er nach dem vollständigen Absetzen nicht auch vollständig gesund zu sein hat? Der Antwort auf diese Frage muss unserer Ansicht nach eine (neue) Definition von Gesundheit und Genesung vorausgehen. Wir verstehen Genesung nämlich nicht als die Freiheit von Symptomen. Und Gesundheit ist auch nicht gleichbedeutend mit allumfassender Heilung. (Wer ist schon frei von Symptomen? Wer ist schon heil?) Vielmehr verstehen wir unter Gesundheit die Fähigkeit, die üblichen gesellschaftlichen Teilhabeanforderungen erfüllen zu können. Dies betrifft beispielsweise auch die eigene Arbeitsfähigkeit. Gesundheit in diesem Sinne bedeutet, dass man sich im gesellschaftlichen Rahmen wie ein Fisch im Wasser bewegt, dass Körperliches, Psychisches und Soziales hinter das »aktuelle Projekt« (des Tuns, Denkens, Lebens) zurücktritt, nicht bemerkt wird.

Genesung ist hier etwas »schwächer« und fordert eine größere Berücksichtigung der Grenzen und Eigenarten der betreffenden Person. Dies ist dem Menschen angemessener, da wir ja alle immer wieder in Situationen stecken, in denen wir unsere Grenzen im Körperlichen,

Psychischen und Sozialen bemerken. Wir stellen uns unter Genesung ein authentisches Leben vor, welches gemäß den eigenen Fähigkeiten und Verletzlichkeiten im Einklang mit der Gesellschaft geführt wird. Nach den eigenen Herzenswünschen zu streben und tiefste Sehnsüchte nicht nur zu kennen, sondern auch verfolgen zu können, ist eine grundlegende Voraussetzung für Genesung (Schlimme 2017). Um es mit den Worten von Michaela Amering und Margit Schmolke zu sagen: »Nicht alle Krankheitssymptome müssen verschwunden sein. Um eigenverantwortlich und in freier Entscheidung ein selbstbestimmtes Leben zu führen, reicht es, mit individuellen Anfälligkeiten und Besonderheiten konstruktiv umzugehen. Einige der prominentesten Vertreterinnen der Recoverybewegung weisen nachdrücklich darauf hin, dass ein erfolgreiches und sinnerfülltes Leben auch mit Symptomen und einigen Behinderungen möglich ist« (Amering, Schmolke 2012, S.29). Wir sprechen deshalb von einem authentischen Leben und würden den Anspruch einer vollkommenen Gesundheit nur als idealtypischen Referenzpunkt gelten lassen. Genesung ist aus unserer Sicht das bessere Wort.

Selbstverständlich kommen mit dem Weglassen des letzten Krümels Ängste vor erneuten Krisen hoch. Dies ist durchaus nachvollziehbar und begründet. In den Monaten nach einer Reduktion besteht nach unserer Erfahrung ein erhöhtes Risiko für eine psychotische Krise, welche sich am ehesten als eine Rebound-Psychose deuten ließe. Diese Ängste betreffen insbesondere die Vertrauenspersonen des privaten sozialen Netzes, allen voran die Angehörigen. Dieses erhöhte Risiko besteht auch nach einem vollständigen Absetzen. So ist nach der aktuellen Studienlage auch nach Jahren der Stabilität ein höheres Risiko erneuter Psychosen nach vollständigem Absetzen gegeben, wobei fraglich bleibt, ob es sich jeweils um Rebound-Psychosen handelte oder neue (psychosoziale) Anlässe vor dem Hintergrund der individuellen Psychoseanfälligkeit erneute Psychosen auslösten (Moncrieff 2006; Leucht u.a. 2012). In diesen Studien wurden die Absetzschritte oft sehr groß und zügig gewählt, sodass – in neurobiologischer Hinsicht – die Psychoseanfälligkeit durch die Neuroleptika-induziert noch angehobene Rate an supersensitiven Dopamin-2-Rezeptoren sicherlich noch erhöht war. Allerdings ist die Sorge vor erneuten psychotischen Krisen ein Grundthema der Reduktion und damit auch des Absetzens. Und tatsächlich ereignen sich im Verlauf des Genesungsprozesses immer mal wieder kleinere oder größere Krisen, welche durchaus psychotische Qualität aufweisen können. Die Art und

Weise des Umgangs mit diesen Krisen sollte auch nach dem Absetzen des letzten Krümels wegweisend bleiben. Es kann also sinnvoll sein, beim Ausrufen einer Krise frühzeitig eine dann jedoch entsprechend niedrigdosierte Medikation für einige Wochen zu nutzen. Dieses Vorgehen heißt in der Literatur üblicherweise Intervalltherapie. Dass sie erfolgreich sein kann, zeigte eine auf zwei Jahre angelegte Studie aus Deutschland (GAEBEL u. a. 2011). In der Behandlungsstrategie lag dort der Fokus explizit auf dem frühzeitigen Wiedereinsatz von Neuroleptika bei psychotischen Krisenzeichen. Dieses Vorgehen erwies sich als mindestens gleichwertig hinsichtlich des Risikos dramatischer Krisen (bzw. erneuter Psychosen mit einer stationären Behandlung), aber besser hinsichtlich des Verbleibens im Behandlungssystem.

» Ich hatte ja schon mal gesagt, dass ich zehn Jahre dafür gebraucht habe. Keine Ahnung, vielleicht geht es auch schneller, aber bei den letzten Schritten habe ich immer nur jeweils Schritte von 0,2 mg Olanzapin gemacht. Das muss man sich mal vorstellen und ich hatte immer den Eindruck, dass ich das merke, also Symptomatik bekomme, die nach einigen Wochen wieder weggegangen ist. Der Doktor Breggin aus USA schreibt ja auch, dass es oft gesehen wird, dass speziell die letzten Milligramm zu reduzieren oft extrem schwierig ist. Man weiß nicht, woran das liegt. Vielleicht werden gerade dann, wenn man die letzten Milligramm reduziert, bestimmte Zentren frei, die ja die ganze Zeit blockiert werden durch eine hohe Dosis. Auf jeden Fall habe ich für die letzten 2,5 mg elf Monate gebraucht. « (J.M.)

In der Tat sollte auch nach dem Absetzen eine fortgesetzte Begleitung durch Profis erfolgen. Manchmal beginnt die Therapie dann überhaupt erst. Dennoch bedeutet Krisenbegleitung nach dem Absetzen des letzten Krümels aus unserer Sicht nicht automatisch einen frühzeitigen Einsatz von Neuroleptika. Oftmals geht es nämlich in Krisen primär um den Freiraum für Rückzüge in gelassen begleitete, bedeutungsdosierte Räume, um einen (begleiteten) Einsatz von Abschalttechniken, um einen guten Nachtschlaf (den es ggf. mit einer Medikation zu unterstützen gilt), um das dosierte Nutzen etablierter Erzählräume. Nichtsdestotrotz kann auch eine Frühmedikation mit Neuroleptika in einer zuletzt genutzten Dosis hilfreich sein. Dabei sollte bedacht werden, dass das Gehirn die Dosen aus früheren Akutphasen aller Voraussicht nach nicht mehr gewöhnt ist und dass die früher genutzten Dosen in den Akutphasen oft auch zu hoch waren. Jedenfalls sollte die erneute und vorübergehende

Nutzung eines Neuroleptikums nach dem Absetzen aus unserer Sicht nicht aus »moralischen Gründen« abgelehnt werden. Schließlich können Neuroleptika genau dies: Unterstützung in Hochphasen von Psychosen sein. Aber natürlich ist die Entscheidung zu respektieren, wenn ein Mensch nach dem Absetzen des letzten Krümels künftig keine Neuroleptika mehr nutzen will. Freilich sollte die Entscheidung wohlerwogen sein. Und dies bedeutet eben, alle verfügbaren Informationen einzuholen sowie die aktuelle Situation und die eigenen Möglichkeiten im Blick zu haben. Auch unvorhersehbare Krisen sollten in die Entscheidung (oder die aktualisierte Vorsorgevollmacht) einbezogen werden. Womit wir wieder bei der Frage wären, wie denn bei dramatischen Krisen oder unerwarteten Verfassungen (z. B. einem postoperativen Delir) vorzugehen ist. Schließlich ist das Leben voller Überraschungen und ohne Krisen schlechterdings nicht vorstellbar.

Nicht vergessen werden sollte der Umstand, dass Menschen mit einer Psychoseerfahrung oder einer Schizophrenie-Diagnose zumeist in dem Glauben gelassen werden, sie hätten eine unheilbare Krankheit. Dabei liegt die Betonung sowohl auf »Krankheit« als auch auf »unheilbar«. Beliebt sind Vergleiche mit einem insulinpflichtigen Diabetes, der tatsächlich insofern »unheilbar« ist, dass die betreffende Person ihr Leben lang Insulin von extern zuführen muss, um nicht am Insulinmangel zu versterben. Aber mit dieser Zufuhr ist der reale Insulinmangel tatsächlich geheilt, und damit wird der Begriff »unheilbar« fragwürdig. Mit einer intensivierten Insulintherapie sind auch Folgeschäden eines Diabetes und Einschränkungen im Alltagsleben minimierbar, sodass auch der Begriff »Krankheit« fragwürdig wird. Man könnte also, unter den richtigen Lebensumständen, eher von einer bedingten Gesundheit oder aber von Genesung sprechen. Oftmals wird psychoseerfahrenen Personen aber nicht das Modell einer Genesung unter den individuell passenden Lebensumständen vermittelt – ein adäquates Miteinander entspräche dann dem Insulin und adäquate Dosierungen dieses Miteinanders der intensivierten Insulintherapie. Sondern ihnen wird das Modell eines biochemischen Ungleichgewichts im Gehirn präsentiert, welches ausschließlich und dauerhaft mittels Psychopharmaka ausgeglichen werden könne. Die Neuroleptika werden so zum »Insulin« des »schizophrenen Gehirns«. Dabei müssten, so jedenfalls unsere Erfahrung, geeignete Formen des Miteinanders als Insulin gelten.

Die Fragwürdigkeit eines neurobiologisch verkürzten Psychopharmaka-Schizophrenie-Modells zeigt sich, wenn die betreffenden Menschen plötzlich nach Jahren des Stillstands und Vor-sich-hin-Leidens feststellen, dass Veränderung und Besserung durch eine vorsichtige Neuroleptika-Reduktion und entsprechende Formen und Dosierungen des Miteinanders möglich sind. Die Betreffenden stehen nun vor einer harten Entscheidung: Sie müssen sich entweder der Erkenntnis stellen, dass sie die vielen Jahre bis hierher möglicherweise unnötig gelitten haben, insbesondere auch unter den Nebenwirkungen der Medikamente, welche ja eigentlich alle Nutzerinnen und Nutzer haben – oder sie halten am (Selbst-)Bild eines unheilbar Kranken fest. Letzteres jedoch vermutlich in Zukunft mit berechtigten Zweifeln an der Unveränderbarkeit ihrer Lebensumstände. Die Einsicht liegt nahe, dass das erlebte Leid möglicherweise sinn- und grundlos durch die Art der medikamentösen Behandlung verschlimmert wurde. Noch weitergehender ist dann die Überlegung, dass die Medikamente allenfalls kurzfristig, aber eben zumindest langfristig nicht hilfreich waren, sondern dass sie vielmehr die persönliche Entwicklung, die Genesung in eine Art Warteschleife geschickt haben. Vor diesem Hintergrund muss sich die betreffende Person oftmals vollkommen neu definieren, ihre Vergangenheit neu und anders sortieren, ihr Bild vom Leben verändern.

▶ Mit Anfang zwanzig rettete ich mich in eine Klinik und bekam schließlich meine erste Diagnose, die erste in einer Reihe von vielen, wohlbemerkt. Man sagte mir, ich habe ein chemisches Ungleichgewicht im Gehirn, dafür könne ich nichts, es sei aber unheilbar. Darum müsse ich jetzt dieses Medikament nehmen, zum Ausgleich und natürlich für immer, ist ja klar. Mit dieser Information wurde ich entlassen. In den folgenden Jahren, ja beinahe Jahrzehnten, lebte ich mit der festen Überzeugung, meine Krankheit sei organisch, unheilbar und damit gleichzeitig unveränderbar. Ich definierte mich selbst als unheilbar krank, und mit der Zeit identifizierte ich mich mit dem Bild der Unheilbarkeit, Unveränderbarkeit und des chemischen Ungleichgewichtes in meinem Gehirn. Die bloße Erwähnung einer Möglichkeit zu genesen löste panische Angst bei mir aus, umso schlimmer, je länger ich mit dieser Diagnose lebte.

Mein Abschied vom Leben in der chemischen Zeitkapsel, vom Leben mit Medikamenten bedeutet also auch, dass ich eine neue Berechtigung finden muss. Ich habe keine ›Beweis-Tabletten‹ mehr, die meine Krankheit und die damit verbundenen Schwierigkeiten zementieren. Man hatte mir versichert, dass ich für immer krank sein würde und meine Medikamente darum auch für immer nehmen müsste. Lebenslänglich! Diese absolute

Diagnose hat mich auch eine ganze Weile geschützt. Geschützt vor den Anforderungen meiner Umwelt und vielleicht besonders vor meinen eigenen Perfektionsansprüchen. Nun muss ich mich damit anfreunden, vielleicht nur Mittelmaß zu sein, vielleicht sogar (nur) normal. Oder besser: Ich muss die eine Sache finden, in der ich so gut bin, dass sie mich vor meinem eigenen Anspruch bestehen lässt. Ich muss außerdem aushalten, dass meine Geschichte *nicht* festgeschrieben ist. Dass auch sie wandelbar ist und ständig neu geschrieben und überarbeitet werden kann und muss. ◀ (Thelke Scholz)

Es gibt keine Garantie, dass ein Absetzen des letzten Krümels gelingen wird. Es gibt keine verlässliche Vorhersage, wem es gelingen bzw. wem es nicht gelingen wird. Zwar nehmen wir an, dass die allgemeinen Prognosefaktoren für die Genesungswahrscheinlichkeit nach Psychosen auch für die Wahrscheinlichkeit einer gelingenden Neuroleptika-Freiheit gelten. Aber sicher wissen können wir dies nicht. Es ist ja auch nicht möglich, Antworten auf die Frage zu finden, wer seine Psychose unter Soteria-Bedingungen ohne Neuroleptika bewältigen kann (Bola, Mosher 2002). Die allgemeinen Prognosefaktoren sagen, dass Genesung besser und wahrscheinlicher gelingt, wenn man spät eine erste Psychose durchlebt hat oder sozial gut integriert ist. Außerdem zeigte sich, dass die Wahrscheinlichkeit für medikamentenfreie Intervalle größer ist, wenn es sich um die erste Psychose handelte (Gaebel u.a. 2011; siehe Kasten S. 213 / 214). Aber günstige Prognosefaktoren hin oder her. Da weder gesagt ist, dass sie im individuellen Fall zutreffen, noch der Prognosefaktor losgelöst von der Aktivität des Betreffenden seine Wirkung im individuellen Fall entfalten kann, kann sich niemand auf solchen Prognosefaktoren ausruhen. Es kommt durchaus auch darauf an, was die betreffende Person tut.

Genesungsförderliche psychosoziale Faktoren (Schlimme 2017)

- akuter Beginn
- sozialer Stress bei Beginn der Psychose
- affektive Beteiligung in der Psychose (z.B. depressive Beschwerden erkennbar)
- gute psychosoziale Einbindung inkl. Partnerschaft vor der Psychose
- wenig kognitive Einschränkungen im Verlauf (sog. Neurokognition; ggf. als UAW der Neuroleptika)

- wenig Depressivität und Negativsymptome
- nicht häufige oder anhaltende Wahnsymptome
- innerhalb von 14 Monaten wieder in Arbeit / Tätigkeit (z. B. in Form von Supported Employment)
- »empowerndes« soziales Umfeld (u. a. bewältigbare Familienstruktur ohne »high expressed emotions«)
- Neuroleptika niedrigdosiert (»minimal«) bzw. abgesetzt im Verlauf der ersten beiden Jahre nach der ersten Psychose, bezogen auf die erreichte sozial-funktionale Genesung dreieinhalb bis vier Jahre nach dieser Psychose
- kein fortgesetzter Konsum von rückfallfördernden Substanzen (z. B. Delta-9-THC)
- psychologische oder psychotherapeutische Interventionen (möglichst mit Einbindung des privaten sozialen Netzes)
- wenig kulturelle Stigmatisierungs- und hiermit verbundene Selbststigmatisierungsprozesse

Es gilt also, Geduld zu haben und die langfristige Perspektive beizubehalten. Den richtigen Moment zum Absetzen abzuwarten, bestenfalls mit der inneren Gelassenheit, dass mehrere Anläufe nötig sein könnten, und dem Vorsatz, die entwickelten Routinen nicht aufzugeben im Glauben, dass sie mit dem Absetzen des letzten Krümels unnötig geworden sein könnten. Nicht zuletzt ist denkbar, dass eine Restmedikation erhalten bleibt. Dies muss kein Neuroleptikum sein. Es kann auch einfach eine Schlafmedikation sein, welche aber sorgsam bedacht sein sollte. In diesem Sinne ist das Absetzen des letzten Krümels vielleicht nur ein anderes Wort für eine Reduktion auf Placebo-Level. Eventuell muss auch eine individuelle Niedrigstdosis beibehalten werden, da sich die Rückanpassung der neuronalen Netze an eine medikamentenfreie Situation nicht (schnell genug) vollzieht. Dann wäre die Nutzung des letzten Krümels eher wie eine Substitution zu verstehen. Aus unserer Erfahrung gilt: Das grundsätzliche Ziel sowohl der Reduktion als auch des Absetzens sollte immer das authentische Leben sein. Es ist zwar ein hoher Wert, ohne Medikamente zu leben. Aber letztlich kann es wichtiger sein, an dieser Stelle einen Kompromiss zu schließen, um in anderer Hinsicht Herzensanliegen besser verfolgen zu können.

→ *Medikamentenfreiheit dreht die Lebensgeschichte nicht zurück. Die Psychoseerfahrung bleibt Bestandteil des eigenen Lebens, die eigene Psychosebefähigung (soziale Empfindsamkeit, soziales Dilemma, trouble générateur) bleibt ein Merkmal der eigenen Person. Eine zumindest über ein bis zwei Jahre fortgesetzte Begleitung durch Profis und die Nutzung von Therapien sind deshalb auch nach dem Absetzen des letzten Krümels fast immer sinnvoll. Manchmal können bestimmte wichtige Themen erst dann in der Therapie bzw. im Leben aufgegriffen werden.* ←

Nach dem Absetzen

Und was, wenn die Medikamente dann tatsächlich ganz ausgeschlichen sind? Wie kann das Leben als Mensch mit einer psychischen Störung ohne Medikamente aussehen? Es ist wenig erstaunlich, dass für ein Leben ohne Medikamente dieselben Regeln herrschen wie für die Genesung von Psychosen und für die Reduktion von Medikamenten. Die Leitideen zur Reduktion, die wir vorgestellt haben, gelten nach unserer Erfahrung sowohl für das Leben mit einer Restmedikation wie auch für ein Leben ohne Medikamente. Was hilft zu genesen, hilft auch dabei zu reduzieren. Und es hilft natürlich erst recht dabei, stabil und zufrieden zu leben.

Die Psychoseerfahrung kann als »exklusive Realität« verstanden werden, im Unterschied zu der »sozial geteilten Realität«, also derjenigen Wirklichkeit, auf die wir uns alle einigen können oder zumindest in vielen Aspekten einigen müssen (z. B. leibliche Gegebenheit, siehe S. 16 ff.). Sie steht gewissermaßen für alle Menschen gemeinsam zur Verfügung, auch wenn sie eben jeder in jedem Augenblick selbst für sich – und damit auch für alle anderen, denen die Person zwangsläufig begegnet – zur Verfügung stellt. Die gemeinsame Aufgabe der Genesung in dieser gemeinsamen Realität besteht darin, die exklusive Realität, wenn schon nicht teilbar, so doch zumindest *mit*teilbar zu machen. Es gilt, durch den alltäglichen Kontakt und wertfreien Austausch einen Weg zurück zu finden in die Normalität der Gemeinschaft. Dazu braucht es gelassene, verlässliche Begleiter und Zuhörer, also z. B. langfristige Assistenzen durch Sozialprofis oder Peers. »Gemeinsam Erlebtes und Getanes, auf das man sich erzählend beziehen kann, ist dabei oftmals ein entscheidender Ansatzpunkt. Nur so bekommen die Betreffenden ›einen Fuß in die Tür‹ zwischen der psychotischen und der gemeinsam geteilten Realität. Techniken des Abschaltens und der gemeinsamen sozialen ›Tarnung‹ erlauben dabei Erfahrungen der Ruhe und damit diejenigen Momente der Besinnung und Klarheit (Exklusivitätseinsicht, ›Inseln der Klarheit‹), die zu Wendepunkten werden können.« (SCHLIMME, BRÜCKNER 2017, S. 51)

Die Trialektik des Genesungsprozesses greift auch bei der langfristigen Erhaltung des Wohlbefindens: »Sozialräume (bedeutungsdosiert, dosierbar), Abschalttechniken (leiblich, ritualisiert), Erzählräume (zuhörend, Reframing)« (ebd., S. 17). Also die Möglichkeit, mich zurückzuziehen aus der sozial geteilten Realität, etwa in meine Wohnung. Die Fertigkeit, mich in akuten Überforderungssituationen abzulenken durch Abschalttechniken. Und schließlich die Fähigkeit und die Möglichkeit, mein exklusives Erleben mitzuteilen. Diese Begriffe begegnen uns immer wieder: Fähigkeit, Fertigkeit und Möglichkeit. In unserem Zusammenhang meinen wir mit *Fähigkeit* die inneren Voraussetzungen einer Person, wie Optimismus, lösungsorientiertes Denken, Akzeptanz des Unveränderbaren, Selbstwirksamkeitserwartung oder eben sich artikulieren zu können. Als *Fertigkeit* verstehen wir die aktive und praktische Umsetzung von persönlichen Lösungsstrategien im Sinne eines erlernten Handwerks, wie z. B. wirksame Abschalttechniken einsetzen zu können. Die *Möglichkeit* beschreibt die äußeren Rahmenbedingungen, also das Vorhandensein einer Wohnung, einer raumgebenden Therapie oder eben eines geschützten Erzählraumes. Um diese Säulen nutzen zu können, gilt es für Betroffene und ihr soziales Umfeld wachsam und offen zu bleiben. Betroffene sollten Unterstützung erfahren, um ihre Fertigkeiten auszubauen, z. B. durch spezifische Psychotherapie oder durch immer noch als unkonventionell geltende (und somit derzeit von den Krankenkassen im ambulanten System noch nicht finanzierte), aber ebenfalls wirksame Therapieformen wie Körper-, Bewegungs- oder Musiktherapie. Darüber hinaus sollten Möglichkeiten bereitgehalten oder Wege bereitet werden, damit diese Fertigkeiten erlernt werden können, und dies, wenn nötig, auch im durch Sozialprofis von sonst üblichen Anforderungen freigestellten, »semiprivaten« Rahmen.

→ *Nach dem Absetzen sollten die entwickelten Routinen und Gewohnheiten fortgesetzt werden. Die Genesung ist mit dem Absetzen nicht abgeschlossen, die Trialektik kann auch ein Modell für eine Lebensführung nach dem Absetzen sein.* ←

Leider bietet das psychiatrische Hilfesystem oft keine derartige Genesungsstruktur. Zwar hat jede erkrankte Person Anspruch auf eine Genesungsperspektive. Dies würden sicher alle Akteure im System unterschreiben. Aber sie scheint nicht im Mittelpunkt des Systems zu stehen. Vielmehr geht es in den letzten Jahrzehnten zunehmend um Betriebsabläufe, um allgemeine Qualitätsindikatoren und betriebswirtschaftliche Finanzströme. Auch Sicherheitsbedenken und der Wunsch der Gesellschaft, vor gefährlichen oder massiv störenden Personen geschützt zu werden, so psychische Störungen der Hintergrund für dieses Verhalten sind, spielen eine Rolle. Oftmals stehen juristische Absicherungen oder Auseinandersetzungen im Vordergrund, die zum Stellvertreterschauplatz für gemeinsam zu entwickelnde Genesungsperspektiven und deren Begleitung werden. Das psychiatrische Hilfesystem scheint auf der einen Seite im Funktionszustand erstarrt, obwohl es auf der anderen Seite ganz viele Neuerungen und Bewegungen gibt. Es scheint, als ob Bewegungen immer nur als Strukturbrüche im System möglich werden und zugleich die Sicherheit des Systems nötig ist, um in Bewegung zu kommen und zu bleiben. Was ist geschehen?

Nach einer Zeit des energischen Aufbruchs in den 1970er und 1980er Jahren haben sich viele Institutionen entwickelt, die mittlerweile intensiv an ihrem eigenen Erhalt basteln, die ihre Beharrungskräfte ins Spiel bringen. Der betriebswirtschaftlichen Logik folgend geht es um Wachstum und Expansion. Dafür bräuchte es aber im Falle des psychiatrischen Hilfesystems letztlich mehr kranke Menschen. Es bräuchte mehr Krankheiten und kompliziertere sowie langfristigere Genesungsprozesse. Genau diese Zunahme an komplizierteren Genesungsverläufen nach Psychosen und psychotischen Krisen ist tatsächlich in den letzten Jahrzehnten der Fall: Menschen mit Psychosen werden mit dem Eintritt ins psychiatrische System reflexartig hochdosiert mit Neuroleptika behandelt (was in 40 Prozent der Fälle, sogar bei schweren, stationär zu behandelnden Psychosen gar nicht erforderlich ist; Bola, Mosher 2002). Sie werden dann im psychiatrischen System mühsam und zeitaufwendig über viele Monate oder gar Jahre an hohe Neuroleptika-Dosen gewöhnt, um dann diese Medikamente aufgrund von Nebenwirkungen mehr oder weniger schnell ohne Begleitangebot seitens des professionellen Systems wieder zu reduzieren und eine Rebound-Psychose zu erleiden, die dann wiederum als Beweis einer medikamentös zu behandelnden Grunderkrankung gedeutet wird. Auf diese Weise werden langfristige und mühsame Genesungsprozesse initiiert, die im Falle eines zurückhaltenderen Einsatzes und frühzeitigen begleiteten Reduzierens von Medikamenten gar nicht nötig wären.

Die angesprochene Zunahme an Menschen mit »behandlungsbedürftigen psychischen Störungen« betrifft nicht nur Menschen mit Psychosen, sondern gerade auch Menschen mit anderen Befindlichkeitsstörungen. Bei Letzteren scheint es sogar regelrecht erfundene Störungen zu geben. Auch der übertriebene Einsatz von professioneller Hilfe spielt eine Rolle, wenn beispielsweise einfache Trauerprozesse oder Krisen zu schweren Depressionen hochgedeutet werden und die Betreffenden dann neben einer Langzeit-Psychotherapie auch noch eine »antidepressive Medikation« benötigen sollen. Während eine Kurzzeit-Psychotherapie im individuellen Fall sicher entlastend, zuweilen auch indiziert und meist wenig schädlich ist, sind Antidepressiva in solchen Fällen nicht wirksamer als Placebo und insofern entbehrlich. Antidepressiva sind aber leider für viele Nutzerinnen und Nutzer nur schwer abzusetzen und verursachen so langfristig eine ganze Reihe von Problemen, die die Betreffenden dazu zwingen, das Hilfesystem noch länger in Anspruch zu nehmen.

Nun lässt sich dies nicht direkt auf Psychosen übertragen. Schließlich werden die Psychosen weder vom psychiatrischen Hilfesystem erfunden noch kann einzelnen Akteuren des psychiatrischen Hilfesystems eine Absichtlichkeit oder gar Böswilligkeit unterstellt werden. Vielmehr herrscht bei den meisten Sozialprofis selbst Fassungslosigkeit angesichts des Umstands, dass die Genesungsraten für Menschen mit Psychosen immer schlechter und die eingesetzten Ressourcen (Mitarbeitende, Finanzen) gleichzeitig immer größer geworden sind. Genau hier setzt die perfide Logik des Systems ein. Es packt uns an unserer Unsicherheit und Hilflosigkeit. Hochdosisbehandlungen versprechen rasche Ruhe und damit Sicherheit. Sie werden oftmals unhinterfragt über Jahre fortgesetzt, auch da fast nur kurzfristige Behandlungsstudien vorliegen, in denen die Fortschreibung der Akutdosis als »Rezidivprophylaxe« einem Placebo (nach viel zu raschem Absetzen) überlegen ist. Zudem machen die meisten Akteure die Erfahrung, dass Reduktionsversuche zu Krisen führen. Aber, und dies haben wir versucht zu zeigen, dies hat insbesondere damit zu tun, dass die Reduktionen viel zu schnell – und oft ohne weitere begleitende Maßnahmen und Therapien – vorgenommen werden. Und so »lernen« die Akteure, dass Reduktionen gefährlich sind, anstatt ihre Reduktionstechnik zu hinterfragen und den Umstand der Abhängigkeit bei Neuroleptika zu bedenken. Letzteres würde eben wieder Unsicherheit auslösen, da es ja die eigene Praxis der letzten Jahre und das lieb gewonnene theoretische Modell infrage stellen würde. Und so dreht sich das System weiter. Unsicherheit wird scheinbar eliminiert, ein Primat des Behandelns greift.

Auf diese Weise verpuffen viele Fortschritte im Bereich therapeutischer und psychosozialer Begleitung, die gerade bei schweren psychischen Störungen eigentlich zu weniger hohen Verschreibungsmengen der Neuroleptika (und Antidepressiva) hätten führen sollen. Bekanntlich nimmt die Verschreibungsmenge für Neuroleptika sogar zu. Dies kann nur verstanden werden, wenn das Primat des Zupackens, des Tätigseins, des Be-Handelns mitgedacht wird. Es herrscht ja geradezu ein Verbot von Unsicherheit und Hilflosigkeit, dabei wäre das Eingeständnis von Unsicherheit und Hilflosigkeit aufseiten der Profis oftmals angemessen und hilfreich. Sogar gelassenes Warten, intensives Dabeisein oder einfaches basales Sich-Kümmern erscheinen vielen als Hilflosigkeit. Die aufkommende und auszuhaltende Unsicherheit ist für viele nicht erträglich – sie flüchten sich in Aktionismus, rastloses Tätigsein »am« Patienten, zupackendes Organisieren und sie nehmen damit den Betreffenden die Verantwortung ab. So kehrt der Paternalismus durch die Hintertür der Humanität ins System zurück. Und in der Tat: Wäre es nicht verrückt, der aufopfernd tätigen Ärztin mitzuteilen, dass nun auch mal gut ist? Dass es einfach nur darum geht, den Betreffenden ein gutes Stück des Weges zu begleiten? Seines Weges, auf dem er die Ziele und Richtungen vorgibt? Natürlich steht auch mal die Sicherheit im Vordergrund, natürlich muss auch mal etwas organisiert und angepackt werden. In absoluten, aber äußerst seltenen Extremsituationen ist das Fürsorgemodell des Paternalismus durchaus brauchbar. Aber auf Dauer vergiftet es die Atmosphäre, degradiert den Patienten und die Patientin zum Mitteilungsapparat von Symptomen, schwört auf Techniken der medikamentösen Verwandlung, setzt Behandlung über Begleitung. Uns reicht das nicht. Uns genügt es nicht, zu behandeln. Wir wollen begleiten. Dafür ist es hilfreich, wenn alle Beteiligten gemeinsam sensibel bleiben.

Der Preis der Normalität

Wir halten es für alle beteiligten Personen für wichtig, Kontakte außerhalb des Hilfesystems zu suchen, auszubilden und zu pflegen. Dies mag insbesondere für psychoseerfahrene Personen unerlässlich sein. Aber es ist eben auch für alle anderen wichtig. Teil der sozialen Gemeinschaft zu sein ist ein heilsamer und nachvollziehbarer Wunsch aller Menschen. Zugleich aber führt dies zu Formen des Miteinanders, die manchmal anstrengend und nur in kleinen Dosen zu ertragen sind. Dies gilt vor allem für psychoseerfahrene bzw. psychoseanfällige Personen. Je mehr Miteinander, desto schwieriger erscheint es ihnen, sich von äußeren Ansprüchen und inneren Wünschen abzugrenzen. An dieser Stelle sind aus unserer Sicht insbesondere diejenigen Wünsche gemeint, die alte Muster bedienen, z. B. von den Autoritäten (= Eltern) gelobt zu werden, mithalten zu können oder es allen recht zu machen. Der Druck, funktionieren zu wollen und zu sollen, steht jedoch der nachhaltigen und sinnvollen Dosierung von Kontakten und Rückzug entgegen. Die fortwährende Aufgabe bleibt also, die eigene soziale Empfindsamkeit zu respektieren, unterhalb der Belastungsgrenze zu bleiben und doch beständig daran zu stoßen, zu rütteln und zu zupfen. Damit sie sich keinesfalls weiter herabschraubt, sondern vielleicht sogar erweitert. Aber auch wenn mehr Unsicherheiten ausgehalten werden können, bleibt das Dilemma von Dazugehören- und Eigenständig-sein-Wollen bestehen. Es ist schließlich die Grundspannung allen Miteinanders. Verletzlichkeit und Bloßstellbarkeit bleiben zeitlebens die schwer erträglichen Schwestern der Geborgenheit. Die ersten beiden zu ertragen, da man die dritte Schwester so gerne hätte, bleibt zu vermittelnde Aufgabe aller Weisen des Miteinanders. So bleibt es wichtig, für jedes Miteinander die richtige Dosis (beim Teilnehmen) und den richtigen (inneren) Abstand zu finden. Die eigene Vulnerabilität zu vergessen, wäre eine trügerische Missachtung von Gegebenheiten, die die weitere Genesung behindern kann (»Das Miteinander der Genesung«, ab S. 38).

Es führt kein Weg vorbei an der Wachsamkeit gegenüber einer bekannten sozialen Empfindsamkeit. Für gewöhnlich steigen die Anforderungen an die genesende Person in dem Maße, in welchem sie auf ihr Umfeld wieder normal(er) wirkt. Nicht zuletzt fehlt (nach dem Absetzen) auch die Beweisfunktion der Medikamente. Derzeit ist nun mal tatsächlich gesellschaftliche Norm, relevante Krankheiten mit Medikamenten – oder Operationen bzw. operationsähnlichen Eingriffen (z. B. Elektrokrampftherapie) – zu behandeln. Nach dem Motto: Wenn ich keine Medikamente brauche, dann bin ich auch nicht richtig krank bzw. dann kann es ja so schlimm nicht sein. Dieser Tenor begegnet uns nicht nur im zwischenmenschlichen Alltag immer wieder, er scheint auch in vielen Bereichen des psychiatrischen Systems und auf den meisten psychiatrischen Stationen vorzuherrschen. Eine Patientin, die keine Medikamente nehmen möchte, wird durchaus als nicht krankheitseinsichtig und infolgedessen als nicht (oder kaum) behandelbar beurteilt. Hierzu passt, dass der Wegfall von Medikationen auch bei Arbeitgebern, Behörden, Versicherern sowie Angehörigen und Vertrauenspersonen zu der Erwartung führt, dass die alten Strukturen, Muster und Gewohnheiten wieder aufgenommen werden. Ist die betreffende Person aus der Klinik entlassen, hat sie die Medikamente reduziert oder sogar abgesetzt, wird oft bei vielen Beteiligten ein Aufatmen spürbar: »Jetzt ist alles wieder gut. Endlich geht es so weiter wie immer, so, wie wir es gewohnt sind.« Dies ist aus unserer Erfahrung fast immer ein Trugschluss. Das ist den meisten direkt betroffenen Personen auch selbst bewusst und der Gedanke ist nachvollziehbar, aber er ist dennoch ein gefährlicher Irrtum.

Es ist aus unserer Sicht ein ganz basaler menschlicher Wunsch, dass »alles wieder gut« wird. »Alles ist gut« bedeutet Normalität, Verlässlichkeit und Geborgenheit im Hier und Jetzt. Schon kleine Kinder formulieren den Wunsch als eine der allerersten Hoffnungen. Und wir als Eltern sind stets bestrebt (oder sollten dies zumindest sein), diese Hoffnung zu geben und zu erhalten: »Ist doch schon gut.« Das Streben nach und die Hoffnung auf Geborgenheit in der Normalität sind nach unserer Erfahrung tatsächlich einer der Grundsteine von Genesung. Jedoch kann kein noch so unerschütterlicher Glaube die Wirkungen von Medikamenten, persönlichen Habitualitäten, stattgefundener Lebensgeschichte oder sozialen Umständen einfach aushebeln oder überspringen. Vielmehr gilt es, die Langwierigkeit des Unterfangens Genesung auch nach dem Absetzen des letzten Krümels anzuerkennen. In einem gewissen Sinne ist es »nie wieder gut«, obwohl es andererseits auch »wieder gut« sein kann. Eine gewisse Beschädigung kann sowohl durch die fundamentalen Erschütterungen während der Psychose (= Verlust der natürlichen Selbstverständlichkeit), aber auch durch erlittene Traumatisierungen bestehen bleiben. Alle am Genesungsprozess Beteiligten sollten sich aus unserer Sicht deshalb hüten, die Hoffnung auf »Ende gut, alles gut« zu einem Anspruch werden zu lassen, zu einer Erwartung, deren Eintreten eingefordert oder deren Qualität gar von Dritten festgelegt werden könnte (i.S. eines fremdgesteuerten Lebensqualitätsmanagements). Auf diese Weise geriete – so jedenfalls unsere Erfahrung – das sensible Genesungsgebäude leicht ins Rutschen.

- Ich erzeuge so glaubhaft Normalität, dass meine Mitmenschen sich daran gewöhnen, eine Erwartungshaltung entsteht und die Ansprüche

wachsen. Verständlich. Für mich steigt der Druck, die Versagensangst und das mündet dann in Verweigerung und Rückzug. Ich kann ja auch nicht raus. Ich liebe meine Familie, ich liebe mein Leben und ich will das alles erleben. Also kein Weglaufen, kein Suizid, keine Medikamente. Der Druck steigt. Mein Job ist oft meine Rettung. Ich versuche die Gedanken in allgemein verständliche Worte zu kleiden, so entsteht zumindest die Illusion von Ordnung in meinem Kopf, in dem sich bei Irritationen Dutzende Fässer öffnen, in jedem ein Dschinn, der Wissen, Weisheit und Ideen bereithält. Nur ist durch das Durcheinander der Dschinns kein Verstehen möglich. Es sind keine Stimmen im Stimmensinne. Mehr Gedanken, Ideen, Eindrücke und Erinnerungen und dergleichen. Ich brauche dann wahnsinnig viel Zeit für alles. Zwischen den Begegnungen mit Menschen, besonders, je näher sie mir sind, muss ich Leerlauf haben, damit mein Kopf sich leerlaufen kann. Ich brauche Routinen für meine Sicherheit, die aufrechtzuerhalten mich aber wahnsinnig viel Disziplin und Kraft kosten. Routinen müssten bestenfalls meine sein, nicht die von Menschen um mich herum. Meine Zeiten, meine Geschwindigkeit, meine Reihenfolge. Ein Familienleben kann das nicht ergeben. Darum kostet mich die Familiendisziplin jeden Tag Kraft. Etwas nicht zu wissen stört mich nicht, etwas nicht zu können ist in Ordnung. Etwas nicht zu verstehen ist dramatisch. Ich verstehe die Menschen nicht. Ihre Interaktion, die Bedeutung ihrer Worte und Gesten, ihre Gesinnung und Absichten. Je weniger ich verstehe, desto irrer wird mein Kopf. Also versuche ich Kontrolle auszuüben, wo es mir gelingt. Alles kostet Kraft, auch mein Umfeld. Ich kapsle mich ab, werde unerreichbar, mithin auch ungerecht, weil ich in meiner Unerreichbarkeit immer weniger verstehe und mich ungeliebt, unverstanden, ungesehen und vor allem angegriffen fühle. ◂
(Thelke Scholz)

Die »Sicherheit« des psychiatrischen Hilfesystems ist eben nur eine vermeintliche. Dies ist derzeit auch infolge seines Primats des Tätigseins und Behandelns noch mal verschärft. Sie benötigt zudem im Falle von Psychosen fast immer eine medikamentöse Unterstützung, einen artifiziellen »emotional wattierten Roboteranzug«, ein Moment von einer geradezu magisch verursachten, komfortablen Gefühllosigkeit. Jedenfalls ist dies in den Hochphasen von Psychosen derzeit so – obwohl: mit einer größeren Gelassenheit und einem psychotherapeutisch orientierten, das private soziale Netz einbeziehenden Vorgehen auf der institutionalisierten Begleiterseite bräuchte es deutlich seltener diese Medikamente und es gäbe bessere Genesungsverläufe (Bola, Mosher 2002; Ciompi, Hoffmann 2004; Seikkula u.a. 2006). Selbstverständlich wurde und wird sozialräumlich-medikamentöse Sicherheit nicht ohne Grund gesucht und angeboten. Schließlich ist die betreffende Person tatsächlich psychotisch, in einer schweren seelischen Krise und vollkommen bis ins Tiefste erschüttert. Da braucht es gute und gastfreundliche Orte der Genesung. Und oftmals eben auch vorübergehend eine Phase oder ein bestimmtes Ausmaß an medikamentös gewachsenem dickem Fell. Dennoch: Dies ist nicht die Normalität, sondern die Normalität in einem abgegrenzten System, welches unter Einsatz hoher personeller und finanzieller Ressourcen aufrechterhalten wird, um ein gelasseneres und vom üblichen gesellschaftlichen Anforderungsdruck freigestelltes Miteinander zu ermöglichen und sich diesem Angebot anzupassen. Ja, auch dies ist zu beachten: die Anpassungsleistung an das Angebot vonseiten des Nutzers oder der Nutzerin. Zuweilen zahlt die Person einen hohen Preis, um in diesem mehr und mehr industrialisierten System zu funktionieren. Diese Welt des psychiatrischen Hilfesystems bleibt aber künstlich und es wäre so gesehen normal, von dort – sei es nach einiger Zeit, am Abend oder nach einer Stunde – nach Hause zu gehen.

→ *Im Verlauf der Genesung wird nicht zwingend alles gut, aber es wird besser. Dies bedeutet, dass die eigene Lebensgestaltung so »normal« wie möglich wird. Der Preis für diese Normalität ist eine sorgsam dosierte Teilhabe an einem Mix von familiären, nachbarschaftlichen, beruflichen und sozialprofessionellen »Miteinandern« und Rückzügen in Freiräume nur für sich.* ←

Die Rolle der Sozialprofis

Keine Therapie, keine Klinik, unabhängig von ihrer Qualität und Notwendigkeit, kann ersetzen und leisten, was das Leben »da draußen« zu bieten hat. Das sozialpsychiatrische System sollte sich als Trainingszentrum für die Realität verstehen und sich auch als ein solches präsentieren. Ein Sozialprofi kann immer nur ein Ersatzspieler sein, ein Sparringspartner. Das Ziel dieses Ersatzspielers, so fern und unerreichbar es auch zum gegebenen Zeitpunkt zu sein scheint, muss also sein, sich überflüssig zu machen. Dies sollte die innere Grundhaltung all jener sein, denen wir, die Betroffenen, uns anvertrauen. In dem Vertrauen, dass unser Gegenüber an unserer Genesung nicht nur interessiert ist, sondern die Hoffnung daran hochhält.

Bereits in den 1940er Jahren schrieb Frieda Fromm-Reichmann in einer heutzutage etwas befremdlichen Sprache, aber mit unverändert gültigem Inhalt: »Die Heilung vieler [Schizophrener] hängt in hohem Maße davon ab, dass der Therapeut frei von konventionellen Haltungen und Vorurteilen ist. Von diesen Patienten kann und soll nicht verlangt werden, sich zu einer konventionellen Anpassung an die gewohnten Erfordernisse unserer Kultur leiten zu lassen, noch weniger zu dem, was der Therapeut glaubt, daß diese Erfordernisse sind. Der Therapeut sollte wissen, daß seine Rolle bei der Behandlung zu Ende ist, wenn diese Menschen imstande sind, selbst ohne Verletzung ihrer Mitmenschen ihre eigenen Quellen der Befriedigung und Sicherheit zu finden, unabhängig von der Zustimmung unserer Nachbarn, ihrer Familie und der öffentlichen Meinung. Solch eine Haltung ist erforderlich, weil in der Regel die Heilung eines Schizophrenen nicht in der Umwandlung der schon vor der Krankheit bestehenden Persönlichkeit besteht. (...) [Ich] bin überzeugt, dass viele Schizophrene gesund werden könnten, wenn das Ziel der Behandlung im Sinne der Bedürfnisse der schizoiden Persönlichkeit und nicht im Sinne der nicht-schizoiden Persönlichkeit verstanden würde, und auch nicht im Sinne des nicht-schizophrenen, konformistischen ›guten Staatsbürgers‹, des Psychiaters.« (Fromm-Reichmann 1959, S. 206 f.)

Menschen können auch von schwersten »chronischen Verläufen« genesen; nach vielen Jahren der Krankheit erreichen sie ein zufriedenes Leben und ein solides Maß an sozialer Funktionalität. Von »lebenslang krank« oder »unheilbar« kann und darf folglich keine Rede sein. Vielmehr sollte von schwierigen, mühsamen oder langwierigen Genesungsverläufen gesprochen werden. Bereits 1988 zeigte Courtenay M. Harding in ihrer Analyse verschiedener Langzeitstudien zur Genesung von Psychosen, dass deren Verlauf kaum vorhersagbar ist: »Der heutige Stand der Forschung erlaubt Ärztinnen und Ärzten nicht, vorherzusagen, wer sich in Richtung Genesung wendet und wer nicht« (Harding 1988, S. 641, eig. Übers.). Daran hat sich im Wesentlichen nichts geändert (»Genesungsförderliche psychosoziale Faktoren«, siehe S. 213 f.). Uns ist bewusst, dass das viel verlangt ist. Dass das Aushalten des vermeintlichen Stillstandes des Betroffenen eine der schwierigsten Aufgaben für Sozialprofis ist, ganz zu schweigen von den Angehörigen und natürlich den Betroffenen selbst. Dieser Stillstand ist aber möglicherweise nur ein vermeintlicher. Ob wir unser Gegenüber durch unsere Worte und Taten erreichen, ob wir etwas damit auslösen, gut oder schlecht, auch das können wir nicht wissen. Genesung bleibt eine gemeinsame Suchbewegung, ein geduldiges und gelassenes Ausprobieren und Herantasten. Gerade darum brauchen wir gute Netzwerke auch über die Grenzen des psychiatrischen Systems hinaus. Geduld und Gelassenheit aufzubringen fällt sicherlich allen Beteiligten leichter, wenn sie in gutem Austausch miteinander stehen. Auch und besonders in Zeiten der Krise.

Krisen werden in der gegenwärtigen Praxis meistens in stationären, klinischen Zusammenhängen ausgehalten und überwunden. Dies mag zuweilen notwendig sein, aber dennoch wäre eine ambulante Versorgung nachhaltiger. Schließlich sind Krisen – allgemein gesprochen – Ausdruck eines Mismatchs von Anforderungen des Lebensalltags und Fähigkeiten des Betreffenden. Die neu zu gewinnende Passung muss sich also gerade im privaten sozialen Netz bewähren. Stationäre Aufenthalte führen deshalb nach unserer Erfahrung nicht immer zur Bewältigung der akuten Krise, sondern zuweilen auch nur zu einer erhöhten Medikation, womit dann der Mismatch und die Anforderungen schlichtweg weniger gespürt und deshalb scheinbar besser ausgehalten werden können. So kann es durchaus passieren, dass der oder die Betreffende sich erst nach dem stationären Aufenthalt auf die Suche nach Lösungen, Alternativen und Strategien machen kann, um mit diesem Mismatch umzugehen. Dies kann durch eine zu hohe Medikation sogar erschwert werden. Insofern plädieren wir für eine Stärkung aufsuchender und kleinräumig-ambulanter Hilfsangebote auch im Krisenfall.

Aus unserer Sicht ist es deshalb wichtig, im Sinne einer bedürfnisangepassten Behandlung, das private soziale Netz in den Genesungsprozess einzubeziehen (Offene Dialoge / Open Dialogue bzw. Netzwerkgespräche, Familientherapie). Diesen Ansätzen ist gemeinsam, dass besonders zu Beginn einer Krise – aber eben auch im weiteren Verlauf mit dann größeren (bedürfnisangepassten) Abständen – regelmäßige Versammlungen möglichst vieler Beteiligter stattfinden. Teilnehmen sollten auf Einladung der betreffenden Person, abgesehen von ihr selbst, möglichst alle relevanten Personen des privaten und etablierten oder zu etablierenden professionellen Netzes. Die Versammlungen finden an einem Ort statt, den der oder die Betreffende bestimmt, bestenfalls auch mal in seinen oder ihren Wohnräumen. In den Versammlungen werden alle Themen und therapeutischen Aktivitäten gemeinsam besprochen und geplant. So braucht außerhalb dieser Versammlungen nicht »über« die betreffende Person geredet werden, sondern jede einzelne psychosoziale Maßnahme,

Therapie und private Begegnung kann sich ganz auf das Hier und Jetzt und die jeweils eigene Geschichte der jeweils Beteiligten mit der betreffenden Person konzentrieren. Außerdem geht es darum, Unsicherheiten gemeinsam auszuhalten und die Verantwortung zu teilen. Auf diese Weise wird das private soziale Netz bis hin zur Nachbarschaft entlastet und die betreffende Person kann wieder Zugang zu eigenen Ressourcen erhalten, eigene Lösungswege erkennen und den Prozess der Genesung in Gang bringen. »Die Wirksamkeit eines psychotherapeutischen Zugangs erhöht sich dadurch deutlich und die Notwendigkeiten von Medikation und Hospitalisierung sinken« (Aderhold, Greve 2004, S. 5).
Noch eine dritte Perspektive ist unserer Auffassung nach unverzichtbar: nämlich die Unterstützung anderer Betroffener, der Peers. Die Genesung von Psychosen, also der Schritt von der exklusiven in die sozial geteilte Realität hängt maßgeblich von der *Mit*teilbarkeit der psychotischen Erfahrung ab (Schlimme, Brückner 2017). Die Sprachbarriere lässt sich nach unserer Erfahrung mit Peers oder psychoseerfahrenen Profis leichter überwinden. Ein Leidensgenosse oder eine Leidensgenossin wird meine Schweigsamkeit möglicherweise besser ertragen, da er oder sie die Sprachlosigkeit aus eigener Erfahrung kennt. Ein Peer in einer Teamsitzung wird mit Sicherheit durch seine bloße Anwesenheit die Sprache der studierten Kolleginnen verändern. Durch Sprache verändern sich bekanntlich das Denken und schließlich auch das Handeln. Aus der »Psychose von Zimmer 9« wird plötzlich »Frau Meyer«, aus dem »Schreihals« wird »Herr Schmidt«. Diese Umstellung ist zunächst ungewohnt und anstrengend für die Profis, auch das haben wir erfahren. Gleichwohl ist der Nutzen deutlich spürbar, schon anhand der zunehmenden Wertschätzung den Betroffenen gegenüber.

▸ In einer solchen Besprechung war ich als Peer anwesend, als es um eine Klientin ging, die »sich nur versorgen lassen wolle«, man sei doch aber kein »bezahlter Freundschaftsbeschaffungsdienst«. Die Überlegung stand im Raum, die Klientin aus der Betreuung zu entlassen. Mein Eindruck war ein anderer. Ich stellte den Kolleginnen und Kollegen die Frage, warum genau diese Klientin denn so gut zurechtkomme? Ob das nicht vielleicht an den regelmäßigen Besuchen liegen könnte, auf die sie so gut vorbereitet sei? Ich hatte Bedenken, dass die Klientin ihre wirklich beachtliche Disziplin und damit ihre soziale Funktionalität nicht würde aufrechterhalten können. Ich war sicher, dass sie mit etwas mehr Routine, wenn ihre Handlungsweisen fester eingespielt wären, ihre Betreuung von allein aufgeben würde. Was schließlich daraus wurde, weiß ich leider nicht. Allerdings war dies für mich der Beginn meiner Hellhörigkeit, wenn Klienten oder Patienten »abgeholt werden« sollen. ◂ (Thelke Scholz)

Wenn von Profis Erwartungen an die Betroffenen gestellt werden, die bisweilen in der Welt der Betreffenden selbst jenseits aller Vorstellungskraft liegen, dann sind Verständigungsprobleme meist so nachvollziehbar wie überflüssig. Es gibt erstaunlich gute Erfahrungen mit Peerarbeit in der Psychiatrie, und wir sind überzeugt, dass das beste Regulativ für die Arbeit mit Menschen in psychischen Krisen Menschen mit psychischer Krisenerfahrung und deren Angehörige sind. Niemand kann erwarten, dass die so unterschiedlichen Perspektiven von einem Sozialprofi in Personalunion eingenommen werden können. Obwohl es das natürlich gibt: Profis, die selbst psychoseerfahren oder Angehörige von psychoseerfahrenen Personen sind. Dennoch ist es auch dann nicht immer sinnvoll, als all-perspektivische Person im konkreten Miteinander in Erscheinung zu treten. Schließlich geht es um Respekt für die Perspektive des Betreffenden und nicht um die Großartigkeit irgendeiner anderen Person. Keine dieser Perspektiven ist verzichtbar. »Wenn Menschen, die als chronisch krank betrachtet wurden, wieder genesen können, wenn Psychiatrieerfahrene, psychiatrische Fachkräfte und Angehörige sich gegenseitig als Experten anerkennen und die eigene Erfahrung von seelischen Erschütterungen zur Berufskompetenz wird, (...) kann sich [die Psychiatrie] nicht länger nur als eine Disziplin verstehen, in der Fachpersonal den ›Kranken‹ Behandlung und Betreuung anbietet. Psychiatrie wird zu einem Feld der Begegnung, in dem Medikamente nicht das erste Mittel der Wahl sein dürfen, in dem sich Betroffene, Fachkräfte und Angehörige gemeinsam auf den Weg machen.« (Utschakowski u. a. 2016, S. 12)
Viele Profis, Angehörige und Betroffene stehen dem ganzen Unterfangen einer Reduktion oder gar Genesung mit Unverständnis und massiver Skepsis gegenüber. Während ihre Skepsis, oft durch Erfahrungen unterlegt, ganz reale Herausforderungen widerspiegelt, ist Unverständnis bei allem Respekt für die jeweilige Sicht der Dinge durch keinerlei wissenschaftliche Studien gerechtfertigt. Im Gegenteil, wie wir im Kapitel »Alternativen entwickeln«, ab S. 104, argumentiert haben, ist Unverständnis eher insofern angebracht, dass wir keine verbreitete Praxis des Begleitens der Genesung mit musischen Therapien, Körper- und Psychotherapie sowie vorsichtig minimalem Medikamenteneinsatz in Krisen und Hochphasen von Psychosen bzw. Medikamentenreduktion nach

diesen Krisen durch alle Profis haben. Da es die Profis selbst sind, die die Praxis definieren und betreiben, ist ein Fremdverschulden letztlich auszuschließen. Der Verweis auf institutionelle Zwänge oder betriebswirtschaftliche Notwendigkeiten mag berechtigt sein, um eine gewisse Holprigkeit der Veränderung der eigenen Praxis zu rechtfertigen. Die Dynamik der Industrialisierung des psychiatrischen Versorgungssystems ist dermaßen groß, dass Widerstand einzelner Akteure schwierig und zunehmend nur gegen Strukturbrüche im System möglich wird. Ernsthafte Argumente dürfen dies dennoch nicht sein, schließlich kann es aus der Sicht der Sozialprofis nicht um die Gewinninteressen einer sich zunehmend industrialisierenden Psychiatrie gehen, sondern nur um die Genesung von Tausenden Personen. Gleichwohl gibt es in diesem System immer noch an vielen Stellen sehr humane Begleitung und Behandlung. Dies kann man aus unserer Sicht den entsprechenden Profis nicht hoch genug anrechnen. Dennoch wären solche »Widerstandsnester« gegen die Dynamik des Industrialisierungsprozesses auf verlorenem Posten, wenn ... ja, wenn nicht was?

Genesung in Gesellschaft

» Wir gewinnen ein Verständnis von Gesundheit nicht als Abwesenheit von Krankheit, sondern als denjenigen Prozess, in dem der Einzelne sein Gefühl der Kohärenz (in dem Sinne, dass das Leben verständlich, bewältigbar und sinnvoll ist), seine Funktionsfähigkeit im Angesicht von Veränderungen und seine Beziehungen mit seiner Um- und Mitwelt aufrechterhalten kann. « (Antonovsky 1987, S. 15, eig. Übersetzung)

Aaron Antonovsky beschreibt Gesundheit als Kontinuum, in welchem der Mensch sein Leben mehr oder weniger als vorhersagbar oder erwartbar wahrnimmt. Und in dem es ihm möglich ist, mit den gegebenen Umständen umzugehen und in seinem Leben (und Leiden) eine Bedeutung erkennen zu können. Genesung ist also nicht nur abhängig von den inneren Faktoren, z. B. von der psychischen Widerstandsfähigkeit (Resilienz), sondern auch von äußeren Gegebenheiten, etwa gesellschaftlichen Strukturen, und wie gut es möglich ist, diese äußeren Faktoren mit den eigenen Voraussetzungen handhaben zu können.

Versuchen wir, die Genesung von Psychosen anhand dieser Definition einzuordnen. Wenn ein Mensch in seiner exklusiven Realität eingesponnen ist, sind die automatische Verkörperung und der kognitive Zugang zur sozial geteilten Realität abgeschnitten. Die betreffende Person kann ihre soziale Lebenswelt, deren Regeln und Regelmäßigkeit nicht (mehr) automatisch in sich aufrufen und konstellieren. Sie kann sie dann auch nicht mehr (ohne genaueres Nachdenken) wahrnehmen und ausüben. Also kann sie diese Umwelt auch nicht vorherahnen, geschweige denn vorhersehen. Sie kann sich nicht auf logische (gemeinschafts- bzw. gesellschaftstypische) nächste Schritte einstellen. Sie kann letztlich die sozial geteilte Realität nicht meistern, sie kann nicht angemessen darauf reagieren, es gibt für sie keinen adäquaten Umgang mit ihrem Umfeld. Einen Sinn in dieses Chaos, diesen Bedeutungsüberschuss, dieses »Martyrium der Schlüsselreize«, bringt bisweilen einzig und allein die Psychose. (Dies ist ein weiterer guter Grund, die Psychose nicht unkenntlich zu machen durch überdosierte Medikamente, sondern ihre eigene Sinnhaftigkeit zu erkennen, wahrzunehmen und als nicht psychoseerfahrene Person von ihr zu lernen.) Wenn es um Genesung von Psychosen geht, geht es immer wieder um die *Mit*teilbarkeit des exklusiven Erlebens, um die »Inseln der Klarheit«. Es geht darum, inwiefern es dem Umfeld gelingt, diese Inseln als Chance wahrzunehmen und als Möglichkeit zum Kontakt. Innere und äußere Umstände sind eng verwoben, Genesung kann nicht als isoliertes Individuum geschehen. Ob sie gelingt, ist wesentlich davon abhängig, inwiefern das private soziale Netz diesen Prozess zulassen und bestenfalls unterstützen kann. Das Recoverykonzept geht davon aus, dass in jedem Menschen die notwendigen Schlüssel zur Genesung angelegt sind. Es beschäftigt sich damit, wie die persönlichen Ressourcen der Betroffenen gestärkt werden können. Recovery bedeutet nicht, »zu einem ›prämorbiden‹ Zustand zurückzukehren. Stattdessen geht es um persönliches Wachstum und um die Überwindung der häufig negativen persönlichen und gesellschaftlichen Auswirkungen davon, eine Diagnose zu erhalten, besonders in Verbindung mit einer traditionell negativen Prognose.« (Amering, Schmolke 2012, S. 25) Es geht darum, dass die Betreffenden ein authentisches, ja ein zufriedenes und selbstbestimmtes Leben führen können, gemäß ihren inneren und äußeren Möglichkeiten, und wie ein solches Leben erreicht werden kann.

Wir verstehen ein authentisches Leben als eines, welches sich im Einklang mit den tiefsten und fundiertesten eigenen Interessen befindet. Und bereits das Verfolgen derselben auch unter widrigen äußeren und inneren

Verfassungen (wie z. B. psychischen Störungen), das Sich-auf-den-Weg-Machen zu den eigenen Wünschen und Träumen birgt Genesung in sich (vgl. SCHLIMME 2017). Was einen Menschen letztlich zufrieden und authentisch leben lässt, können wir nicht wissen. In jedem einzelnen Menschen selbst, davon sind wir überzeugt, liegt die Antwort auf diese Frage. Die ewige Sinnsuche der Menschen ist also eher individuell zu beantworten als gesellschaftlich. Gleichwohl können wir als soziale Wesen diese Suche nur gemeinschaftlich angehen.
Ein authentisches Leben unterliegt, ganz abgesehen von körperlich-materiellen Gegebenheiten, spezifischen Grenzen und Gesetzen der Mitwelt und Kultur, in der wir leben. Mein individuelles Streben nach Authentizität soll meine Mitmenschen möglichst wenig negativ beeinträchtigen. Aber natürlich muss ich meine ureigensten Interessen zunächst einmal erkennen und benennen. Dazu brauchen wir die Fähigkeit, uns mit unseren Bedürfnissen auseinanderzusetzen und sie anschließend auf Realisierbarkeit zu prüfen bzw. sie dahingehend anzupassen. Unter dem Einfluss von Psychopharmaka ist dies schlechterdings kaum möglich, denn es fehlt an Konzentrations- und Reflexionsfähigkeit sowie an Zugang zu den eigenen Gefühlen, Sehnsüchten und Wünschen. Um sich an diese Zielsetzung heranzutasten, brauchen die Betreffenden einmal mehr gelassene Begleiterinnen und Begleiter, die gleichsam als »ausgelagertes Gehirn« und Gedächtnis die mühsam errungenen Erkenntnisse speichern und abrufen können. Was unserer Erfahrung nach in den seltensten Fällen zielführend ist, ist ein Hilfeplan im heutzutage üblichen Sinne, der, in der Regel fremd formulierte, Ziele setzt, die sichtbare, messbare Fortschritte fordern, wo es um Wohlbefinden und Stabilität gehen sollte. Wir haben schon benannt, dass Menschen mit Psychosen oft unter einem inneren 130-Prozent-Anspruch leiden (siehe S. 176). Ihnen ist also kaum damit gedient, Ergebnisse liefern zu müssen. Vielmehr sollte sensibel ausgelotet werden, wie das Leben der Betreffenden jetzt gerade zufriedener gestaltet werden kann, wie ihr Wohlbefinden in der aktuellen Situation gesteigert oder eben gesichert werden kann. Die Fähigkeit, den eigenen Weg zur Authentizität einzuschlagen, sollte gefördert und wenn möglich auch durch das engere soziale Umfeld Schritt für Schritt begleitet werden. Bestenfalls mit dem nötigen Maß an innerer Gelassenheit. Die Möglichkeit muss geschaffen werden, an der »Welt da draußen« (= der sozial geteilten Realität, privates soziales Netz) den eigenen Bedürfnissen gemäß teilnehmen zu können.

Nun stellt sich für die Gesellschaft und den Betreffenden ein erhebliches Problem: Wenn ein Mensch im Rollstuhl sitzt, ist offensichtlich und logisch, dass er keine Treppen steigen kann und infolgedessen Rampen und Fahrstühle benötigt. Es ist auch gang und gäbe (oder sollte es zumindest sein), dass wir den Sitzplatz in der Bahn z. B. älteren Menschen oder schwangeren Frauen anbieten. Die Bedürfnisse psychisch kranker Menschen sind weder offensichtlich noch können sie diese immer adäquat artikulieren. Wie sehen die unüberwindlichen Treppenstufen und wie die gangbaren Rampen für psychoseanfällige Personen aus? Und sogar wenn die Bedürfnisse und gangbaren Wege offensichtlich zu sein scheinen, braucht es viel Geduld und eine Menge Kampfgeist, diese Wege (mit ihnen) zu gehen. Barrierefreiheit ist ein ziemlich neuer Begriff. Dass Rampen und absenkbare Busse normal wurden, ist nicht lange her. Dass Barrierefreiheit sich inzwischen auch in der Sprache zeigt (»Leichte Sprache« z. B. in Behörden und Vereinen), steckt quasi noch in den Kinderschuhen. Auch dieses Buch ist ein solcher Versuch des barrierefreien Gesprächs, des Entwickelns einer gemeinsamen Gesprächsebene von Betroffenen, Angehörigen und Profis über ein Thema, in dem sie alle auf ihre Weise Experten sind. Leider sind solche gangbaren Wege im Miteinander mit psychoseerfahrenen und psychoseanfälligen Menschen oftmals gesellschaftlich stigmatisiert und nicht freigeräumt. Aber genau um diesen Freiraum im respektvollen Miteinander geht es.

Ein Mensch in einer akuten Psychose ist vielleicht noch als solcher zu erkennen, was aber können wir ihm anbieten? Das haben wir nicht gelernt, dafür gibt es keine Regeln. Die Bedürfnisse der Betreffenden sind so vielfältig wie schwer nachvollziehbar. In einem Artikel über authentisches Leben beschreibe ich [J.S.] den Fall einer Frau, die sich zeitweise nur sicher fühlen konnte, wenn ihr ein Sitzplatz zur Verfügung stand (Schlimme 2017). Es handelte sich um eine junge Frau, nicht schwanger. Wir können ihr die Not aller Wahrscheinlichkeit nach nicht ansehen. Hier wird das Dilemma deutlich, in welchem Betroffene sich befinden: Sie könnten eher und besser am Leben teilnehmen, wenn ihre Bedürfnisse erfüllt werden würden. Dafür müssten sie jedoch ihre soziale Tarnung aufgeben, sich entblößen und ihre Verletzbarkeit, ihre wunden Punkte sichtbar machen. Nun könnte man einwenden, dass ein Mensch im Rollstuhl diesen Umstand auch nicht verbergen könne. Das ist völlig richtig. Gleichwohl ist er kaum genötigt, Grund oder Ursache für diese Bedürfnisse zu benennen. Dass er eine Rampe braucht, können wir sehen. Warum er nicht gehen kann, wird man im Bus vermutlich nicht fragen.

▸ Wenn ich das Bedürfnis nach einer Fluchtmöglichkeit habe, und also in der Bahn direkt an der Tür stehen bleibe, wird man mich als störend wahrnehmen. Man wird mich brüskiert anrempeln und lautstark auffordern, dass ich doch nach hinten durchgehen solle. Nun könnte ich vielleicht noch jedem neu zusteigenden Fahrgast mitteilen, dass ich diese Fluchtmöglichkeit brauche. Diese Vorstellung allein ist schon merkwürdig, aber die Reaktionen der Mitfahrer wären sicherlich ähnlich verstörend, wie auf die Fluchtmöglichkeit verzichten zu müssen. Man kann die Kommentare förmlich hören: »Blödsinn, hier kommen alle raus.« »Dann fahr halt nicht mit der Bahn.« »Was für ein Freak bist du denn?« »Bei der Luft hier möchte ich auch fliehen können.« Auch nicht besser wären sicherlich wohlmeinende Nachfragen wie: »Oh, was ist Ihnen denn passiert?« ◂ (Thelke Scholz)

Es stellt sich also die Frage, wie können wir ihm begegnen, diesem unausgesprochenen, unsichtbaren Bedürfnis? Was können wir tun, welche Haltung brauchen wir in unserer Gesellschaft, um die Freiheit der Betreffenden zu steigern? Die Möglichkeit, wieder ein Teil der Gesellschaft zu sein, wird unseres Erachtens nicht hauptsächlich durch die innere Disposition der Betreffenden verhindert, sondern vielmehr durch äußere Umstände behindert. Diesen äußeren Umständen werden wir uns im nächsten Kapitel zu nähern versuchen, in der Hoffnung, Denkanstöße geben zu können für ein gutes Miteinander, in welchem Genesung möglich ist.

Soziale Rolle und Genesung

Im Zuge der Auseinandersetzung mit Genesung und Authentizität fällt immer wieder der Begriff der *sozialen Tarnung:* Für das Leben im gesellschaftlichen, privaten und beruflichen Miteinander ist ein gewisses Maß an Tarnung, im Sinne schützender Zurückhaltung von persönlichen Informationen notwendig. (Schließlich stellt sich z. B. der neue Abteilungsleiter auch nicht mit der Information vor, dass er hoch verschuldet ist.) Wir alle übernehmen in der uns umgebenden Gesellschaft ganz selbstverständlich die uns zugewiesenen und mit Handlungsanweisungen bestückten Rollen. Diese Rollen haben wir von frühester Kindheit an erlernt und verinnerlicht, ihre Handlungsanweisungen haben wir habitualisiert. Wir müssen also meist nicht darüber nachdenken, »was

sich gehört«. Sich in einer bekannten Situation angemessen verhalten zu können, ist folglich relativ normal und erwartbar. Psychisch kranke Menschen müssen sich natürlich ebenso tarnen, wie es gesunde (oder augenscheinlich gesunde?) Menschen auch tun. Während einer Psychose verschwindet diese Fähigkeit aber ganz oder zumindest vorübergehend. Die sozial geteilte Realität tritt in den Hintergrund und damit auch die allgemein gültigen Verhaltensregeln. Diese müssen im Zuge der Genesung erst mühsam wieder »gültig gestempelt« werden, sie müssen oft erneut und ganz bewusst erlernt und eingeübt werden (»Wie funktioniert eigentlich Genesung von Psychosen«, ab S. 15).
Es erklärt sich von selbst, dass Menschen sich nur schwer an Regeln zu halten vermögen, deren Notwendigkeit sie nicht erkennen. Wenn wir die Realität unseres Umfeldes nicht teilen, also kein Teil dieser Welt sind, wie sollen wir deren Regeln anerkennen, geschweige denn befolgen? Eine herkömmliche soziale Tarnung (im Sinne des Rollenverständnisses) ist in akuten Krisenzeiten kaum aufrechtzuerhalten. Auch über die Krise hinaus bleibt Tarnung ein Vorgang, der gleichermaßen bewusst überlegt, trainiert und ausgeführt werden muss (vgl. SCHLIMME, BRÜCKNER 2017). Unserer Erfahrung nach ist es hilfreich, diese Verhaltensweisen in sicheren Zeiten möglichst gut einzustudieren. So besteht zumindest die Möglichkeit, dass sie sich auch im psychotischen Erleben abrufen lassen. Normalität kann von den Betreffenden dann wie von einem Schauspieler gespielt werden und so ein gewisses Maß an schützender sozialer Tarnung bieten. Wir haben schon angedeutet, dass es sich um ein sensibles Gleichgewicht handelt zwischen sozialer Tarnung und Authentizität. Denn natürlich ist niemandem damit geholfen, wenn er sich fortwährend verstecken und verstellen soll. Wir meinen mit sozialer Tarnung kein sich selbst verleugnendes Verhalten, sondern einen bewusst herbeigeführten Puffer zwischen der sozial geteilten und der exklusiven Realität. Also ein Verhalten, das es den Betreffenden gleichzeitig erlaubt, ihren Bedürfnissen gerecht zu werden und sich dabei so wenig wie möglich bloßzustellen. Letztlich also ein ganz normales soziales Rollenverhalten, wenn es vielleicht auch (zunächst) seltener ganz automatisch abläuft. Grenzen zu setzen, also das eigene Innere zu beschützen, ist für Betroffene oft eines der grundlegenden Probleme. Wenn der Schutz dieser tarnenden Rolle nicht mehr greifen kann, weil der oder die Betreffende den Bezug zur sozial geteilten Realität (und damit zu den geteilten Regeln) verloren hat, befindet sich die Person meist bereits in einer Krise. Darum gilt es für die Betreffenden, schon lange vor der Krise eine solch tarnende Rolle zu

erarbeiten, um sich eben nicht fortwährend erklären zu müssen. Weil diese Erklärungen, und sei es nur das Benennen der Krankheit, in der Regel weitere Nachfragen zur Folge haben.

▶ Wenn ich mein Verhalten erklären muss, wird es schwierig. Gebe ich meine Tarnung auf, benenne z. B. meine Diagnose, werde ich normalerweise mit einer Reihe Fragen konfrontiert. Das stellt mich auf eine harte Probe. Es ist ein schwieriges Unterfangen, die Balance zu halten zwischen meinem persönlichen Schutz und den gängigen Umgangsformen. Ich habe mich fragen lassen müssen, ob zu befürchten sei, dass ich »plötzlich mit einem Messer um mich steche«. Aus einem Wahn heraus, versteht sich. Ich wurde mitten in einer Boutique gefragt, ob ich denn ein Trauma erlitten hätte. Und welches? Oder ist es genetisch, sind in meiner Familie alle krank? Besonders oft werde ich bis heute gefragt, warum ich denn berentet sei. Das hätte mein Gegenüber schließlich auch gern. Eine Rente schon seit dem 25. Lebensjahr. ◀ (Thelke Scholz)

Anhand solch unbeholfener Fragen wird die Unsicherheit auf beiden Seiten besonders deutlich. Freundlich und wohlwollend gemeint, oft von ehrlichem Interesse gezeichnet, werden sie von Betroffenen dennoch als übergriffig empfunden, als verstörend und kränkend. Deutlich wird auch: Es gibt keine »gängigen Umgangsformen« für den Umgang mit psychisch kranken Menschen. Hier sollten wir ansetzen. Um Barrierefreiheit auch für psychisch kranke Menschen zu ermöglichen, braucht es Aufklärung und Information. Sie kann nur im Miteinander entstehen, im täglichen »Sehen und Gesehenwerden« und natürlich auch im »Sich-sichtbar-Machen«. Dass Letzteres für Betroffene heikel ist, haben wir schon angedeutet. Das kritische Moment dabei liegt nicht nur in der Verwundbarkeit der Betreffenden und deren Schwierigkeiten, sich selbst und anderen Grenzen zu setzen. Es liegt auch und besonders im Umgang der »anderen« mit psychisch kranken Menschen. Warum aber ist das so? Offensichtlich andersartiges Verhalten irritiert uns, es stört den Alltag. Menschen und deren Verhaltensweisen, die wir nicht oder nur selten erleben, können kaum zu unserer Normalität gehören. Es gelingt nur schwer, sich an derart seltene Besucher zu gewöhnen. Dabei träfe sich genau dieser Umstand eigentlich ganz gut, denn die Betreffenden selbst fühlen sich schließlich auch irritiert von der Welt um sie herum. Den Irritationen auf beiden Seiten gemeinsam sind die Unsicherheit und das Unbehagen, welches aus einer Verständigungslosigkeit resultiert. Die Betroffenen verstehen die sozial geteilte Realität nicht so wie die augenscheinlich Gesunden, denen es gar nicht auffällt, wie unterschiedlich – auch untereinander – sie die gemeinsame Realität erfahren. Und dennoch oder vielleicht auch deshalb wissen sie nicht, wie sie mit den Eigenarten der Betroffenen umgehen sollen.

Kaum etwas löst schließlich mehr Befremden, Befangenheit und Ängste aus als das Unbekannte, Ungewohnte. Ein guter Ansatz, um Irritationen zu minimieren, wäre also, wenn jeder in seiner Lebenswelt mehr Irritationen zulassen würde. Dies ist nicht widersprüchlich, sondern löst sich in der persönlichen Begegnung als aushaltbare Unsicherheit auf. Es ist der persönliche Kontakt, der Unsicherheiten zeigt, anerkennt und damit abbaut. Bestehende Etiketten werden auf diese Weise besonders wirksam hinterfragt und aufgelöst (Amering, Schmolke 2012). Dies kann sogar auf dem Umweg der indirekten Begegnung gelingen, beispielsweise durch die Lektüre von Erfahrungs- und Lebensberichten, die die verständlichen Aspekte der psychotischen Erfahrungen hervorheben (Buck-Zerchin 2005; Wirtz 2018). Noch besser ist freilich der persönliche Kontakt. Wenn also Peers Aufklärungsarbeit anbieten, z. B. an Schulen und Universitäten, in Betrieben und Ausbildungsstätten, können solche Irritationen gemeinsam ausgehalten und anerkannt werden. Inzwischen gibt es gute Initiativen hierzu, jedoch bei Weitem nicht genug.

Auch eine größere Transparenz des psychiatrischen Systems wäre hilfreich, also bessere Informationen für Betroffene und deren Angehörige zu spezifischen Angeboten und über die Rechte, diese zu nutzen oder sie abzulehnen. Wichtig wäre außerdem eine bessere Durchlässigkeit des psychiatrischen Systems. Damit meinen wir, dass besser gefördert werden sollte, das System zu verlassen, um auf eigenen Beinen zu stehen und am »echten Leben« teilzunehmen. Hier gibt es seitens der Krankenkassen, Kliniken und Träger reichlich Handlungsbedarf. In allen Institutionen lauert immer auch die Gefahr des »Mitnahmeeffekts«. Neue, zunächst gut gemeinte Hilfestrukturen, die das authentisch-selbstbestimmte Leben der (vorübergehenden) Nutzer unterstützen, institutionalisieren sich mehr und mehr, bis sie schließlich mehr auf den Selbsterhalt denn auf ihre ursprüngliche Aufgabe zielen. Besinnt sich die Institution in einem eigenen Reform- und gegebenenfalls auch Auflösungsprozess nicht auf ihre ursprüngliche Aufgabe, drohen Mitnahmeeffekte im Interesse von Institutionen- und Machterhalt, Arbeitsplatzsicherung oder schlicht aus Tradition. Solche Gefahren finden sich auch in der psychiatrischen Versorgungslandschaft. Und genau an dieser Stelle schließt sich ein weiterer Argumentationskreis. Alle psychiatrischen Sozialräume sind eben nur ein

Biotop, ein Trainingszentrum, und deren Akteure sind nur Ersatzspieler. Das Leben findet in der Gesellschaft statt. Mit ganz normalen und deshalb immer schon verschiedenen Menschen und im Alltag.

Interessant ist, dass Menschen, die an Psychosen leiden, in sogenannten Entwicklungsländern bis in die 1980er Jahre hinein eine ziemlich gute Chance hatten, zu genesen. In einer Studie der Weltgesundheitsorganisation (WHO) aus dem Jahre 1979 zeigte sich, dass bei Teilnehmern aus eben diesen Ländern häufiger gute Verläufe zu beobachten waren. »Unbenommen all dieser Einschränkungen ist es wahrscheinlich, dass der Verlauf der Schizophrenie in den verschiedenen Zentren tatsächlich unterschiedlich ist und dass der Verlauf der Schizophrenie in den weniger entwickelten Lländern weniger schwerwiegend ist als in den weiter entwickelten Ländern.« (WHO 1979, S. 370, eig. Übers.) Diese Beobachtung, die wiederholt bestätigt wurde und die dem steten Rückgang der Genesungsraten in den industrialisierten Ländern seit den 1950er Jahren entspricht (Jääskeläinen u. a. 2013), wirft natürlich Fragen auf. Mögliche Erklärungen wären unter anderem, dass in diesen Ländern nur begrenzte Plätze in psychiatrischen Kliniken zur Verfügung stehen, nur wenig Neuroleptika verschrieben werden. Aus diesem Grund bleiben die Betreffenden meist in ihrem sozialen Umfeld (gruselige Ausnahmen beispielsweise von Ankettungen besonders auffällig sich verhaltender psychisch Kranker sind hingegen kein Argument gegen diese Regel, sondern eher als Bestätigung der Ausnahmen anzusehen). Dort durchleben sie ihre Psychose ohne Medikamente, aber in gewohnter Umgebung, mit vertrauten Menschen, sie bleiben dabei, werden nicht (sofort) isoliert. Sie sind also sichtbar, spürbar und erlebbar, sie bleiben ein Teil des Alltags, auch für ihr Umfeld. In den genannten Studien wird die präzise Erforschung der Ursachen für die unterschiedlichen Verläufe angeregt, gleichzeitig werden folgende mögliche Ursachen benannt: unterschiedliche familiäre Bindungen und Strukturen, die Einbeziehung der Familien von Betroffenen durch die Sozialprofis und besondere Belastungen für psychisch verletzliche Personen in einer hoch industrialisierten Leistungsgesellschaft.

Hinzu kommt die Kultur der ständigen, ja, industrialisierten Selbstoptimierung in den Industrieländern. Wir sind angehalten, uns fortwährend zu verbessern und an unseren Schwächen zu arbeiten. Die Ruhelosen hasten zum Yoga, während die Phlegmatischen sich zum Ziel coachen lassen. Die Leidtragenden dieser Entwicklung sind die sogenannten Minderleister, die sogenannten Kranken und Schwachen. Warum muss ich um meine Rente bangen, wenn ich ein stabiles Leben erreicht habe (und dies mithin unter dem Schutz der Rente)? Warum muss ich als Mensch mit psychischer Erkrankung »da abgeholt werden, wo ich bin«? Kann ich nicht einfach da bleiben, wo ich mich gerade befinde? Immerhin ist es schon eine Leistung, wenn es nicht schlimmer wird, wenn ich nicht in eine Krise gerate, wenn ich nicht wieder mehr Medikamente brauche.

Abschließend lässt sich sagen: Ja, wir brauchen mehr ambulante Angebote und mehr Information. Vor allem aber brauchen wir mehr Gemeinschaft. Genesen können wir, die Kranken, die Gesunden, die Gesellschaft nur gemeinsam. Vielleicht ist Akzeptanz das Zauberwort dieser Tage. Nehmen wir die Dinge (Menschen und ihr Verhalten) doch, wie sie sind. Lassen wir einander den Raum, den wir brauchen. Und wagen wir ein Leben in unserem Dorf, in unserem Kiez, in unserer Gesellschaft wie in einer Großfamilie. Im Vertrauen darauf, dass alle schon am selben Strang ziehen werden. Sicherlich ist es immer wieder schmerzhaft, demütig zu bleiben und anzuerkennen, dass ich für den anderen nicht wissen kann, wie er sein Leben zu leben hat oder wie er die Dinge sehen soll. Aber gerade diese Zurückhaltung kann ich eben auch von dem anderen fordern. Eine solche Demut ist nicht wehrlos. Im Gegenteil: Sie ist gelassen und stark. Und vielleicht erlaubt uns diese Gelassenheit, den Weg gemeinsam zu gehen. Auf der Suche nach einer Gesprächsebene, im Vertrauen auf eine mögliche Verständigung über einander, das Gemeinsame und den Weg, den wir gemeinsam zurücklegen.

Anhang

Tabelle 6: Bindungskräfte von Neuroleptika an Rezeptortypen

Werte in den Zellen: Angabe der Bindungskraft (= Affinität, Ki-Wert) der Substanz am Rezeptor, d. h., je weniger von der Substanz zur Bindung in der Testlösung (Zellmodelle) vorhanden sein muss, desto stärker bindet die Substanz am Rezeptor und bildet mit ihm einen gemeinsamen Komplex. Die Stabilität des Substanz-Rezeptor-Komplexes ist umso größer, je kleiner der Ki-Wert ist. Die Angabe des Ki-Werts erfolgt in Nanomol / Liter (nM / l).

In einigen Fällen erfolgt die Angabe als Kd-Wert, der Wert, bei dem 50 Prozent der Rezeptoren besetzt sind. Dies reicht für eine Wirkung in der lebenden Person nicht immer aus, insofern sind auch niedrige Werte nicht verlässlich interpretierbar.

Starke Bindungskräfte (Ki < ca. 10 nM / l) sind dunkelgrau unterlegt bzw. weniger starke, aber vermutlich klinisch relevante Bindungskräfte hellgrau unterlegt, bei Clozapin und Quetiapin auch alle Ki-Werte < 200 nM / l, da sie bei den üblichen hohen Dosen vermutlich relevant sind.

(Nach Schotte u. a. 1996; Cerovecki u. a. 2013; Pipamperon außerdem nach Loonen, Ivanova 2016, Van Craenenbroeck u. a. 2006; Melperon nach Seeman, Tallerico 1998, Seeman 2001, Seeman 2011; * nach Silvestre, Prous 2005; Richelson, Souder 2000)

Die Suche nach einzelnen Ki-Werten kann auch über die Datenbank der University of North Carolina at Chapel Hill, Department of Pharmacology erfolgen.

Rezeptortyp	Amisulprid	Aripiprazol	Clozapin	Haloperidol	Melperon
D1	> 10000	265	85	25	148
D2	3	0,34 partiell aktivierend	125	1	375 114*
D3	3,5	0,8	219	2,8	315
D4	2369	44	21	5	720 407*
5-HT1A	> 10000	1,7 partiell aktivierend	770 partiell aktivierend	7930 supersensitivierend	keine Daten
5-HT2A	8304	3,4 partiell aktivierend	12	78	180
5-HT2C	> 10000	15 partiell aktivierend	8 nur supersensitivierend	3085	> 500
5-HT6	4154	229	8,9	3630	mind. > 50
5-HT7	11,5	35	6,5	89	mind. > 50
α1	> 10000	324	7	46	181*
α2A	1114	69	29	871	151*
α2B	keine Daten	191	28	562	keine Daten
α2C	1540	12	1,6	132	keine Daten
Histamin 1	> 10000	61	6	3630	580*
Histamin 2	> 10000	7079	1230	3162	keine Daten
Muscarin 1	> 10000	3890	1,9 partiell aktivierend	1475	> 10000

Olanzapin	Paliperidon	Pipamperon	Quetiapin	Risperidon	Ziprasidon
31	510	mind. > 10	455	75	9,5
11	4,8	124	160	3	2,8
35	6,9	250	389	6,9	7,2
27	30	5,1 rasche Beschleunigung der Rezeptorreifung	1412	7	32
>1000	590	2770	2450 supersensitivierend	490	3,4
4	1	5,4 partiell aktivierend?	220	0,6	0,4
11 nur supersensitivierend	48 (Kd-Wert)	54	615	26 nur supersensitivierend	1,3
3,2	keine Daten	mind. > 10	2290	2187	166
37	10	mind. > 10	56	0,7	2,5
19	10,1 (Kd-Wert)	62	7	2	10
148	80 (Kd-Wert)	860	562	8,1	257
331	keine Daten	35	83	9,5	240
41	keine Daten	290	38	1,8	42
7	32	2400	11	155	47
3162	keine Daten	keine Daten	6606	479	> 10000
1,9	8800 (Kd-Wert)	2500	120	> 5000	> 10000

Tabelle 7: Rezeptorwirkungen

(nach CEROVECKI u. a. 2013)

Rezeptor Subtyp (Bindung am Rezeptor ohne Auslösung des Rezeptoreffekts = Blockade)	**Regionen des Gehirns mit besonderem Vorkommen**	**Funktionale Wirkung bei »Blockade« (dosisabhängig) (wenn Wirkung bei Stimulation, dann erwähnt)**	**Klinische Revelanz bei Psychosen (»Blockade«)**
D = Dopamin			
D1	wie D2, aber gegenläufiger Effekt	funktionale Disinhibition dopaminerger Neurone mit Anstieg der Dopaminausschüttung	Abmilderung der D2-Blockade-Effekte
	präfrontaler Kortex	bei Stimulation: Steigerung der kognitiven Funktionen	
D2	mesolimbisch (»Belohnungssystem«)	Verringerung der Positivsymptome	antipsychotischer Effekt (erwünschter Effekt)
	mesocortical	sekundäre Negativsymptome	kognitive Dysfunktion, Anhedonie, verringerte Motivation
	nigrostriatal	EPMS	Früh- und Spätdyskinesien, Parkinsonoid, Akathisia, malignes neuroleptisches Syndrom
	tuberoinfundibulär	Prolaktinanstieg	Gynäkomastie, Milchfluss, Amenorrhoe, sexuelle Funktionsstörung, verringerte Knochendichte
D3 (D2-Subtyp, offenbar D2-Effekte moderierend)	tuberoinfundibulär	Prolaktinanstieg	Gynäkomastie, Milchfluss, Amenorrhoe, sexuelle Funktionsstörung, verringerte Knochendichte
	limbische Regionen	bei Stimulation: Inhibition von Motorik und Belohnung	
D4	nigrostriatal	verringerte Motorik	möglicherweise EPMS wie bei D2
	frontaler Kortex	verringertes Ansprechen auf neuartige Reize	unklare Datenlage: vermutlich Einfluss auf Kognition und evtl. Verringerung von Positivsymptomen (WONG, VAN TOL 2003)
	limbische Regionen		
	Thalamus und Hippocampus		

Rezeptor Subtyp (Bindung am Rezeptor ohne Auslösung des Rezeptoreffekts = Blockade)	**Regionen des Gehirns mit besonderem Vorkommen**	**Funktionale Wirkung bei »Blockade« (dosisabhängig) (wenn Wirkung bei Stimulation, dann erwähnt)**	**Klinische Revelanz bei Psychosen (»Blockade«)**
5-HT = Serotonin			
5-HT1A	Raphe-Kerne (Stammgebiet der serotonergen Nervenzellen)	unklare Datenlage: evtl. entängstigende und antidepressive Effekte (HUANG u.a. 2017)	uneinheitliche Datenlage: evtl. Verbesserung kognitiver Einschränkungen bei isolierter 5-HT1A-Stimulation (vgl. SUMIYOSHI u.a. 2007; HUANG u.a. 2017)
	fast im gesamten ZNS (Kortex, Basalganglien, Thalamus, Hypothalamus, limbische Regionen)		
5-HT2A	präfrontaler Kortex	Sedierung, Verlängerung der Delta-Schlafphase, Verringerung des Blutdrucks, unklare Datenlage hinsichtlich weiterer Effekte	Reduktion der REM-Schlafphasen, Verlängerung des Schlafs Erhöhung der Nahrungsaufnahme
	Claustrum		
	Basalganglien		
	Hippocampus		
5-HT2C	Streifenkern (Striatum; hier findet sich neben anderen Systemen auch das mesolimbische System)	Modulation der dopaminergen Neurone	Steigerung von Appetit, Gewichtszunahme; unklare Datenlage: evtl. Verringerung von Positivsymptomen (MELTZER, MASSEY 2011)
	Hippocampus, Kortex	unklare Datenlage: evtl. kein negativer bzw. sogar positiver Einfluss auf Kognition (MELTZER, MASSEY 2011)	
	Substantia nigra (Stammgebiet der dopaminergen Neurone des nigrostriatalen Systems)	Verbesserung der EPMS durch sekundäre Modulation der dopeminergen Neurone (CREED-CARSON u.a. 2011)	
5-HT6	Streifenkern (Striatum)	unklar, vermutlich andere 5-HT-Rezeptoren modulierend (MARAZZITI u.a. 2013)	unklar (MARAZZITI u.a. 2013)
	limbische Regionen		
	Riechkolben		
5-HT7	in Bereichen des Streifenkerns (Striatum)	unklar, Aktivität vermutlich für neuronale Plastizität relevant (HEDLUND 2009)	vermutlich antidepressive Effekte bei Blockade, vermutlich positive Effekte auf Kognition bei Stimulation (HEDLUND 2009; CIRANNA, CATANIA 2014)
	Hippocampus		

Tabelle 8: Orale Dosisäquivalente von Neuroleptika

(nach LEUCHT u. a. 2016)

Wirkstoff	DDD	MED	MD	IC
Amisulprid	40	–	38.33	34.48
Aripiprazol	1.5	1.33	1.41	1.49
Clozapin	30	40	30.62	20
Haloperidol	0.8	0.53	0.74	0.5
Olanzapin	1	1	1	1
Paliperidon	0.6	0.4	–	0.45
Quetiapin	40	20	32.27	37.04
Risperidon	0.5	0.27	0.38	0.30
Ziprasidon	8	5.33	7.92	8

Dosisäquivalente können nicht absolut verlässlich errechnet werden. Stefan Leucht und Kollegen stellen verschiedene Methoden vor, wie die Dosisäquivalente aus publizierten Daten errechnet werden können:

- DDD = »defined daily dose«-Methode, LEUCHT u. a. 2016;
- MED = »minimal effective dose«-Methode, LEUCHT u. a. 2014;
- MD = »mean dose«-Methode, LEUCHT u. a. 2015b.

Alle Methoden haben »gravierende Schwächen«. Außerdem gibt es einen internationalen Expertenkonsens zu den Dosisäquivalenten, der auch klinische und historisch gewachsene Erfahrungen berücksichtigt (IC = international consensus, GARDNER u. a. 2010). Zudem sind individuelle Abweichungen von den dargestellten Äquivalenzdosen zu erwarten. Klinisch hat es sich aus meiner Erfahrung (J.S.) bewährt, sich eher vorsichtig im mittleren bis oberen Bereich des Wertekorridors zu bewegen und die Erfahrungen des betreffenden Nutzers oder der Nutzerin nach Umstellungen ernst zu nehmen.

Tabelle 9: Umrechnungsfaktoren von oraler Dosis in Depotdosis

(nach Leucht u. a. 2016)

	Umrechnungsfaktor	Beispielumrechnung
Aripiprazol	20	5 mg p.o. = 100 mg i.m. alle 28 Tage / 4 Wochen
Flupentixol	5	4 mg p.o. = 20 mg i.m. alle 14 Tage / 2 Wochen
Haloperidol	10	2 mg p.o. = 20 mg i.m. alle 14 Tage / 2 Wochen bzw. 2 mg p.o. = 40 mg i.m. alle 28 Tage / 4 Wochen
Olanzapin	20	5 mg p.o. = 100 mg i.m. alle 14 Tage / 2 Wochen 5 mg p.o. = 200 mg i.m. alle 28 Tage / 4 Wochen
Paliperidon	15	3 mg p.o. = 45 mg i.m. alle 28 Tage / 4 Wochen
Risperidon	10	2,5 mg p.o. = 25 mg i.m. alle 14 Tage / 2 Wochen

Beispielrezepte

Gebühr frei
Geb. pfl. [X]
noctu
Sonstige
Unfall
Arbeitsunfall

Krankenkasse bzw. Kostenträger

Name, Vorname des Versicherten
geb. am

Kostenträgerkennung | Versicherten-Nr. | Status

Betriebsstätten-Nr. | Arzt-Nr. | Datum

BVG | Hilfsmittel | Impfstoff | Spr.-St. Bedarf | Begr.-Pflicht | Apotheken-Nummer / IK

6 | 7 | 8 | 9

Zuzahlung | Gesamt-Brutto

Arzneimittel-/Hilfsmittel-Nr. | Faktor | Taxe

1. Verordnung
2. Verordnung
3. Verordnung

Rp. (Bitte Leerräume durchstreichen)

Vertragsarztstempel

aut idem

```
Rezeptur: 60 Kps Olanzapin à 1,2 mg,
1 x tgl
*************
```

aut idem

aut idem

6664

Bei Arbeitsunfall auszufüllen!

Abgabedatum in der Apotheke

Unterschrift des Arztes
Muster 16 (10.2014)

Unfalltag | Unfallbetrieb oder Arbeitgebernummer

7240658004

Krankenkasse bzw. Kostenträger

Name, Vorname des Versicherten

geb. am

Kostenträgerkennung | Versicherten-Nr. | Status

Betriebsstätten-Nr. | Arzt-Nr. | Datum

BVG | Hilfsmittel | Impfstoff | Spr.-St. Bedarf | Begr.-Pflicht | Apotheken-Nummer / IK

6 | 7 | 8 | 9

Zuzahlung | Gesamt-Brutto

Arzneimittel-/Hilfsmittel-Nr. | Faktor | Taxe

1. Verordnung

2. Verordnung

3. Verordnung

Rp. (Bitte Leerräume durchstreichen)

Vertragsarztstempel

Rezeptur: Risperidon 1 mg/ml Trpf 30 ml
ad 60 ml aqua purificata,
1 Trpf = 0,05 mg Risperidon,
4 Trpf täglich
****

6664

Abgabedatum in der Apotheke

Unterschrift des Arztes
Muster 16 (10.2014)

Bei Arbeitsunfall auszufüllen!

Unfalltag | Unfallbetrieb oder Arbeitgebernummer

7240658004

Tabelle 10: Abbauwege und Transportproteine ausgewählter Psychopharmaka

Fett gedruckt sind starke Effekte des Wirkstoffs am jeweiligen Enzym; CYP = Cytochrom-P-450 in jeweiliger Abkürzung, z. B. 1A2 oder 2D6; UGT = UDP-Glucuronosyltransferase; NAT2 = N-Acetyltransferase-2; Pgp = P-Glykoprotein (nach Drewe 2006)

Wirkstoff	Substrat	Inhibitor	Induktor
Neuroleptika			
Amisulprid	–	–	–
Aripiprazol	2D6, 3A4	–	–
Clozapin	**1A2, FMO3**, 3A4, 2C9 / 19, 2D6, UGT	2D6	–
Haloperidol	**3A4, 2D6, UGT**	2D6, **Pgp**	–
Olanzapin	**1A2, 2D6, UGT**	–	–
Paliperidon (Kerbusch-Herben u.a. 2014)	Ppg	–	–
Quetiapin	**3A4**, UGT, Pgp	**Epoxidhydrolase**	–
Risperidon	**2D6**, 3A4, Pgp	2D6	–
Ziprasidon	**Aldehyd-Oxidase**, 3A4	–	–
Antidepressiva			
Amitriptylin	**3A4, 2C19, 2D6**, UGT, 1A2, 2C9	2C19, 2D6, UGT, Ppg	–
Citalopram	**3A4, 2C19**, 2D6	2D6	–
Duloxetin (Ruike u.a. 2010; Knadler u.a. 2011)	**1A2**, 2D6	2D6, Ppg	–
Johanniskraut	unklar	Pgp (akut)	**1A2, 3A4, 2C9 / 19, Pgp (chronisch)**
Mirtazapin (Okubo u.a. 2015)	**2D6**, 1A2, 3A4 / 5	–	–
Venlafaxin	**2D6**, 2C9 / 19, 3A4	–	–
Phasenprophylaktika			
Carbamazepin	**3A4**	**2C19**	**2C8**, 3A4, Ppg
Lamotrigin	**UGT**, renale Ausscheidung	–	–
Oxcarbazepin	**2C19, 3A4, UGT**	**2C19**	3A4
Valproat	**UGT, beta-Oxidation**, 2A6, 2C9	**2C9, 2C19, 3A4**	–

Die Don'ts der Medikamentenreduktion

- Sich nicht vorbereiten
- Schlagartig absetzen
- Allein gegen den Rest der Welt
- Mit keinem reden
- Sich nicht auf Krisen einstellen
- Keine Alternativen entwickeln
- Keine Therapien nutzen
- Schlecht schlafen
- Sich schlecht ernähren
- Weiter kiffen, weiter koksen
- Alles auf einmal nachholen
- Reduzieren nur um des Reduzierens willen

Aufklärung von Patientinnen und Patienten

Uwe Gonther

Medikamente für die Psyche

Sehr geehrte Damen und Herren,
Sie sind nun als Patientin bzw. als Patient bei uns aufgenommen worden. Wir werden Sie nach den Regeln der ärztlichen Kunst so behandeln, dass es Ihnen möglichst durch die Therapie besser geht oder mindestens nicht schlechter als ohne. Jedenfalls soll Ihnen durch die Behandlung kein Schaden zugefügt werden. Die gesamten therapeutischen Angebote stehen unter diesem Motto. Es geht um einen ganzheitlichen Ansatz. Dazu gehören das therapeutische Milieu, die Pflege, der Sozialdienst, die Kunst- und Ergotherapie, die Bewegungstherapie sowie die ärztliche und psychologische Behandlung. Verbunden wird das alles mit Gesprächen.
Die medikamentöse Behandlung ist ein Teil unseres Konzeptes. In diesem Bereich ist Aufklärung besonders wichtig. Wir möchten, dass Sie selbst zu Spezialistinnen und Spezialisten für Ihre Psyche werden, auch im Hinblick auf die Einschätzung der Vor- und Nachteile von Medikamenten, die schließlich nur Sie selbst empfinden können. Wir empfehlen Ihnen, die entsprechenden Fachinformationen pro verordnetem Medikament

zu lesen und bei Rücksprachebedarf unsere ärztlichen Kolleginnen und Kollegen zu befragen. Sie können diese Blätter im Dienstzimmer erhalten. Auch im Internet lassen sich heutzutage qualitativ hochwertige Informationen beziehen. Als Beispiel sei hier das Antidepressiva-Forum Deutschland (ADFD) genannt, welches sich um industrieunabhängige Informationen bezüglich aller in der Psychiatrie eingesetzten Medikamente bemüht. Heutzutage tauschen sich Betroffene über die Wirkungen von Medikamenten aus, und das ist gut so.
Sie werden bei uns in Einzel- und Gruppengesprächen über Medikamente informiert, können nachfragen und anderen Ihre Erfahrungen mitteilen. In den Visiten erfolgt eine individuelle Besprechung. Es gibt auch einige allgemeingültige Grundzüge, über die wir Sie mit diesem Blatt in Kenntnis setzen wollen. Bei Nachfragen wenden Sie sich an die Behandelnden auf Ihrer Station.

- Psychopharmaka können keine psychischen Probleme lösen.
- Sie wirken auf den Stoffwechsel des Gehirns und können zeitweilig Erleichterung bringen.
- Die so gewonnenen Freiräume sollten therapeutisch genutzt werden.
- Die niedrigstmögliche Dosis wird gesucht, um Begleitschäden zu vermeiden.
- Monotherapie, d. h. Behandlung mit nur einem Medikament für die Psyche, ist das Ziel.
- Das Reduzieren und Absetzen nach verabredeten Regeln gehört zur verantwortungsvollen Therapiegestaltung ebenso wie das Ansetzen.
- Die Aufklärung über Wirkungen, Störwirkungen und Risiken gehört zur Behandlung fortlaufend und wird durch beiderseitige Unterschrift dokumentiert.

Allgemeine Aufklärung

Alle Psychopharmaka wirken auf den Stoffwechsel des Gehirns. Sie wirken allerdings auch auf viele andere Organe, wodurch sich die begleitenden Wirkungen dort erklären, z. B. auf das Herz, den Darm, die Blase, die Sexualorgane, die Schweißdrüsen und viele andere Systeme mehr. So kommt es mit großen individuellen Unterschieden zu vielfältigen körperlichen Veränderungen bei der Einnahme dieser Substanzen. Die Gruppen der Medikamente sind chemisch betrachtet uneinheitlich, die Zulassungen durch die Behörden erfolgten nach klinischen Testungen in Bezug auf bestimmte psychische Diagnosegruppen. Zugelassen sind Medikamente gegen Depressionen, Manien, bipolare Störungen, Ängste, Zwänge, Aufmerksamkeitsdefizitstörungen und Schizophrenien. Nebenbei: Gegen Traumafolgestörungen und Persönlichkeitsstörungen sind keine Medikamente zugelassen.

Spezielle Wirkungen und Störwirkungen, was ist zu erwarten?

Benzodiazepine: Dies sind Beruhigungsmittel wie z. B. Valium (Diazepam) und Tavor (Lorazepam). Sie sind zugelassen zur Behandlung von Angst, Unruhe, Schlafstörungen und Verspannungen. Die Risiken sind allgemein bekannt: Gewöhnung, Abhängigkeit, Suchtentwicklung, auf mittlere Sicht schon über wenige Wochen. Akut: Müdigkeit, Kontrollverlust (Gefahren im Straßenverkehr), Atemdepression, Schwindel, Sturzgefahr, Muskelschwäche. Aber auch paradoxe Reaktionen mit Erregungszuständen sind nicht selten.

Antidepressiva: Unter diesem Namen sind sehr unterschiedliche Substanzen im Handel, die sich zur Orientierung in zwei große Gruppen trennen lassen. Auf der einen Seite die sedierenden Medikamente, die den Schlaf fördern, und auf der anderen Seite die Medikamente, die den Antrieb steigern sollen durch eine Vermehrung von bestimmten Neurotransmittern im Nervensystem.

Die sedierenden Antidepressiva wie Amitriptylin und Mirtazapin sorgen für eine Besserung durch Beruhigung und Förderung des Schlafs. Als Risiken und Probleme stellen sich hier häufig eine zu große Müdigkeit sowie Mundtrockenheit, Herzrhythmusstörungen, Gewichtszunahme und Antriebslosigkeit ein.

Die antriebssteigernden Antidepressiva wie SSRI und Venlafaxin sollen zu mehr Aktivität und weniger Ängsten verhelfen. Ihre Wirkweise ist gekennzeichnet durch die Gefahr der vermehrten Unruhe und persönlichkeitsfremde Gedanken und Impulse, besonders bei jungen Menschen. Letzteres führt unter Umständen zu selbstschädigenden Verhaltensweisen und Suizidversuchen ebenso wie zu fremdaggressiven Verhaltensweisen. Auch psychoseähnliche Zustände sind beschrieben. Zudem werden bei bis zu 50 Prozent der Behandelten Sexualfunktionsstörungen bemerkt. Ein weiteres Problem bei diesen Medikamenten ist die körperliche Gewöhnung, welche deutlich wird durch Absetzphänomene, die sehr unangenehm werden können, schon nach einigen Monaten und auch bei niedriger Dosierung.

Neuroleptika: Dies sind Medikamente, die zugelassen sind zur Behandlung von schizophrenen Psychosen und Manien. Wirkweise: Praktisch alle Neuroleptika blockieren Rezeptoren des Botenstoffes Dopamin. Dieser Botenstoff ist in ganz unterschiedlichen Bereichen des Gehirns für ganz unterschiedliche Leistungen zuständig. Insofern werden durch seine Blockade immer mehrere wichtige Funktionen reduziert. Im subjektiven Erleben wird dadurch eine Distanzierung von quälenden Wahrnehmungen wie z. B. Halluzinationen oder Verfolgungswahn erreicht. Unter der Vorstellung, damit überschießende Gedanken und Gefühlsaktivität drosseln zu können, werden gesunde Gedanken und Gefühle mit reduziert ebenso wie die Koordination von Bewegungsabläufen. Insofern treten als Störwirkungen häufig motorische Veränderungen auf ebenso wie ein Gefühl der Gefühllosigkeit und Denkstörungen. Gleichzeitig werden hormonelle Balancen verändert und bei einigen Menschen tritt ein Übergewicht des Hormons Prolaktin auf, welches zu Brustwachstum und Milcheinschuss bei Frauen, aber auch bei Männern führen kann.

Phasenprophylaktika: Die Phasenprophylaktika sind Mittel zur Behandlung von manisch-depressiven Erkrankungen, Wechseln von extremen Stimmungszuständen oder wiederholtem Auftreten schwerer Depressionen. Hier ist vor allem das Lithium zu nennen. Lithium wirkt durch eine Stabilisierung der Membranen der Nervenzellen, die dadurch weniger erregbar sind. So kann es zu einer Besserung von Stimmungsschwankungen kommen und auch Aggressionen und selbstschädigendes Verhalten werden möglicherweise dadurch reduziert. Probleme: Die Substanz wirkt in zu hoher Dosierung rasch giftig auf verschiedene Organsysteme. Häufig treten Unruhe, Schwäche, Zittern, Haarausfall und Durchfall auf. Bei längerer Einnahme kann es zu irreversiblen Schädigungen der Nierenfunktion kommen.

Für alle Substanzen gilt, dass es natürlich auf diese Medikamente Unverträglichkeitsreaktionen und Allergien gibt. Ferner sind Wechselwirkungen mit anderen Medikamenten wie z. B. auch hormonellen Kontrazeptiva zu beachten.

Auch in Verbindung mit Tabakkonsum und Alkohol oder anderen Drogen kann es zu unerwünschten Erscheinungen kommen. Da alle diese Medikamente auch vom Körper verstoffwechselt werden müssen und dies hauptsächlich in der Leber geschieht, sind sie einzeln und in Kombination potenziell schädlich für die Leber.

Manche dieser Substanzen sind zudem gefährlich für die Bildung der Blutkörperchen und für die Zusammensetzung der Salze im Blut (Elektrolyte).

Mit dieser Übersicht möchten wir Sie nicht erschrecken, sondern allgemein informieren über den Sinn und die Risiken der Medikamentenbehandlung in der Psychiatrie. Von den skizzierten Zusammenhängen gibt es im Einzelfall diverse Abweichungsmöglichkeiten. Wir sind bemüht, mit Ihnen eine Ihnen selbst verständliche, durchschaubare und Ihnen helfende Umgehensweise mit der Medikation zu finden. Wir bitten Sie, uns durch Ihre Unterschrift unter diesem Blatt zu bestätigen, dass Sie die Informationen gelesen haben und Ihre darüber hinausgehenden individuellen Fragen zu Ihrer Medikation mit unseren ärztlichen Mitarbeitenden besprechen.

Bemerkungen: ....

....

....

Ort, Datum ....

....

Ärztliche Direktorin / Ärztlicher Direktor

....

Patient / -in

....

Stationsarzt / -ärztin

....

Oberarzt / -ärztin

Diesen Aufklärungsbogen können Sie unter www.psychiatrie-verlag.de/de/buecher/detail/book-detail/medikamentenreduktion-und-genesung-von-psychosen.html herunterladen und ausdrucken.

Literatur

Abi-Dargham, A.; Mawlawi, O.; Lombardo, I.; Gil, R.; Martinez, D.; Huang, Y.; Hwang, D.-R.; Keilp, J.; Kochan, L.; Van Heertum, R.; Gorman, J.M.; Laruelle, M. (2002): Prefrontal Dopamine D1 Receptors and Working Memory in Schizophrenia. The Journal of Neuroscience, 22(9), S. 3708 – 3719.

Aderhold, V. (2014) Neuroleptika minimal – warum und wie. www.dgsp-ev.de/fileadmin/user_files/dgsp/pdfs/Wissenschaftliche_Artikel/Aderhold_Neuroleptika_minimal_12-2014.-Januar.pdf (27.4.2018).

Aderhold, V.; Alanen, I.; Hess, G.; Hohn, P. (2003): Psychotherapie der Psychosen. Integrative Behandlungsansätze aus Skandinavien. Gießen: Psychosozial-Verlag.

Aderhold, V.; Borst, U. (2009): Viele Wege in die Psychose. Familiendynamik, 34(4), S. 370 – 385.

Aderhold, V.; Greve, N. (2004): Bedürfnisangepasste Behandlung und offene Dialoge. Soziale Psychiatrie, 2004 (1), S. 4.

Ahmed, A.O.; Mabe, P.A.; Buckley, P.F. (2011): Recovery in Schizophrenia. Perspectives, Evidence and Implications. In: M. Ritsner (Hg.): Handbook of Schizophrenia Spectrum Disorders, Volume III. Dordrecht: Springer, S. 1 – 22.

Álvarez-Jiménez, M.; Gleeson, J.F.; Henry, L.P.; Harrigan, S.M.; Harris, M.G.; Killackey, E.; Bendall, S.; Amminger, G.P.; Yung, A.R.; Herrman, H.; Jackson, H.J.; McGorry, P.D. (2012): Road to full recovery: longitudinal relationship between symptomatic remission and psychosocial recovery in first-episode psychosis over 7,5 years. Psychological Medicine, 42(3), S. 595 – 606.

Amering, M.; Krausz, M.; Katschnig, H. (2008): Hoffnung Macht Sinn. Schizophrene Psychosen in neuem Licht. Wien: Facultas.

Amering, M.; Schmolke, M. (2012): Recovery. Das Ende der Unheilbarkeit. Köln: Psychiatrie Verlag.

Amminger, G.P.; Schäfer, M.R.; Schlögelhöfer, M.; Klier, C.M.; McGorry, P.D. (2015): Longer-term outcome in the prevention of psychotic disorder by the Vienna omega-3 study. Nature Commnications, 6. DOI: 10.1038/ncomms8934.

ANDERTEN, K. (2014): Stressverarbeitung mit Klängen – ihre körperlichen, mentalen und seelischen Aspekte. Klang-Massage-Therapie, 9, S. 25 – 28.

ANDREASEN, N.C.; CARPENTER, W.T.; KANE, J.M.; LASSER, R.A.; MARDER, S.R.; WEINBERGER, D.R. (2005): Remission in schizophrenia: proposed criteria and rationale for consensus. American Journal of Psychiatry, 162(3), S. 441 – 449.

ANSORGE, M.S.; ZHOU, M.; LIRA, A.; HEN, R.; GINGRICH, J.A. (2004): Early-life blockade of the 5-HT transporter alters emotional behavior in adult mice. Science, 306(5697), S. 879 – 881.

ANTONOVSKY, A. (1987): Unraveling the Myth of Health. How People Manage Stress and Stay Well. San Francisco: Jossey-Bass Publishers.

ARROLL, M.A.; WILDER, L.; NEIL, J. (2014): Nutritional interventions for the adjunctive treatment of schizophrenia: a brief review. Nutrition Journal, 13:91. DOI: 10.1186/1475-2891-13-91.

BAIKIE, K.A.; GEERLIGS, L.; WILHELM, K. (2012): Expressive writing and positive writing for participants with mood disorders: An online randomized controlled trial. Journal of Affective Disorders, 136(3), S. 310 – 319.

BALDINGER, P.; HÖFLICH, A.S.; MITTERHAUSER, M.; HAHN, A.; RAMI-MARK, C.; SPIES, M.; WADSAK, W.; LANZENBERGER, R.; KASPER, S. (2014): Effects of Silexan on the serotonin-1A receptor and microstructure of the human brain: a randomized, placebo-controlled, double-blind, cross-over study with molecular and structural neuroimaging. Int J Neuropsychopharmacol, 18(4), pii: pyu063. DOI: 10.1093/ijnp/pyu063.

BALLENGER, J.C.; POST, R.M. (1978): Kindling as a model for alcohol withdrawal syndromes. British Journal of Psychiatry, 133, S. 1 – 14.

BATESON, G.; JACKSON, D.D.; HALEY, J. (1987): Schizophrenie und Familie. Frankfurt a.M.: Suhrkamp.

BECKER, H.C. (1998): Kindling in Alcohol Withdrawal. Alcohol Health & Research World, 22(1), S. 25 – 33.

BEHERE, R.V.; ARASAPA, R.; JAGANNATHA, A.; VARAMBALLY, S.; VENKATASUBRAMANIAN, G.; THIRTHALLI, J.; SUBBAKRISHNA, D.K.; NAGENDRA, H.R.; GANGADHAR, B.N. (2011): Effect of yoga therapy on facial emotion recognition deficits, symptoms and functioning in patients with schizophrenia. Acta Psychiatr Scand, 123, S. 147 – 153.

BENEDETTI, G. (1998): Psychotherapie als existentielle Herausforderung. 2. Auflage. Göttingen: Vandenhoeck & Ruprecht.

BENT, S.; PADULA, A.; MOORE, D.; PATTERSON, M.; MEHLING, W. (2006): Valerian for Sleep: A Systematic Review and Meta-Analysis. Am J Med., 119(12), S. 1005 – 1012.

BERGMANN, H.; SOARES-WEISER, K. (2018): Anticholinergic medication for antipsychotic-induced tardive dyskinesia. Cochrane Database of Systematic Reviews. DOI: 10.1002/14651858.CD000204.pub2.

BERK, M.; COPOLOV, D.; DEAN, O. u. a. (2008): N-acetyl cysteine as a glutathione precursor for schizophrenia – a double-blind, randomized, placebo-controlled trial. Biol Psychiatry, 64, S. 361 – 368.

BERTELSEN, F.; LANDAU, A.M.; VASE, K.H.; JACOBSEN, J.; SCHEEL-KRÜGER, J.; MØLLER, A. (2018): Acute in vivo effect of valproic acid on the GABAergic system in rat brain: A [11C]Ro15-4513 microPET study. Brain Res, 1680, S. 110 – 114.

BLANKENBURG, W. (1971): Der Verlust der natürlichen Selbstverständlichkeit. Ein Beitrag zur Psychopathologie symptomarmer Schizophrenien. Stuttgart: Enke.

BLEULER, E. (1911): Dementia praecox oder Gruppe der Schizophrenien. Leipzig, Wien: Deuticke.

BLEULER, M. (1972): Eugen Bleuler. Lehrbuch der Psychiatrie. 12. Auflage. Heidelberg: Springer.

BLEULER, M. (1987): Schizophrenie als besondere Entwicklung. In: K. DÖRNER (Hg.): Neue Praxis braucht neue Theorien. Gütersloh: Verlag Jakob von Hoddis, S. 18 – 25.

BOCK, T. (1999): Lichtjahre. Psychosen ohne Psychiatrie. Bonn: Psychiatrie Verlag.

BOCK, T.; KLAPPHECK, K.; RUPPELT, F. (2014): Sinnsuche und Genesung. Erfahrungen und Forschungen zum subjektiven Sinn von Psychosen. Köln: Psychiatrie Verlag.

BOCK, T.; BUCK, D.; ESTERER, I. (2007): Stimmenreich. Mitteilungen über den Wahnsinn. Bonn: BALANCE buch + medien verlag.

BOLA, J.R.; MOSHER, L.R. (2002): At Issue: Predicting Drug-Free Treatment Response in Acute Psychosis From the Soteria Project. Schizophrenia Bulletin, 28(4), S. 559 – 575.

BOLA, J.R.; MOSHER, L.R.; COHEN, D. (2005). Treatment of newly diagnosed psychosis without antipsychotic drugs: The Soteria project. In: S. KIRK (Hg.): Mental Disorders in the Social Environment: Critical Perspectives from Social Work. New York: Columbia University Press, S. 368 – 384.

Bond, G.R. (2004): Supported Employment: Evidence for an Evidence-Based Practice. Psychiatric Rehabilitation Journal, 27, S. 345–359.

Borg, M.; Davidson, L. (2008): The nature of recovery as lived in everyday experience. Journal of Mental Health, 17, S. 129–140.

BPE, Bundesverband Psychiatrie-Erfahrener (Hg.) (2011): Tipps und Tricks um Ver-rücktheiten zu steuern. www.bpe-online.de/infopool/selbsthilfe/bpe/tipps-und-tricks.pdf (3.9.2018).

Brave, M. (2016): »Chrysin«. Pharmacy Compounding Advisory Committee, Division of Oncology Products, US Food and Drug Administration. www.fda.gov/downloads/AdvisoryCommittees/CommitteesMeetingMaterials/Drugs/PharmacyCompoundingAdvisoryCommittee/UCM509958.pdf (14.11.2017).

Breggin, P.R. (2012): Psychiatric Drug Withdrawl: A Guide for Prescribers, Therapists, Patients and Their Families. New York: Springer.

Brown, G.W.; Monck, E.M.; Carstairs, G.M.; Wing, J.K. (1962): Influence of family life on the course of schizophrenic illness. British Journal of Preventive & Social Medicine, 16(2), S. 55–68.

Brückner, B. (1995): Das Tagebuch als Selbsthilfe. In: T. Bock; D. Buck; J. Gross; E. Mass; E. Sorel; E. Wolpert (Hg.): Abschied von Babylon – Verständigung über die Grenzen der Psychiatrie. Kongressband Weltkongress Sozialpsychiatrie 1994 in Hamburg. Bonn: Psychiatrie Verlag, S. 191–194.

Bschor, T.; Müller-Oerlinghausen, B.; Stoppe, G.; Hiemke, C. (2014): Neue Fakten zur Phasenprophylaxe der bipolar affektiven Erkrankung. Der Nervenarzt, 9. DOI: 10.1007/s00115-014-4083-x.

Buber, M. (1965): Nachlese. Heidelberg: L. Schneider.

Buck-Zerchin, D.S. (2005): Auf der Spur des Morgensterns. Psychose als Selbstfindung. Norderstedt: Anne Fischer Verlag; Neumünster: Paranus [siehe Zerchin (1990)].

Bulut, M.; Savas, H.A.; Altindag, A.; Virit, O.; Dalkilic, A. (2009): Beneficial effects of N-acetylcysteine in treatment resistant schizophrenia. World J Biol Psychiatry, 10 (4 Pt 2), S. 626–628.

Bundesgesetzblatt (2013): Gesetz zur Verbesserung der Rechte von Patientinnen und Patienten. § 630e Aufklärungspflichten. Teil 1, Nr. 9, ausgegeben zu Bonn am 25. Februar 2013.

Burgess, S.S.A.; Geddes, J.; Hawton, K.K.; Taylor, M.J.; Townsend, E.; Jamison, K.; Goodwin, G. (2001): Lithium for maintenance treatment of mood disorders. Cochrane Database of Systematic Reviews, 3, CD003013. DOI: 10.1002/14651858.CD003013.

Burnham, D.L. (1969): Schizophrenia and the Need-Fear Dilemma. New York: International Universities Press.

Campos, A.C.; Moreira, F.A.; Gomes, F.V.; Del Bel, E.A.; Guimarães, F.S. (2012): Multiple mechanisms involved in the large-spectrum therapeutic potential of cannabidiol in psychiatric disorders. Philos Trans R Soc Lond B Biol Sci, 367, S. 3364 – 3378.

Carr, C.; Odell-Miller, H.; Priebe, S. (2013): A systematic review of music therapy practice and outcomes with acute adult psychiatric in-patients. PloS one, 8(8), S. e70252. DOI: 10.1371/journal.pone.0070252.

Cerovecki, A.; Musil, R.; Klimke, A.; Seemüller, F.; Haen, E.; Schennach, R.; Kühn, K.-U.; Volz, H.-P.; Riedel, M. (2013): Withdrawal symptoms and rebound syndromes associated with switching and discontinuing atypical antipsychotics: theoretical background and practical recommendations. CNS Drugs, 27, S. 545 – 572.

Chioca, L.R.; Antunes, V.D.; Ferro, M.M.; Losso, E.M.; Andreatini, R. (2013): Anosmia does not impair the anxiolytic-like effect of lavender essential oil inhalation in mice. Life Sci, 92(20 – 21), S. 971 – 975. DOI: 10.1016/j.lfs.2013.03.012.

Chouinard, G.; Jones, B.D. (1980): Neuroleptic-induced supersensitivity psychosis. American Journal of Psychiatry, 137, S. 16 – 21.

Chouinard, G.; Samaha, A.-N.; Chouinard, V.-A.; Peretti, C.-S.; Kanahara, N.; Takase, M.; Iyo, M. (2017): Antipsychotic-Induced Dopamine Supersensitivity Psychosis: Pharmacology, Criteria, and Therapy. Psychother Psychosom, 86, S. 189 – 219.

Ciompi, L.; Hoffmann, H. (2004): Soteria Berne: an innovative milieu therapeutic approach to acute schizophrenia based on the concept of affect-logic. World Psychiatry, 3(3), S. 140 – 146.

Cipriani, A.; Reid, K.; Young, A.H.; Macritchie, K.; Geddes, J. (2013): Valproic acid, valproate and divalproex in the maintenance treatment of bipolar disorder. Cochrane Database Syst Rev, 10, CD003196. DOI: 10.1002/14651858.CD003196.pub2.

Ciranna, L.; Catania, M.V. (2014): 5-HT7 receptors as modulators of neuronal excitability, synaptic transmission and plasticity: physiological role and possible implications in autism spectrum disorders. Front. Cell. Neurosci. DOI: 10.3389/fncel.2014.00250.

Conrad, K. (1958): Die beginnende Schizophrenie. Versuch einer Gestaltanalyse des Wahns. Stuttgart: Thieme.

Corin, E.; Lauzon, G. (1992): Positive withdrawal and the quest for meaning: the reconstruction of experience among schizophrenics. Psychiatry, 55(3), S. 266–278.

Cornu, C.; Remontet, L.; Noel-Baron, F.; Nicolas, A.; Feugier-Favier, N.; Roy, P.; Claustrat, B.; Saadatian-Elahi, M.; Kassaï, B. (2010): A dietary supplement to improve the quality of sleep: a randomized placebo controlled trial. BMC Complement Altern Med, 10:29. DOI: 10.1186/1472-6882-10-29.

Correll, C.U.; Rubio, J.M.; Inczedy-Farkas, G.; Birnbaum, M.L.; Kane, J.M.; Leucht, S. (2017): Efficacy of 42 Pharmacologic Cotreatment Strategies Added to Antipsychotic Monotherapy in Schizophrenia: Systematic Overview and Quality Appraisal of the Meta-analytic Evidence. JAMA psychiatry, 74(7), S. 675–684.

Crawford, M.J.; Killaspy, H.; Barnes, T.R.; Barrett, B.; Byford, S.; Clayton, K. u. a. (2012): Group art therapy as an adjunctive treatment for people with schizophrenia: multicentre pragmatic randomised trial. BMJ, 344 (28), e846. DOI: 10.1136/bmj.e846.

Creed-Carson, M.; Orahaa, A.; Nobrega, J.N. (2011): Effects of 5-HT2A and 5-HT2C receptor antagonists on acute and chronic dyskinetic effects induced by haloperidol in rats. Behavioural Brain Research, 219, S. 273–279.

Culpepper, L.; Wingertzahn, M.A. (2015): Over-the-Counter Agents for the Treatment of Occasional Disturbed Sleep or Transient Insomnia: A Systematic Review of Efficacy and Safety. Prim Care Companion CNS Disord, 17(6). DOI: 10.4088/PCC.15r01798.

Davenport, L. (2016): Cannabis compound may augment antipsychotic meds. www.medscape.com/viewarticle/862312 (9.5.2016).

Davidson, L.; Rowe, M.; Tondora, J.; O'Connell, M.J.; Staeheli Lawless, M. (2009): A Practical Guide to Recovery-Oriented Practice. New York: Oxford University Press.

Davidson, L.J.; Rakfeldt, J.; Strauss, J. (2010): The Roots of the Recovery Movement in Psychiatry: Lessons Learned. Chichester: Wiley-Blackwell.

Davis, K.L.; Rosenberg, G.S. (1979): Is there a limbic system equivalent of tardive dyskinesia? Biological Psychiatry, 14, S. 699–703.

Dean, O.; Giorlando, F.; Berk, M. (2011): N-acetylcysteine in psychiatry. Current therapeutic evidence and potential mechanisms of action. J Psychiatry Neurosci, 36(2), S. 78–86.

DEEGAN, P. (1994): Recovery: The lived experience of rehabilitation. In: L. SPANIOL; M. KOEHLER (Hg.): The experience of recovery. Boston: Center for Psychiatric Rehabilitation, Boston University, S. 54–59.

DEEGAN, P. (1996): Recovery as a journey of the heart. Psychiatric Rehabilitation Journal, 19(3), S. 91–97.

DE HERT, M.; CORRELL, C.U.; BOBES, J.; CETKOVICH-BAKMAS, M.; COHEN, D.; ASAI, I.; DETRAUX, J.; GAUTAM, S.; MÖLLER, H.-J.; NDETEI, D.M.; NEWCOMER, J.W.; UWAKWE, R.; LEUCHT, S. (2011): Physical illness in patients with severe mental disorders. Prevalence, impact of medications and disparities in health care. World Psychiatry, 10, S. 52–77.

DELEU, C.; VAN WERDE, D. (1998): The relevance of a phenomenological attitude when working with psychotic people. In: B. THORNE, E. LAMBERS (Hg): Person-centred therapy: A European perspective. London: Sage, S. 206–215.

DE VISSER, S.J.; VAN DER POST, J.; PIETERS, M.S.M.; COHEN, A.F.; VAN GERVEN, J.M.A. (2001): Biomarkers for the effects of antipsychotic drugs in healthy volunteers. British Journal of Clinical Pharmacology, 51, S. 119–132.

DGE, DEUTSCHE GESELLSCHAFT FÜR ERNÄHRUNG (2018): Fett. Richtwerte für die Zufuhr. www.dge.de/wissenschaft/referenzwerte/fett (29.1.2018).

DGSP (2014): Neuroleptika reduzieren und absetzen. Broschüre. www.dgsp-ev.de/fileadmin/user_files/dgsp/pdfs/Flyer_Infoblatt_KuFo-Programme_Broschueren/ReduktionNeuroleptika_2014_web.pdf (13.5.2018).

DIESING, S.; VON TAYSEN, C. (2017): Klangschalen in trialogischen Gruppen – Ein Erlebnisbericht. Vortrag auf dem 11. Trialogischen Kongress des Netzwerk Stimmenhören e.V., Berlin, 27. und 28.10.2017.

DIMPFEL, W.; SUTER A. (2008): Sleep improving effects of a single dose administration of a valerian/hops fluid extract – a double blind, randomized, placebo-controlled sleep-EEG study in a parallel design using electrohypnograms. Eur J Med Res, 13(5), S. 200–204.

DIX, L.B.; KOCH, H.J. (2010): Zur Bedeutung der Kunsttherapie in der Psychiatrie: Geschichte und Gegenwart. Neurologie u. Rehabilitation, 16(1), S. 15–23.

DOLD, M.; LI, C.; TARDY, M.; KHORSAND, V.; GILLIES, D.; LEUCHT, S. (2012): Benzodiazepines for schizophrenia. Cochrane Database Syst Rev, 11: CD006391. DOI: 10.1002/14651858.CD006391.pub2.

Dörner, K.; Plog, U. (1984): Irren ist menschlich. Lehrbuch der Psychiatrie, Psychotherapie. Wunstorf: Psychiatrie Verlag.

Douma, T.N.; Millan, M.J.; Verdouw, P.M.; Oosting, R.S.; Olivier, B.; Groenink, L. (2014): Valproate improves prepulse inhibition deficits induced by corticotropin-releasing factor independent of GABA(A) and GABA(B) receptor activation. Neuropharmacology, 79, S. 66 – 74.

Drewe, J. (2006): Interaktionen zwischen Antiepileptika und Antidepressiva / Neuroleptika. Epileptologie, 23, S. 24 – 28.

Duraiswamy, G.; Thirthalli, J.; Nagendra, H.R.; Gangadhar, B.N. (2007): Yoga therapy as an add-on treatment in the management of patients with schizophrenia – a randomized controlled trial. Acta Psychiatr Scand, 116, S. 226 – 232.

Ehrlich, S.D. (2015): Omega-3 fatty acids. www.umm.edu/health/medical/altmed/supplement/omega3-fatty-acids (29.1.2018).

El-Mallakh, R.S.; Peters, C.; Waltrip, C. (2000): Antidepressant treatment and neural plasticity. J Child Adoles Psychopharmacol, 10, S. 287 – 294.

El-Mallakh, R.S.; Gao, Y.; Jeannie Roberts, R. (2011): Tardive dysphoria: The role of long term antidepressant use in-inducing chronic depression. Medical Hypotheses, 76(6), S. 769 – 773.

Elsas, S.-M.; Rossi, D.J.; Raber, J.; White, G.; Seeley, D.J.; Gregory, W.L.; Mohr, C.; Pfankuch, T.; Soumyanatha, A. (2010): Passiflora incarnata L. (Passionflower) extracts elicit GABA currents in hippocampal neurons in vitro, and show anxiogenic and anticonvulsant effects in vivo, varying with extraction method. Phytomedicine, 17(12), S. 940 – 949.

Emsley, R.; Chiliza, B.; Asmal, L.; Harvey, B.H. (2013): The nature of relapse in schizophrenia. BMC Psychiatry, 13:50. DOI: 10.1186/1471-244X-13-50.

Engelmann, I. (2000): Manchmal ein bestimmter Klang. Analytische Musiktherapie in der Gemeindepsychiatrie. Göttingen: Vandenhoeck & Ruprecht.

Faber, G.; Smid, H.G.O.M.; Van Gool, A.R.; Wiersma, D.; van den Bosch, R.J. (2012): The effects of guided discontinuation of antipsychotics on neurocognition in first onset psychosis. European Psychiatry, 27(4), S. 275 – 280.

Fatouros-Bergman, H.; Cervenka, S.; Flyckt, L.; Edman, G.; Farde, L. (2014): Meta-analysis of cognitive performance in drug-naïve patients with schizophrenia. Schizophrenia Research, 158, S. 156 – 162.

Fava, G.A.; Offidani, E. (2011): The mechanisms of tolerance in antidepressant action. Progress in Neuro-Psychopharmacology & Biological Psychiatry, 35(7), S. 1593 – 1602.

Fava, G.A.; Gatti, A.; Belaise, C.; Guidi, J.; Offidani, E. (2015): Withdrawal Symptoms after Selective Serotonin Reuptake Inhibitor Discontinuation. A systematic Review. Psychother Psychosom, 84(2), S. 72 – 81.

Fervaha, G.; Caravaggio, f.; Mamo, D.C.; Mulsant, B.H.; Pollock, B.G. u. a. (2016): Lack of association between dopaminergic antagonism and negative symptoms in schizophrenia: a positron emission tomography dopamine D2/3 receptor occupancy study. Psychopharmacology (Berl); 233(21-22), S. 3803 – 3813.

Finzen, A. (1998): Medikamentenbehandlung bei psychischen Störungen. Leitlinien für den psychiatrischen Alltag. Bonn: Psychiatrie Verlag.

Fisher, A.; Purcell, P.; Le Couteur, D.G. u. a. (2000): Toxicity of Passiflora incarnata L, Journal of Toxicology: Clinical Toxicology, 38(1), S. 63 – 66. DOI: 10.1081/CLT-100100919.

Foudraine, J. (1973): Wer ist aus Holz? Neue Wege der Psychiatrie. München: Piper.

Franco, L.; Bravo, R.; Galán, C.; Rodríguez, A.B.; Barriga, C.; Cubero, J. (2014): Effect of non-alcoholic beer on Subjective Sleep Quality in a university stressed population. Acta Physiol Hung, 101(3), S. 353 – 361.

Fromm-Reichmann, f. (1939): Transference Problems in Schizophrenics. The Psychoanalytic Quarterly, 8, S. 412 – 426.

Fromm-Reichmann, f. (1948): Notes on the development of treatment of schizophrenics by psychoanalytic psychotherapy. Psychiatry, 11(3), S. 263 – 273.

Fromm-Reichmann, f. (1958/1978): Psychoanalyse und Psychotherapie. Eine Auswahl aus ihren Schriften. Stuttgart: Klett-Cotta.

Fromm-Reichmann, f. (1959): Intensive Psychotherapie. Grundzüge und Technik. Stuttgart: Hippokrates-Verlag.

Gaebel, W.; Riesbeck, M.; Wolwer, W.; Klimke, A.; Eickhoff, M.; von Wilmsdorff, M. u. a. (2011): Relapse prevention in first-episode schizophrenia-maintenance vs intermittent drug treatment with prodrome-based early intervention: results of a randomized controlled trial within the German Research Network on Schizophrenia. Journal of clinical psychiatry, 72(2), S. 205 – 218.

Galderisi, S.; Rossi, A.; Rocca, P.; Bertolino, A.; Mucci, A. u. a. (2014): The influence of illness-related variables, personal resources and context-related factors on real-life functioning of people with schizophrenia. World Psychiatry, 13, S. 275 – 287.

Galling, B.; Roldan, A.; Hagi, K.; Rietschel, L.; Walyzada, f.; Zheng, W. u. a. (2017): Antipsychotic augmentation vs. monotherapy in schizophrenia: systematic review, meta-analysis and metaregression analysis. World Psychiatry, 16(1), S. 77 – 89.

Gambelunghe, C.; Rossi, R.; Sommavilla, M.; Ferranti, C.; Rossi, R.; Ciculi, C.; Gizzi, S.; Micheletti, A.; Rufini, S. (2003): Effects of chrysin on urinary testosterone levels in human males. J Med Food, 6(4), S. 387 – 390.

Gardner, D.M.; Murphy, A.L.; O'Donnell, H.; Centorrino, F.; Baldessarini, R.J. (2010): International consensus study of antipsychotic dosing. Am J Psychiatry, 167(6), S. 686 – 693.

Giffort, D.; Schmook, A.; Woody, C.; Vollendorf, C.; Gervain, M. (1995): Construction of a Scale to Measure Consumer Recovery. Springfield, IL: Illinois Office of Mental Health.

Ginovart, N.; Tournier, B.B.; Moulin-Sallanon, M.; Steimer, T.; Ibanez, V.; Millet, P. (2012): Chronic D9-Tetrahydrocannabinol Exposure Induces a Sensitization of Dopamine D2/3 Receptors in the Mesoaccumbens and Nigrostriatal Systems. Neuropsychopharmacology, 37, S. 2355 – 2367.

Goldberg, T.E.; Saint-Cyr, J.A.; Weinberger, D.R. (1990): Assessment of procedural learning and problem solving in schizophrenic patients by Tower of Hanoi type tasks. Neuropsychiatry and Clinical Neuroscience, 2(2), S. 165 – 173.

Goldman, D. (1961): Parkinsonism and related phenomena from administration of drugs: their production and control under clinical conditions and possible relation to therapeutic effect. Revue of Canadian Biology, 20, S. 549 – 560.

Gomez, T.H.; Roache, D.; Meisch, R.A. (2002): Orally delivered alprazolam, diazepam, and triazolam as reinforcers in rhesus monkeys. Psychopharmacolog, 161, S. 86 – 94 (ES IV).

GORCZYNSKI, P.; FAULKNER, G. (2010): Exercise therapy for schizophrenia. The Cochrane database of systematic reviews, 5, CD004412. DOI: 10.1002/14651858.CD004412.pub2.

GØTZSCHE, P.C. (2016): Tödliche Psychopharmaka und organisiertes Leugnen. München: Riva.

GRÄFE, E.; LÜLFF, A.-C.; OLSCHEWSKI, U. (2014): Formen des Attunements in der Anfangsphase der Musiktherapie mit psychotischen Patienten. Masterarbeit. Hochschule Magdeburg-Stendal, Fachbereich Sozial- und Gesundheitswesen.

GREEN, H. (1964): I Never Promised You a Rose Garden. New York: Signet.

GRIESINGER, W. (1861): Die Pathologie und Therapie der psychischen Krankheiten für Ärzte und Studierende. Stuttgart: Krabbe.

GRÜNDER, G.; HIEMKE, C.; PAULZEN, M.; VESELINOVIC, T.; VERNALEKEN, I. (2011): Therapeutic Plasma Concentrations of Antidepressants and Antipsychotics: Lessons from PET Imaging. Pharmacopsychiatry, 44, S. 236 – 248.

GUPTA, S.; CAHIL, J.D. (2016): A Prescription for »Deprescribing« in Psychiatry. Psychiatric Serv, 67(8), S. 904 – 907. DOI: 10.1176/appi.ps.201500359.

GUTRIDE, M.E.; GOLDSTEIN, A.P.; HUNTER, G.F. (1973): The use of modeling and role playing to increase social interaction among asocial psychiatric patients. Journal of consulting and clinical psychology, 40 (3), S. 408 – 415. DOI: 10.1037/h0034550.

HAASE, H.-J. (1954): Über Vorkommen und Deutung des psychomotorischen Parkinsonsyndroms bei Megaphen- bzw. Largactil-Dauerbehandlung. Nervenarzt, 25(12), S. 486 – 492.

HAGEN, E. (2006): Someone Beside You. Dokumentarfilm. Zürich: maximage.

HAJHASHEMI, V.; SAFAEI, A. (2015): Hypnotic effect of Coriandrum sativum, Ziziphus jujuba, Lavandula angustifolia and Melissa officinalis extracts in mice. Res Pharm Sci, 10(6), S. 477 – 484.

HALL, W. (2012): Harm Reduction Guide to Coming Off Psychiatric Drugs. The Icarus Project and Freedom Center. www.willhall.net/files/ComingOffPsychDrugsHarmReductGuide2Edonline.pdf (30.4.2018).

HALLAK, J.E.C.; MACHADO-DE-SOUSA, J.P.; CRIPPA, J.A.S.; SANCHES, R.F.; TRZESNIAK, C.; CHAVES, C.; BERNARDO, S.A.; REGALO, S.C.; ZUARDI, A.W. (2010): Performance of schizophrenic patients in the

Stroop Color Word Test and electrodermal responsiveness after acute administration of cannabidiol (CBD). Revista Brasileira di Psiquiatria, 32, S. 56 – 61.

Harding, C.M. (1988): Course types in schizophrenia. An analysis of European and American studies. Schizophrenia Bulletin, 14(4), S. 633 – 643.

Harding, C.; Brooks, G.; Ashikiga, T.; Strauss, J.; Breier, A. (1987): The Vermont longitudinal study of persons with severe mental illness II. Long-term outcome of subjects who retrospectively met DSM-III criteria for schizophrenia. American Journal of Psychiatry 144, S. 727 – 735.

Harrow, M.; Jobe, T.H. (2007): Factors involved in outcome and recovery in schizophrenia patients not on antipsychotic medications: a 15-year multi-follow-up study. The Journal of Nervous and Mental Disease; 195(5), S. 406 – 414.

Harrow, M.; Jobe, T.H. (2010): How Frequent is Chronic Multiyear Delusional Activity and Recovery in Schizophrenia: A 20-Year Multi-follow-up. Schizophrenia Bulletin, 36, S. 192 – 204.

Harrow, M.; Jobe, T.H.; Faull, R.N. (2012): Do all schizophrenia patients need antipsychotic treatment continuously throughout their lifetime? A 20-year longitudinal study. Psychological Medicine, 42(10), S. 2145 – 2155.

Harrow, M.; Jobe, T.H.; Faull, R.N. (2014): Does treatment of schizophrenia with antipsychotic medications eliminate or reduce psychosis? A 20-year multi-follow-up study. Psychological Medicine, 44(14), S. 3007 – 3016.

Hase, B.; Schlimme, J.E. (2017): Wahnsinns-Erzählungen. Weltanschauung und lange anhaltende Psychoseerfahrung. Discipline Filosofiche, 27(1), S. 201 – 222.

Hattesohl, M.; Feistel, B.; Sievers, H.; Lehnfeld, R.; Hegger, M.; Winterhoff, H. (2008): Extracts of Valeriana officinalis L. s.l. show anxiolytic and antidepressant effects but neither sedative nor myorelaxant properties. Phytomedicine, 15(1-2), S. 2 – 15.

Hedlund, P.B. (2009): The 5-HT7 receptor and disorders of the nervous system: an overview. Psychopharmacology, 206(3), S. 345 – 354.

Hegarty, J.D.; Baldessarini, R.J.; Tohen, M.; Waternaux, C.; Oepen, G. (1994): One hundred years of schizophrenia: a meta-analysis of the outcome literature. American Journal of Psychiatry, 151(10), S. 1409 – 1416.

HEINZ, A.; SCHLAGENHAUF, F. (2010): Dopaminergic Dysfunction in Schizophrenia: Salience Attribution Revisited. Schizophrenia Bulletin, 36, S. 472–485.

HELFER, B.; SAMARA, M.T.; HUHN, M.; KLUPP, E.; LEUCHT, C.; ZHU, Y.; ENGEL, R.R.; LEUCHT, S. (2016): Efficacy and Safety of Antidepressants Added to Antipsychotics for Schizophrenia: A Systematic Review and Meta-Analysis. The American Journal of Psychiatry, 173(9), S. 876–886.

HELGASON, C.; SARRIS, J. (2013): Mind-Body Medicine for Schizophrenia and Psychotic Disorders: A Review of the Evidence. Clinical Schizophrenia & Related Psychoses, 7, S. 138–148.

HESS, P.; KOLLER, C.M. (2009): Klangmethoden in der therapeutischen Praxis. Bruchhausen-Vilsen: Verlag Peter Hess.

HESS, P.; KOLLER, C.M. (2010): Peter Hess®-Klangmethoden im Kontext von Forschung und Wissenschaft. Bruchhausen-Vilsen: Verlag Peter Hess.

HESSE, K.; KRISTON, L.; MEHL, S.; WITTORF, A.; WIEDEMANN, W.; WÖLWER, W.; KLINGBERG, S. (2015): The vicious cycle of family atmosphere, interpersonal self-concepts, and paranoia in schizophrenia – a longitudinal study. Schizophrenia Bulletin, 41(6), S. 1403–1412.

HÖLDERLIN, F. (1953): Friedensfeier. Sämtliche Werke. Bd. 2, Gedichte nach 1800, hg. von Friedrich Beißner. Stuttgart: Kohlhammer.

HOLSBOER, F.; ISING, M. (2008): Central CRH system in depression and anxiety – Evidence from clinical studies with CRH1 receptor antagonists. European Journal of Pharmacology, 583(2–3), S. 350–357.

HOUGHTON, P.J. (1999): The scientific basis for the reputed activity of Valerian. J Pharm Pharmacol, 51(5), S. 505–512.

HUANG, X.; YANG, J.; YANG, S.; CAO, S.; QIN, D.; ZHOU, Y.; LI, X.; YE, Y.; WU, J. (2017): Role of tandospirone, a 5-HT1A receptor partial agonist, in the treatment of central nervous system disorders and the underlying mechanisms. Oncotarget, 8(60), S. 102705–102720.

HULKKO, A.P.; MURRAY, G.K.; MOILANEN, J.; HAAPEA, M.; RANNIKKO, I. u. a. (2017): Lifetime use of psychiatric medications and cognition at 43 years of age in schizophrenia in the Northern Finland Birth Cohort 1966. European Psychiatry 45, S. 50–58.

HUPPERTZ, M. (2000): Schizophrene Krisen. Bern: Hans Huber.

HUSSERL, E. (1950/2012): Gesammelte Werke, Vol. 1–41: Husserliana. Vol X Haag: Martinus Nijhoff.

International Collaboration for Participatory Health Research (ICPHR) (2013): Position Paper 1: What is Participatory Health Research? Version: Mai 2013. Berlin: International Collaboration for Participatory Health Research. www.icphr.org/uploads/2/0/3/9/20399575/ichpr_position_paper_1_defintion_-_version_may_2013.pdf (24.10.2016).

Jääskeläinen, E.; Juola, P.; Hirvonen, N.; McGrath, J.J.; Saha, S.; Isohanni, M.; Veijola, J.; Miettunen, J. (2013): A systematic review and meta-analysis of recovery in schizophrenia. Schizophrenia Bulletin, 39(6), S. 1296 – 1306.

Jakobsen, J.C.; Katakam, K.K.; Schou, A.; Hellmuth, S.G.; Stallknecht, S.E.; Leth-Møller, K.; Iversen, M.; Banke, M.B.; Petersen, I.J.; Klingenberg, S.L.; Krogh, J.; Ebert, S.E.; Timm, A.; Lindschou, J.; Gluud, C. (2017): Selective serotonin reuptake inhibitors versus placebo in patients with major depressive disorder. A systematic review with meta-analysis and Trial Sequential Analysis. BMC Psychiatry, 17. DOI: 10.1186/s12888-016-1173-2.

Jaspers, K. (1922/1949): Strindberg und van Gogh. Versuch einer pathographischen Analyse unter vergleichender Heranziehung von Swedenborg und Hölderlin. München: Piper.

Jaspers, K. (1946/1973): Allgemeine Psychopathologie. 9., unv. Auflage (= 4., völlig neu bearbeitete Auflage). Berlin, Heidelberg: Springer.

Jobe, T.H.; Harrow, M. (2005): Long-term outcome of patients with schizophrenia: a review. The Canadian Journal of Psychiatry, 50(14), S. 892 – 900.

Johnson, D.P.; Penn, D.L.; Fredrickson, B.L.; Kring, A.M.; Meyer, P.S.; Catalino, L.I.; Brantley, M. (2011): A pilot study of loving-kindness meditation for the negative symptoms of schizophrenia. Schizophrenia Research, 129, S. 137 – 140.

Jordan, G. u. a. (2014): The relative contribution of cognition and symptomatic remission to functional outcome following treatment of a first episode of psychosis. The Journal of Clinical Psychiatry, 75(6), S. 566 – 572.

Jørgensen, P. (1994): Course and outcome in delusional beliefs. Psychopathology, 27(1/2), S. 89 – 99.

Kasper, S. (2013): An orally administered lavandula oil preparation (Silexan) for anxiety disorder and related conditions: an evidence based review. Int J Psychiatry Clin Pract, 17(Suppl 1), S. 15 – 22. DOI: 10.3109/13651501.2013.813555.

KASPER, S.; ANGHELESCU, I.; DIENEL, A. (2015): Efficacy of orally administered Silexan in patients with anxiety-related restlessness and disturbed sleep. A randomized, placebo-controlled trial. Eur Neuropsychopharmacol, 25(11), S. 1960 – 1967. DOI: 10.1016/j.euro neuro.2015.07.024.

KASPER, S.; MÖLLER, H.J.; VOLZ, H.P.; SCHLÄFKE, S.; DIENEL, A. (2017): Silexan in generalized anxiety disorder: investigation of the therapeutic dosage range in a pooled data set. Int Clin Psychopharmacol, 32(4), S. 195 – 204. DOI: 10.1097/YIC.0000000000000176.

KERBUSCH-HERBEN, V.; CLETON, A.; BERWAERTS, J.; VANDEBOSCH, A.; REMMERIE, B. (2014): Effect of carbamazepine on the pharmacokinetics of paliperidone extended-release tablets at steady-state. Clin Pharmacol Drug Dev, 3(5), S. 371 – 377.

KISKER, K.-P. (1960): Der Erlebniswandel des Schizophrenen. Heidelberg: Springer.

KNADLER, M.P.; LOBO, E.; CHAPPELL, J.; BERGSTROM, R. (2011): Duloxetine: clinical pharmacokinetics and drug interactions. Clin Pharmacokinet, 50(5), S. 281 – 294.

KNOWLES, E.E.M.; DAVID, A.S.; REICHENBERG, A. (2010): Processing Speed Deficits in Schizophrenia: Reexamining the Evidence. Am J Psychiatry, 167(7), S. 828 – 835.

KNOWLES, E.E.M.; WEISER, M.; DAVID, A.S.; GLAHN, D.; DAVIDSON, M.; REICHENBERG, A. (2015): The Puzzle of Processing Speed, Memory and Executive Function Impairments in Schizophrenia: Fitting the Pieces Together. Biol Psychiatry, 78(11), S. 786 – 793.

KOLLER, C.; KIRST, B. (2016): Klangmassagen in der Musiktherapie der Psychosomatischen Fachklinik Medical Park Chiemseeblick. Klang-Massage-Therapie, 11, S. 28 – 31.

KÜNSTLER, U.; HOHDORF, K.; REGENTHAL, R.; SEESE, A.; GERTZ, H.J. (2000): Verkleinerung der Handschriftfläche und D2-Dopaminrezeptorblockade. Ergebnisse unter Behandlung mit typischen und atypischen Neuroleptika. Nervenarzt, 71(5), S. 373 – 379.

LACKOVIC, Z. (2003): 7. Neurotransmitters and their Receptors. The Journal of the international Federation of Clinical Chemistry and Laboratory Medicine, 15(3), S. 1 – 7.

LACOURSIERE, R.B.; SPOHN, H.E.; THOMPSON, K. (1976): Medical effects of abrupt neuroleptic withdrawal. Comprehensive Psychiatry, 17, S. 285 – 294.

LAING, R.D. (1960): The divided self. An existential study on sanity and madness. London: Tavistock.

LAMB, R.J.; GRIFFITHS, R.R. (1985): Effects of repeated Ro 15-1788 administration in benzodiazepine-dependent baboons. Eur J Pharmacol, 110, S. 257 – 261.

LANGER, A.I.; CANGAS; A.J.; SALCEDO, E.; FUENTES, B. (2012): Applying mindfulness-therapy in a group of psychotic individuals. A controlled study. Behavioural and Cognitive Psychotherapy, 40, S. 105 – 109.

LAUVENG, A. (2010): Morgen bin ich ein Löwe. Wie ich die Schizophrenie besiegte. München: btb.

LAUX, G.; KÖNIG, W. (1985): Benzodiazepine: Langzeiteinnahme oder Abusus? Ergebnisse einer epidemiologischen Studie. Dtsch med Wschr, 110, S. 1285 – 1290.

LEE, H.J.; JANG, S.H.; LEE, S.Y.; HWANG, K.S. (2015): Effectiveness of dance/movement therapy on affect and psychotic symptoms in patients with schizophrenia. The Arts in Psychotherap, 45, S. 64 – 68.

LEFF, J. (1976): Assessment of psychiatric and social state. British Journal of clinical Pharmacology, Suppl., S. 385 – 390.

LEHMANN, P. (2013): Zusammenfassung und spezielle Aspekte beim Absetzen psychiatrischer Psychopharmaka. In: P. LEHMANN (Hg.): Psychopharmaka absetzen. Erfolgreiches Absetzen von Neuroleptika, Antidepressiva, Phasenprophylaktika, Ritalin und Tranquilizern. Berlin: Antipsychiatrieverlag.

LEHMANN, P.; ADERHOLD, V.; RUFER, M.; ZEHENTBAUER, J. (2017): Neue Antidepressiva, atypische Neuroleptika, Risiken, Placeboeffekte, Niedrigdosierung und Alternativen. Berlin: Peter Lehmann Publishing.

LEMPA, G. (2018): Sozialpsychiatrie und psychodynamische Psychosenpsychotherapie – gibt es eigentlich noch Unterschiede? Soziale Psychiatrie, 1, S. 39 – 42.

LEMPA, G.; VON HAEBELER, D. (2012): Werkzeugkasten des psychodynamischen Psychosetherapeuten. Psychotherapeut, 57(6), S. 495 – 504.

LEMPA, G.; VON HAEBELER, D.; MONTAG, C. (2017): Psychodynamische Psychotherapie der Schizophrenie. Ein Manual. Gießen: Psychosozial-Verlag.

LENOX, R.H.; HAHN, C.-G. (2000): Overview of the mechanism of action of lithium in the brain: Fifty-year update. The Journal of Clinical Psychiatry, 61(Suppl9), S. 5 – 15.

LEUCHT, S. (2008): Definitionen von Response, Remission und Recovery in der Schizophreniebehandlung. Der Nervenarzt, 82(11), S. 1440–1448.

LEUCHT, S.; TARDY, M.; KOMOSSA, K.; HERES, S.; KISSLING, W.; SALANTI, G.; DAVIS, J.M. (2012): Antipsychotic drugs versus placebo for relapse prevention in schizophrenia: a systematic review and metaanalysis. Lancet, 379(9831), S. 2063–2071.

LEUCHT, S.; SAMARA, M.; HERES, S.; PATEL, M.X.; WOODS, S.W.; DAVIS, J.M. (2014): Dose equivalents for second-generation antipsychotics: the minimum effective dose method. Schizophr Bull, 40(2), S. 314–326.

LEUCHT, S.; HELFER, B.; DOLD, M.; KISSLING, W.; MCGRATH, J.J. (2015a): Lithium for schizophrenia. Cochrane Database Syst Rev, 28(10), CD003834. DOI: 10.1002/14651858.CD003834.pub3.

LEUCHT, S.; SAMARA, M.; HERES, S.; PATEL, M.X.; FURUKAWA, T.; CIPRIANI, A.; GEDDES, J.; DAVIS, J.M. (2015b): Dose Equivalents for Second-Generation Antipsychotic Drugs: The Classical Mean Dose Method. Schizophr Bull, 41(6), S. 1397–1402.

LEUCHT, S.; SAMARA, M.; HERES, S.; DAVIS, J.M. (2016): Dose Equivalents for Antipsychotic Drugs: The DDD Method. Schizophr Bull, 42 (Suppl 1), S. 90–94.

LEUCHT, S.; LEUCHT, C.; HUHN, M.; CHAIMANI, A.; MAVRIDIS, D. u. a. (2017): Sixty Years of Placebo-Controlled Antipsychotic Drug Trials in Acute Schizophrenia: Systematic Review, Bayesian Meta-14 Analysis, and Meta-Regression of Efficacy Predictors. The American Journal of Psychiatry, 174(10), S. 927–942.

LEURENT, B.; KILLASPY, H.; OSBORN, D.P.; CRAWFORD, M.J.; HOADLEY, A.; WALLER, D.; KING, M. (2014): Moderating factors for the effectiveness of group art therapy for schizophrenia: secondary analysis of data from the MATISSE randomised controlled trial. Soc Psychiatry Psychiatr Epidemiol, 49 (11), S. 1703–1710.

LEVINE, S.Z.; RABINOWITZ, J. (2010): Trajectories and antecedents of treatment response over time in earlyepisode psychosis. Schizophrenia Bulletin, 36, S. 624–632.

LEVINE, S.Z.; RABINOWITZ, J.; FARIES, D.; LAWSON, A.H.; ASCHER-SVANUM, H. (2012): Treatment response trajectories and antipsychotic medications: examination of up to 18 months of treatment in the CATIE chronic schizophrenia trial. Schizophrenia Research, 137(1/3), S. 141–146.

LEWEKE, f.M.; PIOMELLI, D.; PAHLISCH, f.; MUHL, D.; GERTH, C.W.; HOYER, C. u.a. (2012): Cannabidiol enhances anandamide signaling and alleviates psychotic symptoms of schizophrenia. Transl Psychiatry, 2: e94. DOI: 10.1038/tp.2012.15.

LI, Y.-J.; XUAN, H.-Z.; SHOU, Q.-Y.; ZHAN, Z.-G.; LU, X.; HU, F.-L. (2012): Therapeutic effects of propolis essential oil on anxiety of restraint-stressed mice. Human & Experimental Toxicology, 31(2), S. 157–165.

LITTLE, H.J.; NUTT, D.J.; TAYLOR, S.C. (1987): Kindling and withdrawal changes at the benzodiazepine receptor. J Psychopharmacol, 1(1), S. 35–46.

LOONEN, A.M.J.; IVANOVA, S.A. (2016): Role of 5-HT2C Receptors in Dyskinesia. International Journal of Pharmacy and Pharmaceutical Sciences, 8 (1), S. 5–10.

LÓPEZ, V.; NIELSEN, B.; SOLAS, M.; RAMÍREZ, M.J.; JÄGER, A.K. (2017): Exploring Pharmacological Mechanisms of Lavender (Lavandula angustifolia) Essential Oil on Central Nervous System Targets. Front Pharmacol. 2017 May 19; 8:280. DOI: 10.3389/fphar.2017.00280. eCollection 2017.

LUFT, S.; SCHLIMME, J.E. (2013): The phenomenology of intersubjectivity in Jaspers and Husserl: On the capacities and limits of empathy and communication in psychiatric praxis. Psychopathology, 46(5), S. 345–354.

MANCINI, E.; BEGLINGER, C.; DREWE, J.; ZANCHI, D.; LANG, U.E.; BORGWARDT, S. (2017): Green tea effects on cognition, mood and human brain function: A systematic review. Phytomedicine, 34, S. 26–37.

MANSOUR, A.; DOYLE, R.; KATZ, R.; VALENSTEIN, E.S. (1981): Long-Lasting Changes in Morphine Sensitivity Following Amygdaloid Kindling in Mice. Physiology & Behavior, 27, S. 1117–1120.

MARAZZITI, D.; BARONI, S.; BORSINI, f.; PICCHETTI, M.; VATTERONI, E. u.a. (2013): Serotonin Receptors of Type 6 (5-HT6): From Neuroscience to Clinical Pharmacology. Current Medicinal Chemistry, 20, S. 371–377.

MAREK, G.J.; BEHL, B.; BESPALOV, A.Y. u.a. (2010): Glutamatergic (N-methyl-Daspartate receptor) hypofrontality in schizophrenia: Too little juice or a miswired brain? Mol Pharmacol, 77, S. 317–326.

MARQUES, T.R.; ARENOVICH, T.; AGID, O.; SAJEEV, G.; MUTHÉN, B., CHEN, L.; KINON, B.J.; KAPUR, S. (2011): The different trajectories of antipsychotic response: antipsychotics versus placebo. Psychological Medicine, 41(7), S. 1481 – 1488.

Martin, L.A.L.; Koch, S.C.; Hirjak, D.; Fuchs, T. (2016): Overcoming Disembodiment: The Effect of Movement Therapy on Negative Symptoms in Schizophrenia – A Multicenter Randomized Controlled Trial. Frontiers in Psycholog, 7, Article 483.

McEvoy, J.P.; Hogarty, G.E.; Steingard, S. (1991): Optimal Dose of Neuroleptic in Acute Schizophrenia. A Controlled Study of the Neuroleptic Threshold and Higher Haloperidol Dose. Arch Gen Psychiatry, 48(8), S. 739 – 745.

Mechoulam, R.; Parker, L.A.; Gallily, R. (2002): Cannabidiol: an overview of some pharmacological effects. Journal of Clinical Pharmacology, 42 (11 Suppl), S. 11S – 19S.

Mehl, S.; Werner, D.; Lincoln, T.M. (2015): Does Cognitive Behavior Therapy for psychosis (CBTp) show a sustainable effect on delusions? A meta-analysis. Frontiers in psychology, 6, S. 1450.

Meltzer, H.Y.; Massey, B.W. (2011): The role of serotonin receptors in the action of atypical antipsychotic drugs. Current Opinion of Pharmacology, 11(1), S. 59 – 67.

Mentzos, S. (Hg.) (1997): Psychose und Konflikt. Göttingen: Vandenhoeck & Ruprecht.

Mentzos, S. (2009): Lehrbuch der Psychodynamik. Die Funktion der Dysfunktionalität psychischer Störungen. Göttingen: Vandehoeck & Ruprecht.

Mey, G.; Mruck, K. (2011): Grounded-Theory-Methodologie. Entwicklung, Stand, Perspektiven. In: G. Mey; K. Mruck (Hg.): Grounded Theory Reader. 2. erweiterte Auflage. Wiesbaden: VS Verlag für Sozialwissenschaften, S. 11 – 48.

Miller, L.G.; Greenblatt, D.J.; Barnhill, J.G.; Shader, R.I. (1988a): Chronic benzodiazepine administration. I. Tolerance is associated with benzodiazepine receptor downregulation and decreased gamma-aminobutyric acidA receptor function. J Pharmacol Exp Ther, 246(1), S. 170 – 176.

Miller, L.G.; Greenblatt, D.J.; Roy, R.B.; Summer, W.R.; Shader, R.I. (1988b): Chronic benzodiazepine administration. II. Discontinuation syndrome is associated with upregulation of gamma-aminobutyric acidA receptor complex binding and function. J Pharmacol Exp Ther, 246(1), S. 177 – 182.

Mishara, A.L. (2010): Kafka, paranoic doubles and the brain: hypnagogic vs. hyper-reflexive models of disrupted self in neuropsychiatric disorders and anomalous conscious states. Philosophy Ethics and Humanities in Medicine, 5, 13. DOI: 10.1186/1747-5341-5-13.

Moller, M.D.; Zauszniewski, J.A. (2011): Psychophenomenology of the Post Psychotic Adjustment Process. Archives of Psychiatric Nursing, 25(4), S. 253 – 268.

Moncrieff, J. (2006): Does antipsychotic withdrawal provoke psychosis? Review of the literature on rapid onset psychosis (supersensitivity psychosis) and withdrawal-related relapse. Acta Psychiatr Scand, 114(1), S. 3 – 13.

Montag, C.; Haase, L.; Seidel, D.; Bayerl, M.; Gallinat, J.; Herrmann, U.; Dannecker, K. (2014): A pilot RCT of psychodynamic group art therapy for patients in acute psychotic episodes: feasibility, impact on symptoms and mentalising capacity. PLoS One, 9 (11). DOI: 10.1371/journal.pone.0112348.

Mosher, L.R.; Hendrix, V.; Fort, D.C. (1994): Dabeisein. Das Manual zur Praxis in der Soteria. Bonn: Psychiatrie Verlag.

Muguruza, C.; Miranda-Azpiazu, P.; Díez-Alarcia, R.; Morentin, B.; González-Maeso, J.; Callado, L.F.; Meana, J.J. (2014): Evaluation of 5-HT 2A and mglu 2/3 receptors in postmortem prefrontal cortex of subjects with major depressive disorder: Effect of antidepressant treatment. Neuropharmacology, 86, S. 311 – 318.

Murray, R.M.; Quattrone, D.; Natesan, S.; van Os, J.; Nordentoft, M.; Howes, O.; Di Forti, M.; Taylor, D. (2016): Should psychiatrists be more cautious about the long-term prophylactic use of antipsychotics? The British Journal of Psychiatry, 209(5), S. 361 – 365.

Mushtaq, S.; Khan, S.; Patel, H. (2012): Quetiapine-Induced Galactorrhea With Normal Prolactin Level in an Adult Female Patient. Prim Care Companion CNS Disord, 14(2). DOI: 10.4088/PCC.

Nabavi, S.F.; Braidy, N.; Habtemariam, S.; Orhan, I.E.; Daglia, M.; Manayi, A.; Gortzi, O.; Nabavi, S.M. (2015): Neuroprotective effects of chrysin: From chemistry to medicine. Neurochem Int, 90, S. 224 – 231.

Narvaez, J.M.; Twamley, E.W.; McKibbin, C.L.; Heaton, R.K.; Patterson, T.L. (2008): Subjective and Objective Quality of Life in Schizophrenia. Schizophrenia Research 98(1/3), S. 201 – 208.

National Institute for Health and Care Excellence (2009): Schizophrenia: core interventions in the treatment and management of schizophrenia in adults in primary and secondary. www.nice.org.uk/guidance/cg82 (22.9.2018).

Nestler, E.J.; Barrot, M.; DiLeone, R.J.; Eisch, A.J.; Gold, S.J.; Monteggia, L.M. (2002): Neurobiology of depression. Neuron, 34(1), S. 13 – 25.

Newcomer, J.W. (2005): Second-generation (atypical) antipsychotics and metabolic effects: a comprehensive literature review. CNS Drugs, 19(Suppl 1), S. 1 – 93.

Ngan, A.; Conduit, R.A. (2011): A double-blind, placebo-controlled investigation of the effects of Passiflora incarnata (passionflower) herbal tea on subjective sleep quality. Phytother Res, 25(8), S. 1153 – 1159.

Nixon, G.; Hagen, B.; Peters, T. (2010): Recovery From Psychosis. A Phenomenological Inquiry. International Journal of Mental Health and Addiction, 8(4), S. 620 – 635.

Noiseux, S.; Tribble St-Cyr, D.; Corin, E.; St.-Hilaire, P.-L.; Morissette, R.; Leclerc, C.; Fleury, D.; Vigneault, L.; Gagnier, F. (2010): The process of recovery of people with mental illness. BMC Health Services Research, 10: 161.

Okubo, M.; Murayama, N.; Miura, J.; Chiba, Y.; Yamazaki, H. (2015): Effects of cytochrome P450 2D6 and 3A5 genotypes and possible coadministered medicines on the metabolic clearance of antidepressant mirtazapine in Japanese patients. Biochem Pharmacol, 93(1), S. 104 – 109.

Ota, M.; Wakabayashi, C.; Sato, N.; Hori, H.; Hattori, K.; Teraishi, T.; Ozawa, H.; Okubo, T.; Kunugi, H. (2015): Effect of L-theanine on glutamatergic function in patients with schizophrenia. Acta Neuropsychiatr, 5, S. 291 – 296.

Parnas, J. (2012): The core gestalt of schizophrenia. World Psychiatry, 11 (2), S. 67 – 69.

Pearsall, R.; Smith, D.J.; Pelosi, A.; Geddes, J. (2014): Exercise therapy in adults with serious mental illness: a systematic review and meta-analysis. BMC Psychiatry, 14:117.

Peet, M.; Stokes, C. (2005): Omega-3 fatty acids in the treatment of psychiatric disorders. Drugs, 65, S. 1051 – 1059.

Pelletier, J.-F. (2015): Citizenship and recovery: two intertwined concepts for civic-recovery. BMC Psychiatry, 15(37), S. 1 – 7.

Pfalzklinikum, Landeskrankenhaus Rhein-Mosel-Fachklinik Andernach, Landeskrankenhaus Rheinhessen-Fachklinik Alzey, Landesverband der Psychiatrieerfahrenen Rheinland-Pfalz e.V. (ohne Datum): Aufklärungsbögen Antipsychotika. Trier.

Podvoll, E.M. (1990): Recovering Sanity. A Compassionate Approach to Understanding and Treating Psychosis. Boston, London: Shambala.

Price, J.; Cole, V.; Goodwin, G.M. (2009): Emotional side-effects of selective serotonin reuptake inhibitors: qualitative study. The British Journal of Psychiatry, 195, S. 211–217.

Priebe, S.; Savill, M.; Wykes, T.; Bentall, R.; Lauber, C.; Reininghaus, U.; McCrone, P.; Mosweu, I.; Bremner, S.; Eldridge, S.; Röhricht, F. (2016): Clinical effectiveness and cost-effectiveness of body psychotherapy in the treatment of negative symptoms of schizophrenia: a multicentre randomised controlled trial. Health Technology Assessment, 20(11). DOI: 10.3310/hta20110.

Prinzhorn, H. (1922): Bildnerei der Geisteskranken. Berlin: Julius Springer. http://digi.ub.uni-heidelberg.de/diglit/prinzhorn1922/0034 (27.2.2018).

Prouty, G.; Van Werde, D.; Pörtner, M. (2014): Prä-Therapie: Klientzentrierte Therapie mit psychisch erkrankten und geistig behinderten Menschen. Stuttgart: Klett-Cotta.

Rahmati, B.; Kiasalari, Z.; Roghani, M.; Khalili, M.; Ansari, F. (2017): Antidepressant and anxiolytic activity of Lavandula officinalis aerial parts hydroalcoholic extract in scopolamine-treated rats. Pharm Biol, 55(1), S. 958–965. DOI: 10.1080/13880209.2017.1285320.

Rakfeldt, J.; Strauss, J.S. (1989): The low turning point. A control mechanism in the course of mental disorder. The Journal of Nervous and Mental Disease, 177 (1), S. 32–37.

Reil, J.C. (1803): Rhapsodieen über die Abwendung der psychischen Curmethode auf Geisteszerrüttungen. Halle/Saale: Curt.

Retzer, A. (2003): Systemische Familientherapie der Psychosen. München: Hugendubel.

Richelson, E.; Souder, T. (2000): Binding of antipsychotic drugs to human brain receptors focus on newer generation compounds. Life Sci., 68(1), S. 29–39.

Richman, D.L. (1984): Dr. Caligari's psychiatric drugs. Berkeley: Network Against Psychiatric Assault.

Ritsner, M.S.; Miodownik, C.; Ratner, Y.; Shleifer, T.; Mar, M.; Pintov, L.; Lerner, V. (2011): L-theanine relieves positive, activation, and anxiety symptoms in patients with schizophrenia and schizoaffective disorder: an 8-week, randomized, double-blind, placebo-controlled, 2-center study. J Clin Psychiatry, 72(1), S. 34 – 42.

RÖHRICHT, F. (2014): Body psychotherapy for the treatment of severe mental disorders – an overview. Body, Movement and Dance in Psychotherapy, 10 (1), S. 51 – 67.

ROMME, M.; ESCHER, S. (2003): Stimmenhören akzeptieren. Berlin: Neunplus1 Verlag.

ROMME, M.; ESCHER, S.; DILLON, J.; CORSTENS, D.; MORRIS, M. (2009): Living with Voices. 50 Stories of Recovery. Ross-on-Wye: PCCS Books.

ROMME, M.; ESCHER, S. (2013): Stimmenhören verstehen. Der Leitfaden für die Arbeit mit Stimmenhörerinnen. Köln: Psychiatrie Verlag.

ROSEN, K.; GARETY, P. (2005): Predicting recovery from schizophrenia: a retrospective comparison of characteristics at onset of people with single and multiple episodes. Schizophr Bull, 31(3), S. 735 – 750.

ROSENBAUM, B.; HARDER, S.; KNUDSEN, P.; LAJER, M.; LINDHARDT, A.; VALBAK, K.; WINTHER, G. (2012): Supportive psychodynamic psychotherapy versus treatment as usual for first-episode psychosis. Two-year outcome. Psychiatry, 75(4), S. 331 – 341.

ROSSELL, S.L.; FRANCIS, P.S.; GALLETLY, C.; HARRIS, A.; SISKIND, D.; BERK, M.; BOZAOGLU, K.; DARK, F.; DEAN, O.; LIU, D.; MEYER, D.; NEILL, E.; PHILLIPOU, A.; SARRIS, J.; CASTLE, D.J. (2016): N-acetylcysteine (NAC) in schizophrenia resistant to clozapine: a double blind randomised placebo controlled trial targeting negative symptoms. BMC Psychiatry, 16:320. DOI: 10.1186/s12888-016-1030-3.

ROTH, B.L.; CRAIGO, S.C.; CHOUDHARY, M.S.; ULUER, A.; MONSMA, F. J.Jr. u. a. (1994): Binding of typical and atypical antipsychotic agents to 5-hydroxytryptamine-6 and 5-hydroxytryptamine-7 receptors. J Pharmacol Exp Ther, 268(3), S. 1403 – 1410.

RUDDY, R.; MILNES, D. (2005): Art therapy for schizophrenia or schizophrenia-like illnesses. The Cochrane database of systematic reviews, 4, CD003728. DOI: 10.1002/14651858.CD003728.pub2

RUDDY, R.A.; DENT-BROWN, K. (2007): Drama therapy for schizophrenia or schizophrenia-like illnesses. The Cochrane database of systematic reviews, 1, CD005378. DOI: 10.1002/14651858.CD005378.pub2.

RUIKE, Z.; JUNHUA, C.; WENXING, P. (2010): In vitro and in vivo evaluation of the effects of duloxetine on P-gp function. Hum Psychopharmacol, 25(7-8), S. 553 – 559. DOI: 10.1002/hup.1152.

Russo, J.; Beresford, P. (2015): Between exclusion and colonisation: seeking a place for mad people's knowledge in academia. Disability & Society, 30(1), S. 153–157.

Russo, J.; Sweeney, A. (Hg.) (2016): Searching for a rose garden: challenging psychiatry, fostering mad studies. London: PCCS Books.

Saarinen, N.; Joshi, S.C.; Ahotupa, M.; Li, X.; Ammälä, J.; Mäkelä, S.; Santti, R. (2001): No evidence for the in vivo activity of aromatase-inhibiting flavonoids. J Steroid Biochem Mol Biol, 78(3), S. 231–239.

Sachse, L. (1998): Heilsame Erfahrungen. Biotop Mosbach: Eine Gruppe als Wegbegleiter durch psychotische Krisen. Neumünster: Paranus.

Salter, S.; Brownie, S. (2010): Treating primary insomnia – the efficacy of valerian and hops. Aust Fam Physician, 39(6), S. 433–437.

Samaha, A.-N.; Seeman, P.; Stewart, J.; Rajabi, H.; Kapur, S. (2007): »Breakthrough« Dopamine Supersensitivity during Ongoing Antipsychotic Treatment Leads to Treatment Failure over Time. The Journal of Neuroscience, 27(11), S. 2979–2986.

Sandell, K.; Bornäs, H. (2015): Functioning Numbness Instead of Feelings as a Direction: Young Adults' Experiences of Antidepressant Use. Sociology, 51(3), S. 543–558.

Schlimme, J.E. (2009): Paranoid atmospheres: psychiatric knowledge and delusional realities. Philosophy, Ethics, and Humanities in Medicine, 4(14). DOI: 10.1186/1747-5341-4-14.

Schlimme, J.E. (2012): Lived autonomy and chronic mental illness: a phenomenological approach. Theoretical Medicine and Bioethics, 33(6), S. 387–404.

Schlimme, J.E. (2013a): Is acting on delusions autonomous? Philosophy, Ethics, and Humanities in Medicine, 8(14). DOI: 10.1186/1747-5341-8-14.

Schlimme, J.E. (2013b): Karl Jaspers. Pathographie zwischen »genetischem Verstehen« und Existenzerhellung. In: U. Gonther; J.E. Schlimme (Hg.): Hölderlin und die Psychiatrie. Bonn: Psychiatrie Verlag, S. 177–193.

Schlimme, J.E. (2015a): Verantwortlich leben mit lange anhaltenden psychischen Beschwerden. In: K. Brücher (Hg.): Selbstbestimmung. Zur Analyse eines modernen Projekts. Berlin: Parodos, S. 213–228.

Schlimme, J.E. (2015b): Das Abenteuer der Psychose. Verantwortlich leben mit anhaltendem Wahn. In: S. Grätzel; J.E. Schlimme (Hg.):

psycho-logik – Jahrbuch für Psychotherapie, Philosophie und Kultur, 11. Freiburg: Karl Alber, S. 170 – 192.

SCHLIMME, J.E. (2016): Begleitetes Absetzen von Neuroleptika aus der Sicht des ambulant tätigen Facharztes. Soziale Psychiatrie, 40 (2), S. 31 – 34.

SCHLIMME, J.E. (2017): Psychosoziale Einflussfaktoren von Genesungsprozessen: Das Abklingen von Psychosen. Verhaltenstherapie & psychosoziale Praxis, 4, S. 817 – 830.

SCHLIMME, J.E.; BRÜCKNER, B. (2015): Entaktualisierung und Orthostrophe. Zur phänomenologischen Psychopathologie des abklingenden Wahns. Der Nervenarzt, 86(7), S. 872 – 883.

SCHLIMME, J.E.; BRÜCKNER, B. (2017): Die abklingende Psychose. Verständigung finden, Genesung begleiten. Köln: Psychiatrie Verlag.

SCHLIMME, J.E.; HASE, B. (2018): Temporal experience in recovery from psychosis. Manuscript under review.

SCHLIMME, J.E.; HASE, B.; PALMER, A. (2016): Was sollen eigentlich Diagnosen? Nachteil und Nutzen einer Schizophrenie-Diagnose im Genesungsverlauf. Sozialpsychiatrische Information, 46 (4), S. 40 – 45.

SCHLIMME, J.E.; SCHWARTZ, M.A. (2013): In recovery from schizophrenia: regaining social cover. A phenomenological investigation. Psychopathology, 46(2), S. 102 – 110.

SCHLIMME, J.E.; SEROKA, R. (2017): Reduzieren von Neuroleptika. Angewandte Forschung, 5, S. 37 – 42.

SCHNACKENBERG, J.; BURR, C. (2017): Stimmenhören und Recovery. Erfahrungsfokussierte Beratung in der Praxis. Köln: Psychiatrie Verlag.

SCHOLEY, A.; BENSON, S.; GIBBS, A.; PERRY, N.; SARRIS, J.; MURRAY, G. (2017): Exploring the Effect of Lactium™ and Zizyphus Complex on Sleep Quality: A Double-Blind, Randomized Placebo-Controlled Trial. Nutrients, 9(2), E154. DOI: 10.3390/nu9020154.

SCHOTTE, A.; JANSSEN, P.E.M.; GOMMEREN, W.; LUYTEN, W.H.M.L.; VAN GOMPEL, E. u. a. (1996): Risperidone compared with new and reference antipsychotic drugs: in vitro and in vivo receptor binding. Psychopharmacology, 124, S. 57 – 73.

SCHOU, M. (1997): Lithiumbehandlung der manisch-depressiven Krankheit. 4. überarb. Auflage. Stuttgart: Thieme.

SCHWARTZ, M.A.; WIGGINS, O.P. (1992): The Phenomenology of Schizophrenic Delusions. In: M. SPITZER; f.A. UEHLEIN; M.A. SCHWARTZ; C. MUNDT (Hg.): Phenomenology, Language, and Schizophrenia. Heidelberg and New York: Springer, S. 305 – 319.

SEEMAN, P. (2001): Antipsychotic drugs, dopamine receptors, and schizophrenia. Clinical Neuroscience Research, 1(1), S. 53–60.

SEEMAN, P. (2011): All Roads to Schizophrenia Lead to Dopamine Supersensitivity and Elevated Dopamine D2High Receptors. CNS Neuroscience & Therapeutics, 17(2), S. 118–132.

SEEMAN, P. (2016): Cannabidiol is a partial agonist at dopamine D2High receptors, predicting its antipsychotic clinical dose. Transl Psychiatry, 6, e920. DOI: 10.1038/tp.2016.195.

SEEMAN, P.; TALLERICO, T. (1998): Antipsychotic drugs which elicit little or no Parkinsonism bind more loosely than dopamine to brain D2 receptors, yet occupy high levels of these receptors. Molecular Psychiatry, 3(2), S. 123–134.

SEEMAN, P.; WEINSHENKER, D.; QUIRION, R.; SRIVASTAVA, L.K.; BHARDWAJ, S.K.; GRANDY, D.K.; PREMONT, R.T.; SOTNIKOVA, T.D.; BOKSA, P.; EL-GHUNDI, M.; O'DOWD, B.F.; GEORGE, S.R.; PERREAULT, M.L.; MÄNNISTÖ, P.T.; ROBINSON, S.; PALMITER, R.D.; TALLERICOL, T. (2005): Dopamine supersensitivity correlates with D2High states, implying many paths to psychosis. PNAS, 102(9), S. 3513–3518.

SEIKKULA, J. (2002): Monologue is the crisis. Dialogue becomes the aim of therapy. Journal of Marital und Family Therapy, 28(3), S. 263–274. DOI: 10.1111/j.1752-0606.2002.tb01183.x.

SEIKKULA, J. (2008): Inner and outer voices in the present moment of family and network therapy. Journal of Family Therapy and Systemic Practice, 30(4), S. 478–491.

SEIKKULA, J. (2011): Becoming dialogical. Psychotherapy or a way of life? The Australian and New Zealand Journal of Family Therapy, 32(3), S. 179–193.

SEIKKULA, J.; ARNKIL, T.E. (2003): Dialoge im Netzwerk. Neue Beratungskonzepte für die psychosoziale Praxis. Neumünster: Paranus Verlag.

SEIKKULA, J.; AALTONEN, J.; ALAKARE, B.; HAARAKANGAS, K.; KERÄNEN, J.; LEHTINEN, K. (2006): Five-year experience of first-episode nonaffective psychosis in open-dialogue approach: Treatment principles, follow-up outcomes, and two case studies. Psychotherapy Research, 16(2), S. 214–228.

SEIKKULA, J.; ARNKIL, T.E. (2006): Dialogical Meetings in Social Networks. London, New York: Karnac.

SEIKKULA, J.; ALAKARE, B. (2007): Open dialogues. In: P. STATSNY; P. LEHMANN (Hg.): Alternatives Beyond Psychiatry. Berlin: Peter Lehmann Publishing, S. 223 – 239.

SETHI, S.; SHARMA, M.; MALIK, A. (2010): Dose-dependent galactorrhea with quetiapine. Indian J Psychiatry, 52(4), S. 371 – 372.

SILVERMAN, M. (2016): Effects of educational music therapy on coping self-efficacy in acute psychiatric inpatients: a cluster-randomized effectiveness study. Nordic Journal of Music Therapy, 25, S. 149 – 150.

SILVESTRE, J.S.; PROUS, J. (2005): Research on adverse drug events. I. Muscarinic M3 receptor binding affinity could predict the risk of antipsychotics to induce type 2 diabetes. Methods Find Exp Clin Pharmacol, 27(5), S. 289 – 304.

SLADE, M. (2012): Recovery research. The empirical evidence from England. World Psychiatry 11, S. 162 – 163.

SOLLI, H.P.; ROLVSJORD, R. (2015): »The Opposite of Treatment«: A qualitative study of how patients diagnosed with psychosis experience music therapy. Nordic Journal of Music Therapy, 24(1), S. 67 – 92.

SUBHAN, F.; KARIM, N.; GILANI, A.H.; SEWELL, R.D. (2010): Terpenoid content of Valeriana wallichii extracts and antidepressant-like response profiles. Phytother Res, 24(5), S. 686 – 691.

SUMIYOSHI, T.; PARK, S.; JAYATHILAKE, K.; ROY, A.; ERTUGRUL, A.; MELTZER, H.Y. (2007): Effect of buspirone, a serotonin1A partial agonist, on cognitive function in schizophrenia: A randomized, double-blind, placebo-controlled study. Schizophrenia Research, 95(1-3), S. 158 – 168.

TAKAHASHI, M.; YAMANAKA, A.; ASANUMA, C.; ASANO, H.; SATOU, T.; KOIKE, K. (2014): Anxiolytic-like effect of inhalation of essential oil from Lavandula officinalis: investigation of changes in 5-HT turnover and involvement of olfactory stimulation. Nat Prod Commun, 9(7), S. 1023 – 1026.

TAKEUCHI, H.; SUZUKI, T.; REMINGTON, G.; BIES, R.R.; ABE, T.; GRAFF-GUERRERO, A.; WATANABE, K.; MIMURA, M.; UCHIDA, H. (2013): Effects of risperidone and olanzapine dose reduction on cognitive function in stable patients with schizophrenia: an open-label, randomized, controlled, pilot study. Schizophr Bull, 39(5), S. 993 – 998.

TARSY, D.; BALDESSARINI, R.J.; TARAZI, F.I. (2002): Effects of Newer Antipsychotics on Extrapyramidal Function. CNS Drugs, 16(1), S. 23 – 45.

TAYLOR, D.M.; SMITH, L. (2009): Augmentation of clozapine with a second antipsychotic – a meta-analysis of randomized, placebo-controlled studies. Acta psychiatrica Scandinavica, 119(6), S. 419 – 425.

Tiihonen, J.; Tanskanen, A.; Taipale, H. (2018): 20-Year Nationwide Follow-Up Study on Discontinuation of Antipsychotic Treatment in First-Episode Schizophrenia. Am J Psychiatry, 175(8), S. 765 – 773.

Titze, D. (2013): Der kunsttherapeutische Blick. Zur Analogie von Kunst und Therapie. In: S. Grätzel; J.E. Schlimme (Hg.): psycho-logik – Jahrbuch für Psychotherapie, Philosophie und Kultur, 8. Freiburg: Karl Alber, S. 223 – 243.

Tranter, R.; Healy, D. (1998): Neuroleptic discontinuation syndromes. J Psychopharmacol, 12(4), S. 401 – 406.

Trebatická, J.; Ďuračková, Z. (2015): Psychiatric Disorders and Polyphenols: Can They Be Helpful in Therapy? Oxidative Medicine and Cellular Longevity, Article ID 248529. DOI: 10.1155/2015/248529.

Tseng, P.-T.; Chen, Y.-W.; Lin, P.-Y.; Tu, K.-Y.; Wang, H.-Y.; Cheng, Y.-S.; Chang, Y.-C.; Chang, C.-H.; Chung, W.; Wu, C.K. (2016): Significant treatment effect of adjunct music therapy to standard treatment on the positive, negative, and mood symptoms of schizophrenic patients: a meta-analysis. BMC Psychiatry, 16(1), S. 16.

Ulrich, G.; Houtmans, T.; Gold, C. (2007): The additional therapeutic effect of group music therapy for schizophrenic patients: a randomized study. Acta Psychiatrica Scandinavia, 116(5), S. 362 – 370.

Utschakowski, J. (Hg.) (2015): Mit Peers arbeiten. Leitfaden für die Beschäftigung von Experten aus Erfahrung. Köln: Psychiatrie Verlag.

Utschakowski, J.; Sielaff, G.; Winter, A.; Bock, T. (2016): Vom Sein zum Tun – EX-IN auf dem Weg. Einleitung. In: J. Utschakowski; G. Sielaff; T. Bock; A. Winter: Experten aus Erfahrung. Peerarbeit in der Psychiatrie. Köln: Psychiatrie Verlag, S. 11 – 15.

Vaillant, G.E. (1964): Prospective prediction of schizophrenic remission. Archives of General Psychiatry, 11, S. 509 – 518.

Vancampfort, D.; Vansteelandt, K.; Scheewe, T.; Probst, M.; Knapen, J.; De Herdt, A.; De Hert, M. (2012): Yoga in schizophrenia: a systematic review of randomised controlled trials. Acta Psychiatr Scan, 126, S. 12 – 20.

Van Craenenbroeck, K.; Gellynck, E.; Lintermans, B.; Leysen, J.E.; Van Tol, H.H. u. a. (2006): Influence of the antipsychotic drug pipamperone on the expression of the dopamine D4 receptor. Life Sci., 80(1), S. 74 – 81.

Van Harten, P.N.; Hoek, H.W.; Matroos, G.E.; Koeter, M.; Kahn,

R.S. (1998): Intermittent Neuroleptic Treatment and Risk for Tardive Dyskinesia: Curaçao Extrapyramidal Syndromes Study III. Am J Psychiatry, 155(4), S. 565–567.

Van Os, J.; Reininghaus, U. (2016): Psychosis as a transdiagnostic and extended phenotype in the general population. World Psychiatry, 15(2), S. 118–125.

Van Werde, D. (2008): Die erweiterte Anwendung von Proutys Prä-Therapie. In: M. Tuczai; G. Stumm; D. Kimbacher; N. Nemeskeri (Hg.): Offenheit und Vielfalt. Personzentrierte Psychotherapie: Grundlagen, Ansätze, Anwendungen. Wien: Krammer, S. 77–94.

Van Werde, D. (2014): Prä-Therapie und Kontaktarbeit. In: G. Stumm; W. Keil (Hg.): Praxis der Personzentrierten Psychotherapie. Wien: Springer, S. 117–125.

Van Werde, D.; Prouty, G. (2013): Clients with contact-impaired functioning: Pre-Therapy. In: M. Cooper; M. O'Hara; P.F. Schmid; A. Bohart (Hg.): The handbook of person-centred therapy. Basingstoke: Palgrave, S. 327–342.

Vasudev, A.; Macritchie, K.; Vasudev, K.; Watson, S.; Geddes, J.; Young, A.H. (2011): Oxcarbazepine for acute affective episodes in bipolar disorder. Cochrane Database Syst Rev, 12, CD004857. DOI: 10.1002/14651858.CD004857.pub2.

Visceglia, E.; Lewis, S. (2011): Yoga therapy as an adjunctive treatment for schizophrenia: a randomized, controlled pilot study. J Altern Complement Med, 17, S. 601–607.

Ware, J.C.; Walsh, J.K.; Scharf, M.B.; Roehrs, T.; Roth, T.; Vogel, G.W. (1997): Minimal rebound insomnia after treatment with 10-mg zolpidem. Clin Neuropharmacol, 20, S. 116–125.

Wegerer, V.; Moll, G.H.; Bagli, M.; Rothenberger, A.; Rüther, E.; Hüther, G. (1999): Persistently increased density of serotonin transporter in the frontal cortex of rats treated with fluoxetine during early juvenile life. Journal of child and adolescent psychopharmacology, 9, S. 13–24.

Whetstone, W.R. (1986): Social dramatics: social skills development for the chronically mentally ill. Journal of advanced nursing, 11 (1), S. 67–74.

Whitaker, R. (2002): Mad in America. New York: Perseus.

WHO (World Health Organization) (Hg.) (1979): Schizophrenia. An International Follow-up Study. Chichester, New York, Brisbane, Toronto: John Wiley & Sons.

Wiggins, O.P.; Schwartz, M.A. (2011): The delirious illusion of being in the world. Toward a phenomenology of schizophrenia. In: D. Lohmar; J. Brudzinska (Hg.): Founding Psychoanalysis Phenomenologically. Heidelberg, Dordrecht: Springer, S. 337 – 353.

Windell, D.; Norman, R.; Malla, A.K. (2012): The personal meaning of recovery among individuals treated for a first episode of psychosis. Psychiatric Services, 63(6), S. 548 – 553.

Wirtz, C. (2018): Neben der Spur: Wenn die Psychose die soziale Existenz vernichtet. Eine Frau erzählt. Bonn: J.H.W. Dietz.

Wolfman, C.; Viola, H.; Paladini, A.; Dajas, F.; Medina, J.H. (1994): Possible anxiolytic effects of chrysin, a central benzodiazepine receptor ligand isolated from Passiflora coerulea. Pharmacol Biochem Behav, 47(1), S. 1 – 4.

Wong, A.H.; Van Tol, H.H. (2003): The dopamine D4 receptors and mechanisms of antipsychotic atypicality. Prog Neuropsychopharmacol Biol Psychiatry, 27(7), S. 1091 – 1099.

Wulff, E. (1995). Wahnsinnslogik. Von der Verstehbarkeit der schizophrenen Erfahrung. Bonn: Psychiatrie Verlag.

Wunderink, L.; Nieboer, R.M.; Wiersma, D.; Sytema, S.; Nienhuis, F.J. (2013): Recovery in remitted first-episode psychosis at 7 years of follow-up of an early dose reduction/discontinuation or maintenance treatment strategy: long-term follow-up of a 2-year randomized clinical trial. JAMA Psychiatry, 70(9), S. 913 – 920.

Ximenes, J.C.M.; Verde, E.C.L.; Mazzacoratti, M.G.N.; Viana, G.S.B. (2012): Valproic Acid, a Drug with Multiple Molecular Targets Related to Its Potential Neuroprotective Action. Neuroscience & Medicine, 3, S. 107 – 123.

Yang, Y.S. (2018): Treatment of Cognitive and Negative Symptoms in Schizophrenia With Nacetylcysteine (NAC2). https://130.14.81.50/ct2/show/NCT02505477 (11.5.2018).

Zerchin, S. (1990): Auf der Spur des Morgensterns. Psychose als Selbstfindung. München: List.

Zortea, K.; Franco, V.C.; Francesconi, L.P.; Cereser, K.M.; Lobato, M.I.; Belmonte-de-Abreu, P.S. (2016): Resveratrol Supplementation in Schizophrenia Patients: A Randomized Clinical Trial Evaluating Serum Glucose and Cardiovascular Risk Factors. Nutrients, 8(2):73. DOI: 10.3390/nu8020073.

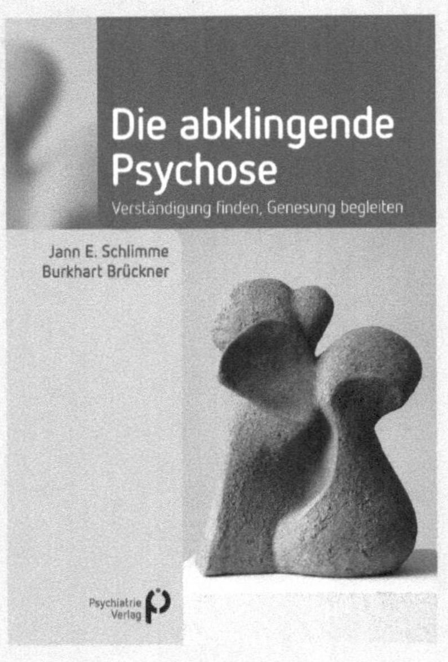

Jann E. Schlimme, Burkhart Brückner

Die abklingende Psychose

Verständigung finden, Genesung begleiten

1. Auflage 2017

272 Seiten

ISBN Print: 978-3-88414-642-2; 30,00 Euro (D), 30,90 Euro (A)

ISBN (PDF): 978-3-88414-904-1; 23,99 Euro

Psychoseerfahrungen gehen oft mit tiefgreifenden Verunsicherungen und Ängsten, aber auch mit Symptomen wie Wahn oder Halluzinationen und einem sozialen Rückzug einher. Die klassische Krankheitslehre hat die Frage, wie Psychosen abklingen, vernachlässigt und so dazu beigetragen, dass psychiatrische Behandlung vielfach auf die Gabe von Psychopharmaka reduziert scheint. Aber auch aktuelle Recoveryansätze bilden den Weg zur Genesung und Gesundung häufig noch zu global ab.
Mit diesem Buch, das in gemeinsamer Forschung mit psychoseerfahrenen Personen entstanden ist, bauen die Autoren eine Brücke auf dem Weg zur Verständigung. Sie zeigen mit zahlreichen Beispielen, wie Genesung möglich ist und alle Beteiligten aktiv dazu beitragen können. Es geht darum, die Lebenswelt und Bedürfnisse psychoseerfahrener Menschen besser zu verstehen und schrittweise Möglichkeiten der Verständigung aufzubauen, um den Weg der Genesung bestmöglich zu begleiten.

Aus der Einleitung

In diesem Buch entwickeln wir ein lebensweltliches Modell der abklingenden Psychose. Wir möchten Betroffene, Professionelle und Angehörige ansprechen, die den Prozess der Genesung von psychoseerfahrenen Menschen begleiten und fördern wollen. Psychosen klingen ab, wenn die Betroffenen sich über ihre Erfahrungen und deren Hintergründe sinnvoll verständigen können. Dieser Weg der Verständigung ist anstrengend. Es geht für alle Beteiligten darum, die Besonderheiten der psychotischen Eigenwelt anzuerkennen und schrittweise eine mit anderen Menschen teilbare Sicht der Dinge zu entwickeln.

Wir zeigen anhand von zahlreichen Fallbeispielen, unter welchen Bedingungen Verständigung möglich ist und wie alle Beteiligten dazu aktiv beitragen können. Uns interessiert die Wirklichkeit von erlebten Genesungserfahrungen. Wir konzentrieren uns auf Psychosen, die nach den aktuellen Klassifikationssystemen (ICD-10, DSM-5) als »schizophren« diagnostiziert werden könnten. Es geht uns um die Wendepunkte und Phasen von verschiedenen Formen der Genesung sowie um das Handwerkszeug für die professionelle Begleitung und Unterstützung. Trotz der vielfältigen Literatur über Gesundung, Bewältigung, »Remission« (d. h. Rückbildung der Beschwerden) und »Recovery« (d. h. Genesung) gibt es bislang kaum Konzepte, die von der Lebenserfahrung der Betroffenen ausgehen. Sowohl die traditionellen Studien zur Remission von Psychosen als auch die Recoverykonzepte des persönlichen »Wachstums«, die aus der Betroffenenbewegung entwickelt wurden, greifen unserer Ansicht nach zu kurz. Wir möchten demgegenüber ein konkretes Modell vorstellen, das auf Ergebnissen aus Interviews, Gesprächen und Diskussionsgruppen mit psychoseerfahrenen Personen beruht, aber auch Erfahrungen in der therapeutischen Begleitung sowie eigene Genesungserfahrungen mit einschließt. Alle an diesem Buch beteiligten Autorinnen und Autoren sind psychoseerfahren. Somit verstehen wir unsere Arbeit nicht nur als einen Beitrag zur Theorie der Psychosen, sondern auch als Beitrag für ein partizipatives Verständnis der Forschung. Weitere Studien sind erforderlich, um die hier vorgelegten Überlegungen zu verfeinern und zu ergänzen. Jedoch sind wir davon überzeugt, dass wir einen ersten Schritt machen, um die langen und vielfältigen Diskussionen über Genesung, Remission und persönliches Wachstum in ein für die Praxis nützliches Modell zu überführen. […]

Unser Konzept entstand weniger am Schreibtisch, sondern im ständigen Bemühen, sich verständlich zu machen und andere zu verstehen: in Interviews, Fokusgruppen und Workshops, im kollegialen Gespräch, in therapeutischer Arbeit und im Trialog, bei der Reflexion eigener Psychoseerfahrungen und im Dialog mit Studierenden. Dieses Modell der Genesung ist das Ergebnis einer steten Suche nach Verständigung, weil es auch bei der Genesung im Kern darum geht, Verständigung zu finden.

Deshalb sind weite Teile dieses Buches unter intensiver Mitarbeit von psychoseerfahrenen Personen entstanden, die sich als Mitforscherinnen und Mitforscher auf die Zusammenarbeit mit uns eingelassen haben. Ihre Namen und alle personenbezogenen Daten haben wir auf ihren Wunsch pseudonymisiert.

Der Aufbau des Buchs orientiert sich am Genesungsverlauf, bietet aber auch theoretische Grundlagen und methodologische Reflexionen. Es gliedert sich in vier Abschnitte, die in sich geschlossen gelesen werden können.

Der erste Abschnitt ist der Hauptteil des Buches. Er besteht aus sechs Kapiteln. Hier geht es um den Prozess der Verständigung, das Abklingen von Psychosen und ein handhabbares Modell der Genesung. Im ersten Kapitel entwerfen wir eine Sichtweise auf die Psychoseerfahrung, die verschiedene etablierte Konzepte aufnimmt. Damit beginnen wir unsere Differenzierung des Genesungsverlaufs. Die vier nachfolgenden Kapitel orientieren sich an den Phasen des Genesungsverlaufs:

- Wendepunkt,
- Wahrnehmung und Differenzierung doppelter Realitäten,
- »Parken« psychotischer Realität,
- zunehmende Integration und neue Interpretation der Psychoseerfahrung.

Jede dieser Phasen ist ein eigener Schritt hin zur Genesung. Allerdings fordert der Umgang mit langfristig anhaltenden Psychosen alle Beteiligten ganz anders heraus als bei sorgsam »geparkten« oder aber »integrierten«

Psychoseerfahrungen. Im letzten Kapitel fassen wir das Modell zusammen. Im nachfolgenden zweiten Abschnitt geht es darum, wie Genesung begleitet werden kann, also um die Anwendung des Modells in der Praxis. Wir unterscheiden dabei drei Säulen der Genesung:

- Sozialräume (bedeutungsdosiert, dosierbar),
- Abschalttechniken (leiblich, ritualisiert),
- Erzählräume (zuhörend, Reframing).

Wir sprechen auch von der »Trialektik der Genesung«, da diese Bausteine ständig ineinanderspielen. Sie eint eine gemeinsame Haltung des anwesenden und begleitenden anderen, die am ehesten als »gelassene Zuwendung« bezeichnet werden könnte. Dabei kommen spezifische Aspekte genesungsförderlicher Begleitung und Behandlung zum Tragen. Zwar gibt es keine Gelingt-immer-Rezepte, aber es gibt Grundprinzipien der (Selbst-)Begleitung und Behandlung, mit denen die Orientierung auch in ängstigenden und unübersichtlichen Situationen gelingt. Im dritten Abschnitt erarbeiten wir ein lebensweltliches Verständnis von Normalität. Es geht dabei nicht nur um eine Beschreibung der Normalität, in der die betreffende Person ankommt, sondern dieser Abschnitt präsentiert zugleich die theoretischen Schlussfolgerungen aus der Analyse der Psychoseerfahrung und ihres Abklingens sowie der Genesungserfahrung. Er bietet von daher auch eine allgemeinere theoretische Fundierung einer sozialen Psychiatrie der Psychosen.

Abschließend stellen wir unser Vorgehen in der Forschung und weitere empirische Ergebnisse vor (Beispiele aus Interviews, Auswertung und Codierschemata). Außerdem diskutieren wir die partizipative Qualität unseres Projekts als notwendige Voraussetzung für die Entwicklung eines brauchbaren Modells der abklingenden Psychose und des Genesungsprozesses.

Im Rückblick auf unsere Arbeit zeigt sich nochmals, dass die konkreten Ziele bei der Bewältigung einer erlebten Psychose recht gewöhnliche Ziele sind. Verständigung über eigene Psychoseerfahrungen bedeutet also nicht nur, die eigene Selbstverständnislosigkeit in der Psychose zu überwinden, sondern auch die Erzählung dieser Erfahrung wieder in vertrauten sozialen Beziehungen und lebensweltlichen Abläufen zu verankern. Diese

Arbeit der »kleinen Schritte« im Alltag schließt nach und nach auch das Herauswachsen aus »professionellen Sozialräumen« ein. So wichtig und notwendig die professionelle Begleitung auch sein mag – das mit professionellen Kontakten oft verbundene Stigma lässt sich nur in einem Leben ohne Psychiatrie relativieren. Im Verlauf des Genesungsprozesses kann ein Standpunkt gewonnen werden, der eine selbstbestimmte Entscheidung erlaubt, welchen Raum und welche Bedeutung die Psychoseerfahrung in der eigenen Biografie einnehmen soll. Dies meinen wir, wenn wir den Wert einer »neuen« Erzählung der erlebten Psychoseerfahrung betonen. Ein solches neues Narrativ kann Ausdruck der gewonnenen inneren Freiheit gegenüber der erlebten unfreiwilligen Selbstverständnislosigkeit in der Psychose sein und zugleich Ausdruck einer Freiheit, diese Erfahrung sinnvoll zu verwenden. Dies kann das Vergessen und die Hinwendung zu weiteren Lebenszielen bedeuten oder die Verständigung über solche Ausnahmeerfahrungen allein mit Freunden und Angehörigen oder aber die Freiheit zur öffentlichen Mitteilung der Erfahrungen und zur Mitarbeit an ihrer wissenschaftlichen oder kulturellen Vergesellschaftung.

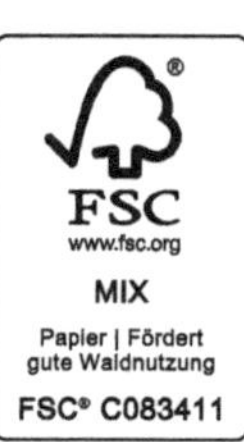

Zeitfracht Medien GmbH
Ferdinand-Jühlke-Straße 7
99095 Erfurt, Deutschland
produktsicherheit@kolibri360.de

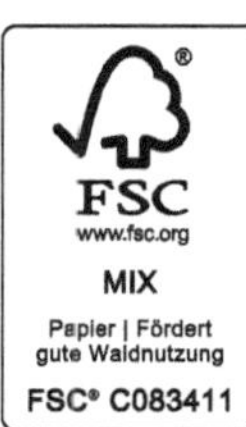

Zeitfracht Medien GmbH
Ferdinand-Jühlke-Straße 7
99095 Erfurt, Deutschland
produktsicherheit@kolibri360.de